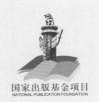

国家出版基金项目
NATIONAL PUBLICATION FOUNDATION

"十三五"国家重点图书出版规划项目

转化医学出版工程 肿瘤系列

陈 竺　沈晓明　总 主 编
陈赛娟　戴尪戎　执行总主编

Esophageal Carcinoma: Basic and Clinical Translation

食管癌：基础与临床的转化

李志刚　谢　东　等 编著

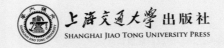

上海交通大学出版社
SHANGHAI JIAO TONG UNIVERSITY PRESS

内容提要

　　本书是"转化医学出版工程·肿瘤系列"之一，以作者团队的原创性成果为主线，围绕靶向治疗、免疫治疗等新理念以及微创治疗新技术在食管癌诊治中的展开而进行。如在国内高发区发明应用食管脱落细胞采集器到食管内镜诊断新技术的应用以发现早期食管癌患者；从早期食管癌的内镜下切除到微创腔镜技术的手术应用；从术后辅助治疗到术前新辅助诱导治疗的综合开展；从单纯化疗药物治疗到生物免疫治疗，以及食管癌发病和发展机制的研究等。本书着重于食管癌诊断、治疗过程中转化医学研究的新进展和新思路，为食管癌的科学诊治提供新方向，为切实改进食管癌患者的远期生存及生活质量提供帮助。本书可供临床医师、医学基础研究人员、医学生以及从事转化医学研究的人员参考阅读。

图书在版编目（CIP）数据

食管癌：基础与临床的转化/李志刚等编著. —
上海：上海交通大学出版社，2020
转化医学出版工程
ISBN 978-7-313-23488-9

Ⅰ.①食…　Ⅱ.①李…　Ⅲ.①食管癌—诊疗　Ⅳ.
①R735.1

中国版本图书馆CIP数据核字（2020）第120567号

食管癌：基础与临床的转化
SHIGUANAI: JICHU YU LINCHUANG DE ZHUANHUA

编　　著：李志刚　谢　东　等				
出版发行：上海交通大学出版社	地　　址：上海市番禺路951号			
邮政编码：200030	电　　话：021-64071208			
印　　制：上海锦佳印刷有限公司	经　　销：全国新华书店			
开　　本：710mm×1000mm　1/16	印　　张：19.5			
字　　数：309千字				
版　　次：2020年9月第1版	印　　次：2020年9月第1次印刷			
书　　号：ISBN 978-7-313-23488-9				
定　　价：180.00元				

作者介绍

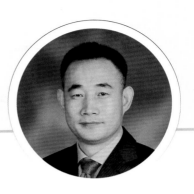

李志刚　上海交通大学附属胸科医院食管外科主任、主任医师、教授，目前担任中国抗癌协会食管癌专业委员会全国青年委员、国际胸腺恶性疾病协作组成员、中华消化外科精英荟委员、中国医师协会内镜医师分会委员、中华胸心外科协会食管组委员、中国临床肿瘤学会（CSCO）食管癌专业委员会委员、上海市胸外科医师协会食管学组组长。

　　李志刚教授长期从事普胸外科临床工作，擅长各种普胸外科开放及微创手术，尤其擅长微创食管癌根治术、食管癌根治性放化疗后复发患者的挽救性手术、各种食管术后二次挽救切除重建手术等。长期专注于食管癌的临床与基础研究，牵头负责多项国家级、省部级、局委级科研项目，累计资助金额600余万元，均围绕食管癌的基础研究或临床治疗，具有丰富的科学研究和管理经验。2011年获得国际胸外科学界最为重要的Graham Fellow人才培养计划，在北美最重要的5所胸外科医疗中心进行了系统的科研和临床培训。已发表SCI收录论文20余篇，参编外文专著3部，主译专著2部，并多次在国际性学术会议上受邀发言。

作者介绍

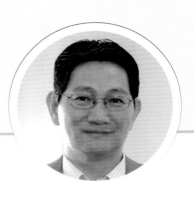

谢　东　中国科学院上海营养与健康研究所研究员、博士生导师,中国科学院"百人计划"和国家杰出青年基金获得者。现任国家食品安全评估中心上海分中心主任,中国科学院上海酒精研究中心主任,亚太地区酒精研究协会副主席。2003年入选中国科学院"百人计划",2006年入选上海市"浦江人才计划",2007年获国家杰出青年科学基金和"明治乳业生命科学奖",2009年获中国科学院朱李月华优秀教师奖,2012获得"上海市优秀学术带头人"。现任国家科学技术进步奖评审专家,国家自然科学基金委员会第十二届、第十三届专家评审组成员(2005—2008年、2008—2011年)、国家基金委医学部终审专家(2012—2016年、2018—2021年)。

1983年在南昌大学生物学专业获学士学位;1989年获中国科学院遗传研究所硕士学位;1997年于美国南卡罗来纳大学获分子遗传学博士学位;1997—2002年在美国加州大学洛杉矶分校Cedar-Sinai医学中心从事博士后研究工作。2002—2004年在美国加州大学洛杉矶分校医学院担任教授。2004年7月被中国科学院作为海外杰出人才引进回国,任肿瘤分子生物学课题组组长。近年来的主要研究方向为肿瘤发生与转移的分子机制,利用分子、细胞生物学方法及多种动物模型研究与肿瘤发生、转移的相关蛋白之间的相互作用及其信号转导,揭示肿瘤发生与转移的分子基础。已负责承担国家重点基础研究发展计划(973计划)、国家高技术研究发展计划(863计划)(首席)、国家杰出青年基金项目、国家自然科学基金委重点项目、创新团体项目、中国科学院海外团队(首席)、中国科学院科技服务网络计划(Science and Technology Service Network Initiative, STS计划)(首席)和知识创新工程重点项目,以及上海市重大基础研究项目等。近年来,在《癌细胞》(*Cancer Cell*)、《免疫》(*Immunity*)、《自然遗传学》(*Nature Genetics*)、《自然通讯》(*Nature Communication*)、《胃肠病学》(*Gastroenterology*)、《实验医学杂志》

（*Journal of Experimental Medicine*）、《美国科学院院报》（*Proceedings of the National Academy of Sciences of the United States of Amercia, PNAS*）、《肝脏病学》（*Hepatology*）、《肝脏病学杂志》（*Journal of Hepatology*）、《细胞研究》（*Cell Research*）、《癌基因》（*Oncogene*）等高水平国际学术期刊上发表研究论文100余篇。目前担任国际杂志《生物化学杂志》（*Journal of Biological Chemistry*）、《细胞通讯与信号学杂志》（*Journal of Cell Communication and Signaling*）和《分子营养食品研究》（*Molecular Nutrition Food Research*）的编委。

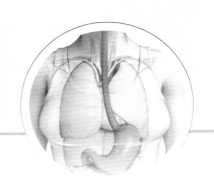

转化医学出版
工程丛书

总 主 编　陈　竺　沈晓明
执行总主编　陈赛娟　戴尅戎
总 顾 问　马德秀
学术总顾问　王振义

学术委员会名单（按姓氏汉语拼音排序）

卞修武　陆军军医大学病理学研究所,中国科学院院士

陈国强　上海交通大学医学院,中国科学院院士

陈义汉　同济大学附属东方医院,中国科学院院士

冯　正　中国疾病预防控制中心寄生虫病预防控制所,教授

葛均波　复旦大学附属中山,中国科学院院士

桂永浩　复旦大学附属儿科医院,教授

韩泽广　国家人类基因组南方研究中心,教授

贺　林　上海交通大学Bio-X研究院,中国科学院院士

黄荷凤　上海交通大学医学院附属国际和平妇幼保健院,中国科学院院士

王　宇　中国疾病预防控制中心,教授

王红阳　海军军医大学附属第三医院(东方肝胆外科医院),中国工程院院士

王升跃　国家人类基因组南方研究中心,教授

魏冬青　上海交通大学生命科学技术学院,教授

吴　凡　复旦大学上海医学院,教授

徐学敏　上海交通大学Med-X研究院,教授

曾益新　国家卫生健康委员会,中国科学院院士
赵春华　中国医学科学院/北京协和医学院,教授
赵玉沛　中国医学科学院/北京协和医学院,中国科学院院士
钟南山　广州医科大学附属第一医院,中国工程院院士

学术秘书

王一煌　上海交通大学系统生物医学研究院,教授

本书编委会

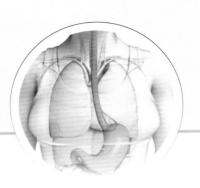

主　审

李兆申　海军军医大学附属第一医院（长海医院）

主　编

李志刚　上海交通大学附属胸科医院

谢　东　中国科学院上海营养与健康研究所

副主编

刘　俊　上海交通大学附属胸科医院

苏长青　海军军医大学附属第三医院（东方肝胆外科医院）

编委会名单（按姓氏汉语拼音排序）

丁芳宝　上海交通大学医学院附属新华医院

丁旭芬　中国科学院上海营养与健康研究所

何　毅　上海交通大学附属胸科医院

华　荣　上海交通大学附属胸科医院

姜皓耀　上海交通大学附属胸科医院

李百玮　天津市泰达医院

李　斌　上海交通大学附属胸科医院

李　林　天津市泰达医院

李志刚　上海交通大学附属胸科医院

刘　慧　中山大学附属肿瘤防治中心

刘　俊　上海交通大学附属胸科医院

秦建军　中国医学科学院肿瘤医院

苏长青　海军军医大学附属第三医院（东方肝胆外科医院）

苏瑜琛　上海交通大学附属胸科医院

孙益峰　上海交通大学附属胸科医院

谢　东　中国科学院上海营养与健康研究所

薛　祥　苏州大学附属第二医院

叶晓丹　上海交通大学附属胸科医院

张　浩　海军军医大学附属第一医院（长海医院）

朱　兵　中国科学院上海营养与健康研究所

总　序

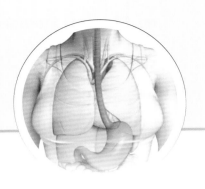

　　多年来，生物医学研究者与患者间存在着隔阂，而这些患者可能从生物医学研究成果中受益。一方面，无数罹患癌症等疾病的患者急切盼望拯救生命的治疗方案；另一方面，许多重要的基础科学发现缺乏实际应用者。近期涌现的转化医学旨在连接基础研究与临床治疗结果，优化患者治疗，提升疾病预防措施。

　　转化医学将重要的实验室发现转变为临床应用，通过实验室研究阐释临床疑问，旨在惠及疾病预测、预防、诊断和治疗。转化医学的终极目标是开发更为有效的预防和治疗方案，促进临床预后和健康水平。因此，无论对患者还是大众，转化医学是以人为本的医学实践。

　　在过去三十年中，中国居民的生活条件、饮食和营养、卫生保健系统得到了巨大发展。然而，随着经济增长和社会快速发展，卫生保健系统面临多种问题。中国具有复杂的疾病谱：一方面，发展中国家常见的感染性疾病仍是中国沉重的负担；另一方面，发达国家常见的慢性病也成为中国致死致残的主要原因。中国的卫生保健系统面临巨大挑战，须举全国之力应对挑战。中国正深化改革，促进居民福祉。转化医学的发展将促进疾病控制，有助于解决健康问题。

　　转化医学是多学科项目，综合了医学科学、基础科学和社会科学研究，以促进患者治疗和预防保健措施，其拓展了卫生保健服务领域。因此，全球各方紧密合作对于转化医学的发展至关重要。

　　为了加强国际合作，为基础、转化和临床研究工作者提供交流与相互扶持的平台，我们发起编纂"转化医学出版工程"系列图书。该系列图书以原创和观察性调查为特色，广泛涉及实验室、临床、公共卫生研究，提供医学各亚专业最新、实用的研究信息，开阔读者从实验室到临床和从临床到实验室的视野。

总 序

　　"转化医学出版工程"系列图书与"转化医学国家重大科技基础设施（上海）"紧密合作，为医师和转化医学研究者等对快速发展的转化医学领域感兴趣的受众提供最新的信息来源。作为主编，我热忱欢迎相关领域的学者报道最新的从实验室到临床的研究成果，期待该系列图书能够促进全球知识传播，增进人类健康。

2015 年 5 月 25 日

序

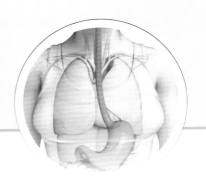

　　基础和应用研究与临床医学之间的相互转换自古有之,但转化医学理念却在近年才蓬勃兴起。在临床前与临床的一步之遥间,转化医学为基础科学研究者和临床医师之间架起了一座桥梁,给基础和临床研究带来了新的曙光。

　　成功的医学转化过程需要几个关键因素:来源于临床需求的基础研究设想、基础研究中带有强烈转化意愿的主动性研究、社会为转化提供的政策规则保障、有能力的企业对转化落地的强大实现力。在以上因素的互动之中,转化几乎成为整个医学活动的主旋律,并推动着现代医学以眼花缭乱的速度尽力前行,最终将造福于患者。

　　当今,转化医学正渗入医学的各个学科,成为一个热点受到全球各国的关注。食管癌是具有明显中国特色的消化系统恶性肿瘤,我国发病人数占到全世界的一半以上,而其生存预后却极不乐观,患者治疗后的生活质量也非常低。这就是临床对于基础和应用研究专家提出的强烈需求,因此,我们需要更多有针对性的研究成果来回答临床提问,形成有成效的转化成果。对于食管癌的转化医学研究主要集中在早期精准低创诊断、早期内镜干预、基于全新治疗思路的免疫生物治疗、以人工智能和大数据分析为基础的手术管理,以及机器人外科辅助多个方向。每一个方向都有激动人心的成果不断涌现。

　　李志刚教授所在的上海交通大学附属胸科医院食管外科是国内食管外科的领先单位和食管癌多学科诊治的样板单位,年手术量逾千例,正在开展多项临床研究项目,其成果将有可能引领未来食管癌诊治的发展走向。

　　本书联合了国内多个食管癌中心相关领域的专家,聚焦食管癌诊治过程中转化医学研究的新进展和新思路。主编李志刚和谢东教授是在食管癌治疗和研究领域极具代表性的专家,李志刚教授曾经在海军军医大学附属长海医院消化内镜中心进行上消化道内镜诊疗的相关培训。他们和书中编者都将各自领域中诊断和治疗食管癌相关的转化医学成果无私地呈现给读者,让我们更清楚地看到食管癌治疗的未来方向。这是一本非常有意义的转化医学专著，细细品读，必定会让广大从业者和患者获益匪浅。希望读者可以从本书中获得灵感，从而有更多的转化医学成果造福食管癌患者。

祝贺《食管癌：基础与临床的转化》成功出版。

中国工程院院士

2020年7月16日

前　言

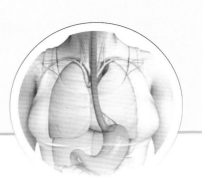

　　近年来,肿瘤治疗已经进入了一个全新的时代,其标志性事件包括以下几点:首先,由基因和靶向治疗为核心的新型生物治疗模式的展开,而且这种治疗都是被特有的标志物和背景环境所定义和约束的。由此产生了一系列后续事件,包括对新靶点的挖掘和设计对应的药物。虽然人们根本不可能知道还会有多少种靶向治疗或免疫治疗药物被开发出来,但一定知道会有很多种。其次,基于大数据新的治疗径路的开发,其中包括影像组学的出现,对肿瘤的病理推测上升到一个全新的高度;颠覆传统试验的新型的真实世界的大数据临床结果的产生,从某种角度上讲,其结果比虚拟世界中的临床研究更贴切,可重复。最后,微创外科技术的兴起,包括机器人与人工智能技术,人类尝试通过几乎可以忽略不计的伤口通道去获得更好的肿瘤切除效果,虽然这还是一种想象。真正的、生物治疗机般的瞬间无创治疗还只能出现在科幻电影中。总之,基于微观世界的宏观化控制可以带来生物治疗的新视野,而大数据似乎又可以为现实的临床实践推出新的规则,而微创治疗几乎已经成为肿瘤外科治疗的唯一追求。

　　食管癌的治疗也是如此。首先是对机制方面的不懈研究。中国几乎囊括了全世界一半以上的新发食管癌患者,而且具有超级明显的患者聚集性,在河南、河北、苏北、福建莆田地区,食管癌几乎呈家族聚集性,这似乎从理论上为我们研究这个疾病的发生机制提供了非常好的研究出路,但事实并非如此,除了吸烟、喝酒外,几乎并没有一项可以写入指南的确切病因学成果。因此,食管癌的靶向治疗和免疫治疗明显落后于肺癌,目前唯一可以使用的靶向治疗也是多靶点的非特异性药物。但未来的方向可能是非特异性免疫治疗。大数据几乎是食管癌治疗近年研究的热点,由于对新的治疗技术进行传统的随机对照研究变得越来越困难,尤其是临床研究的高选择性会明显降低结果在真实世界的可重复性,因此源于大数据的临床结果似乎更为可靠。微创手术对食管癌治疗有几近彻底的推进，中国食管癌的微创治疗比例几乎是国外的3倍，超过75%的微创治疗在中国的大中心实施着，包括上海交通大学附属胸科医院的全世界最大的机器人食管癌治疗中心。

本书正是围绕着以上新技术和新理念在食管癌治疗中的展开而进行的，很多基础机制研究在中国开展，但多数还停留在单个目标的大海捞针中，我们期望未来会有持续的方向性的成果出来。关于大数据，其实在中国不难实施，因为我们有太多的病例。关键是各单位如何放弃壁垒，愿意加入区域性的数据体系，这也依赖于中国学会体制的变革。食管癌治疗的微创技术应用还有很多努力方向，包括机器人、内镜机器人和自然腔道治疗。

本书是基于食管癌转化医学研究编纂完成的，其体系化会随着研究方向的分布而展开。因为食管癌真正改善预后的成果并不明显，因此主线还不够清晰，如果读者感觉散乱，还请见谅。

衷心希望读者可以从本书中发现所需，并不吝提出宝贵意见。

李志刚　谢　东

2020年7月8日

目 录

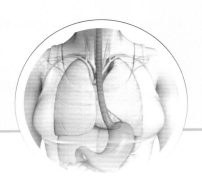

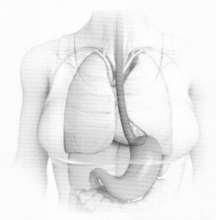

第一章

食管癌遗传学基础

丁旭芬　谢　东

　　食管癌是一种高度侵袭的致死性恶性肿瘤，全球发病率相对较高且逐年增加，在癌症相关死亡原因中排在第六位。食管鳞状细胞癌和食管腺癌为食管癌的两种主要组织病理学亚型，主要的体细胞遗传异常显示不同的遗传格局，提示两者具有不同的分子病理学机制。高通量基因组技术的发展使人们对疾病异质性、分子基础有了更好的了解。本章主要介绍食管鳞状细胞癌和食管腺癌的基因组特征，为进一步阐释食管癌的发病机制及探索新的治疗靶向标志物（靶标）提供研究方向。

[通信作者]　谢东,Email: dxie@sibs.ac.cn

第一节 食管鳞状细胞癌的基因组学特征

食管鳞状细胞癌（esophagus squamous cell carcinoma, ESCC）是一种常见的恶性肿瘤，在东亚和非洲部分地区发病率最高，并且在世界范围内预后都较差。

食管鳞状细胞癌的主要危险因素包括吸烟、饮酒、低活性乙醇代谢酶的遗传变异、人乳头瘤病毒感染等，其他环境因素如食用热饮料、营养缺乏以及水果和蔬菜的摄入不足等也会影响这种癌症的发生和发展。

食管鳞状细胞癌的发展与表型谱有关，包括食管炎、基底细胞增生、鳞状上皮非典型增生、原位癌和浸润性癌。非典型增生被认为是食管癌的癌前病变，与不同程度的细胞多形性和结构紊乱相关，没有固有层的浸润；通常分为三种类型：轻度非典型增生、中度非典型增生和重度非典型增生或原位癌。前两种类型称为低等鳞状上皮内病变，而后一种称为高等鳞状上皮内病变。

随着二代测序技术的发展，近年来对大量鳞状细胞癌样本进行了基因组测序分析，使人们对这种癌症的基因组特征有了更深入的理解。

一、体细胞基因组变异

1. 拷贝数变异

食管鳞状细胞癌中最常见的高水平扩增和纯合缺失位点是11q13.2～q13.3（*CDKN2A*）和9p21.3（*CDKN2B*），拷贝数的增加使11q13处80%以上基因的mRNA转录水平提高，包括已被证实为与食管鳞状细胞癌恶性表型相关的原癌基因*CPT1A*、*ANO*1、*ORAOV*1、*CCND*1、*FGF*3、*FGF*4、*FGF*19、*CTTN*和*MIR*548*K*。

11q13.2～11q13.3的基因组扩增是不均一的，*CCND*1是其中扩增最多的基因。由于染色体不稳定，*CCND*1通过断裂—融合—桥接循环的方式扩增。*CCND*1通常与邻近的原癌基因*CTTN*一起扩增，其产物能够促进食管鳞状细胞癌细胞迁移。

食管鳞状细胞癌中其他常出现的扩增包括8p11.23（*FGFR*1）、8q24.21（*MYC*）、

7p11.2（*EGFR*）、12p12.1（*KRAS*）、12q15（*MDM2*）、3q26（*TP63* 和 *PRKCI*）、3q26.32～q26.33（*SOX2* 和 *PIK3CA*）和 14q13.3（*NKX2-1*）；其他常见的纯合缺失包括 2q22.1～q22.2（*LRP1B*）、9p24.1（*PTPRD*）、3p14.2（*FHIT*）。以上这些基因都已被证实能够促进食管鳞状细胞癌或其他癌症的发生和发展。

2. 染色体结构重排

最近，研究人员对食管鳞状细胞癌中的染色体结构重排进行了高分辨率表征，包括染色体内插入、倒位、重复以及染色体间易位。这些都已分别通过全基因组测序和相关的数学分析进行了验证。

一项研究对 62 例食管鳞状细胞癌患者的样本进行全基因组测序分析，发现了 1 000 多个结构重排，大多数结构重排不太可能具有致病性，但一些经常出现的重排可能是候选驱动因素。例如，影响 *KCNB*2 基因的频繁结构断点、*TRAPPC*9 和 *CLVS*1 的基因融合。这种融合是由染色体断裂相关重排导致的，在这一过程中，一次重排可能导致有限的基因组区域内数千个基因簇发生重排。涉及潜在致癌基因的其他结构重排有 *MYBL*2 复制、*RUNX*1*T*1-*PHACTR*1 基因融合、*MAML*2-*TTC*28 基因融合、*ASXL*1-*RNF*170 基因融合和 *FGF*19-*SHANK*2 基因融合等。

3. 体细胞突变

食管鳞状细胞癌的肿瘤-生殖系外显子组配对序列分析共鉴定出 22 个突变相关的驱动基因，也称为显著突变基因（significantly mutated genes, SMG）。食管鳞状细胞癌与肺鳞状细胞癌、头颈部鳞状细胞癌共享多个显著性突变，其中一些突变基因能够调节鳞状细胞分化，如 *ZNF*750 和 *NOTCH*1。这些研究表明在相似起源的细胞中发生的遗传畸变可能具有类似的致癌潜力，也可能具有相似基因表达谱和细胞分化过程。因此，与不同细胞谱系但位于同一器官内的肿瘤相比，发育相似的谱系所产生的肿瘤在分子上更相似。该概念具有重要的临床意义，因为具有相似分子特征的肿瘤可以共享生物标志物和治疗靶标。

与许多其他类型的癌症一样，食管鳞状细胞癌中普遍含有 *TP53* 的突变，其他驱动突变在食管腺癌中发生的频率要低得多（在不到 20% 的样本中发现）。鉴定的 22 个显著性突变中有 13 个在其他癌症患者中发现，大多数是肿瘤抑制基因，与多种肿瘤的发展相关；剩下的突变中，已经有 5 个做了功能性验证，证实了这些基因是食管鳞状细胞癌发展的驱动因素。

二、表观基因组变异

表观遗传学广义上是指基因表达稳定的可遗传的改变，而不受DNA序列改变的调节。表观遗传学在很大程度上通过影响染色质的凝结状态，来决定DNA是否可被转录因子和其他控制基因转录的蛋白质结合。目前认为，癌症的表观遗传机制包括DNA甲基化（CpG岛）、组蛋白的翻译后修饰、miRNA和非编码RNA、核小体定位。

与许多无偏基因组分析相比，食管鳞状细胞癌的大多数表观基因组研究均基于候选基因或候选区域的方法。这些方法已经发现了许多导致食管癌发生的因素，如基因的表观遗传沉默、超增强子激活和RNA编辑。

1. DNA甲基化

DNA甲基化是指通过DNA甲基转移酶将甲基基团加到核苷酸胞嘧啶的5碳位置，从而产生5-甲基胞嘧啶。甲基转移酶的偏好底物是CG二核苷酸序列，也称为CpG。哺乳动物的细胞中大多数CpG被甲基化，未被甲基化的CpG通常只存在于固定的DNA区域，即CpG岛。这些基因组区域长度为200～500个碱基，GC含量＞50%。CpG岛与60%～70%的基因启动子区域重叠，并倾向于保护启动子不被甲基化，但是在癌症中会发生异常甲基化。

DNA甲基化分析研究表明，相比于非恶性食管黏膜，食管鳞状细胞癌基因组和其他类型的癌症一样，包含了局部区域的超甲基化和广泛区域的低甲基化。这些表观基因组异常分别通过不同的机制参与了食管鳞状细胞癌的发病机制。

启动子甲基化使*CDKN2A*、*CDKN2B*、*DLC*1、*LRP*1B和*RASSF*1A等肿瘤抑制基因沉默。与非恶性组织相比，食管鳞状细胞癌中一些编码miRNA的基因也被甲基化和下调。例如，具有抗增殖功能的*miR-34a*和*miR-375*，这些启动子高甲基化事件是否是食管鳞状细胞癌所特有，还有待后续研究确定。

与局部高甲基化相比，目前对食管鳞状细胞癌中整体低甲基化的了解较少。这是因为大多数食管鳞状细胞癌的甲基化研究都是使用候选基因方法进行的。为了估计总体甲基化，一些研究评估了LINE-1元素的甲基化水平作为标记。在不同队列的食管鳞状细胞癌中观察到一致的全基因组低甲基化。LINE-1低甲基化与染色体不稳定性增加、*TP53*突变、淋巴结转移以及患者较短的生存时间相关。

2. 染色质修饰

调节染色质修饰的因素也可能影响肿瘤的发生和发展，在食管鳞状细胞癌的研究中发现了许多染色质修饰相关的基因突变，例如编码 DNA 或组蛋白修饰蛋白的基因（EP300、CREBBP、MLL2）、去组蛋白修饰的基因（KDM6A、TET2）以及编码重组染色质结构蛋白的基因（ARID1A、ARID2、SMARCC2）。

食管鳞状细胞癌患者的样本中还发现 EZH2 和 G9a 等组蛋白甲基转移酶过表达，但基因组没有发生改变。与非恶性组织相比，食管鳞状细胞癌细胞系中 EZH2 过表达提高了 H3 组蛋白的总体水平，而 H3 组蛋白水平升高与食管鳞状细胞癌患者的预后相关。H3 组蛋白第 27 位赖氨酸的乙酰化（H3K27ac）是转录激活的标志，含有广泛 H3K27ac 修饰的基因组区域与一组特殊的增强子相关。这类增强子能促进食管鳞状细胞癌细胞和鳞状系特异性基因的转录激活。

3. RNA 编辑

在哺乳动物细胞中，RNA 腺苷脱氨酶蛋白家族（ADAR）在 RNA 分子水平经常发生腺苷（A）到肌苷（I）的转化。有研究发现在食管鳞状细胞癌患者的组织中，ADAR1 基因扩增、过表达，ADAR1 的异位表达增加了食管鳞状细胞癌细胞的恶性程度。

ADAR1 结合 AZIN1、FLNB 等基因的 mRNA，介导 A 变成 I。与非恶性食管上皮相比，食管鳞状细胞癌组织中这一比例升高。这个过程改变了 AZIN1 的编码序列，使其产生致癌蛋白，促进了食管鳞状细胞癌细胞增殖、迁移和侵袭。

第二节　食管腺癌的基因组学特征

食管腺癌源于腺细胞，是胃肠病学家面临的最致命的疾病，只有 16% 的患者能够存活 5 年，中位生存期不到 1 年。食管腺癌由巴雷特食管（Barrett 食管）发展而来。在慢性食管反酸反应中，正常的鳞状上皮被特化的肠上皮化生取代。在少数个体中，巴雷特食管可发展为低级别异型增生、高级别异型增生，最终发展为黏膜内浸润性癌。

腺癌曾经是食管癌的一种极为罕见的组织学类型，但在西方国家，近几十年来发病率迅速增加。食管腺癌在欧洲人种占多数的工业化国家中最为普遍，所有病例中有近50%发生在欧洲西北部和北美洲，亚洲和非洲则很少见，但中国患者约占食管癌总数的18%。

食管腺癌的主要危险因素是胃食管反流疾病和肥胖，两者均可导致食管腺癌的癌前病变，即巴雷特食管。有研究表明，胃食管反流可加重致癌物的影响，过量的铁负荷和高脂饮食也与食管腺癌的发展相关。食管腺癌是非生殖器癌症中发病率性别差异最大的癌种之一，男女比例高达7～10∶1。由此可见，性别因素对食管腺癌的影响明显高于主要危险因素。

此外，许多遗传因素的改变也与食管腺癌的发生和发展相关。

一、体细胞基因组变异

全基因组测序分析发现食管腺癌是一种异质性癌症，主要由频繁的大规模重排引起的拷贝数变异所主导。与点突变或单碱基插入缺失相比，发生更多的异常是基因重排、扩增或缺失。此外，在食管腺癌中经常会观察到染色体失调、复杂重排等大规模的遗传事件。

1. 体细胞突变

近年来，外显子组和全基因组测序技术鉴定出食管腺癌中一些复发性驱动基因事件，也证实了一些相当复杂的遗传异常的存在。这些研究发现食管腺癌中有26个基因频繁显著的突变，其中2个最重要的肿瘤抑制基因是*TP*53和*CDKN2A*。此外，在17%的病例中发生了*ELMO*1和*DOCK*2突变，它们编码Rho家族的二聚体伴侣和细胞介质，它们的突变决定了细胞运动的增强并有利于肿瘤的侵袭；在约20%的病例中，发现染色质重塑因子家族的*ARID*1A、*SMARCA*4和*ARID*2突变以及*JARID*2和*PBRM*1等其他染色质修饰酶的突变；约7%发生了*SPG*20突变，其编码的蛋白参与多种细胞功能，包括生长因子受体的体内运输。

2. 拷贝数变异

食管腺癌中发生广泛的拷贝数异常。发生扩增的基因包括*ERBB*2、*EGFR*、*RB*1、*GATA*4/6、*CCND*1和*MDM*2；发生缺失的基因包括*DKN*2A、*CDKN*2B、*CLDN*22以及几个脆性位点的基因。

此外，食管腺癌中还经常发现受体酪氨酸激酶受体及其靶标的异常，*ERR*2、*EGFR*、*MET* 和 *FGFR* 发生高水平扩增，MAPK 和 PI3K 的下游信号通路上基因改变也很频繁。

3. 染色体结构重排

在食管腺癌中观察到许多含有重复序列的基因：*SMYD*3、*RUNX*1、*CTNNA*3、*RBFOX*1、*CDKN*2A/2B 基因座、*CDK*14 以及 *FHIT* 和 *WWOX* 等脆性位点。

脆性位点是容易发生 DNA 断裂和重排的局部染色体区域，会引起诸如扩增、缺失和易位的遗传改变。FRA3B 是最有代表性的脆弱位点之一，是脆性组氨酸三联体 FHIT 的组成部分。FHIT 约 1 000 kb，编码一种与 DNA 损伤响应相关的酶。研究表明 *FHIT* 基因表达的降低与异常的细胞周期检查点和失调的同源重组有关，*FHIT* 过度表达诱导细胞凋亡并抑制肿瘤的生长。

基因组中另一个常见的脆性基因 *FRA*16D，它与双色氨酸（WW）结构域的氧化还原酶（*WWOX*）基因重叠。*WWOX* 的激活是肿瘤坏死因子（tumor necrosis factor, TNF）信号转导的重要组成部分，参与了应激诱导的细胞凋亡。研究发现 *WWOX* 表达的降低导致 ATM 失活以及 DNA 修复受损，且 *WWOX* 位点发生杂合性丢失或双等位基因纯合缺失在巴雷特食管和食管腺癌中的发生频率仅次于 FRA3B/FHIT 损失。

此外，一类特殊的结构变异是由可移动遗传元件插入引起的，这种插入是由于重复的 L1 和 Alu 序列被置换为 DNA 或 cDNA 而被切除或重新插入的结果。在食管腺癌的研究中发现，L1 插入多见于 *ERBB*4、*CTNNA*3、*CTNNA*2、*CDH* 18、*SOX*5 等基因编码区中。

4. 非整倍性和微卫星不稳定

对食管腺癌的早期研究发现，无论疾病的恶性程度如何，患者中均发生非整倍性的变化，且随着疾病的发展，非整倍性的频率和严重性增加。在一项对 23 例腺癌患者的回溯性研究中，通过流式细胞术分析其倍性状态，发现非整倍性或四倍性与不良预后存在很强的相关性，16 例非整倍性肿瘤患者中有 11 例无法存活。

微卫星通常为 2～5 bp 的重复寡核苷酸，容易受 DNA 复制错误的影响。在非发育异常的细胞中，*MLH*1、*MSH*2、*MSH*6、*PMS*1、*PMS*2 等错配修复（mismatch repair, MMR）基因负责在复制过程中纠正 DNA 碱基配对中的错误，在许多癌症中，*MMR*基因的缺陷和微卫星不稳定（microsatellite instability, MSI）对肿瘤的发展至关重要。

食管腺癌中关于微卫星不稳定的报道一直在变，使得*MMR*基因异常和MSI的作用以及它们之间的关系仍然不确定。根据所用MSI标记的数量，腺癌肿瘤分为微卫星稳定（microsatellite stability, MSS）、低水平MSI（MSI-L）和高水平MSI（MSI-H）。在一项研究中，使用15个MSI标记的27例原发性食管腺癌病例显示，其中2/3的肿瘤具有MSS，而其余的仅是MSI-L。但是，在这27个肿瘤样本中只有6个表现为MLH1和MSH2的表达改变，进一步证实了MSI的存在与*MMR*基因机械活性降低没有关联。在一项基于流式细胞术的研究中，重点研究了5个微卫星基因座，在二倍体和非整倍体细胞群中，有22%的食管腺癌患者有1个或多个被评估的基因座存在MSI-H；然而，另一组报道了17例食管腺癌患者中MSI发生率低于8%，这与最近两项报道MSI-H患病率较低的研究一致。

5. 基因组突变

与鳞状细胞食管癌和胃腺癌相比，染色体不稳定是食管腺癌的重要特征之一。部分食管腺癌发展过程中会发生基因组突变，引起单个染色体碎裂或重复的断裂—融合—桥接循环，在基因组特定区域积累结构变异，造成大量的基因组重排，引起DNA拷贝数变异和基因融合，从而导致正常细胞向肿瘤细胞快速转化。在约30%的食管腺癌中存在染色体碎裂，25%的食管腺癌中存在断裂—融合—桥接事件。

染色体碎裂是在肿瘤细胞中发现的一种复杂的基因组重排现象，细胞中的一条或几条染色体在短时间内发生大量的DNA双链断裂，形成小的DNA碎片，之后这些碎片被细胞的DNA修复机制随机地拼接起来形成新的染色体。

断裂—融合—桥接循环与端粒缩短有关，无保护的端粒末端和姐妹染色单体融合，随后在后期分裂。这一过程可以在多个细胞周期中重复，从而产生反向复制，增加*KRAS*、*MDM2*和*VEGFA*等基因的染色体非整倍性变异。

6. 同源重组与端粒酶功能失调

端粒缩短与细胞衰老和凋亡相关。连续的细胞分裂导致染色体末端缩短，但是癌细胞能够通过激活端粒的长度变化和稳定机制，使它们具有无限的复制和增殖潜力，从而逃脱凋亡途径。端粒酶是负责端粒维持的酶，在食管癌变中，端粒酶的表达随着疾病从化生发展为腺癌而增加。此外，与没有发展为癌症的患者的正常鳞状细胞样品相比，来自癌症患者的正常组织显示更高的端粒酶活性，这表明即使在癌变前的情况下，端粒酶机制的激活也是维持基因组不稳定性的早期事件。端粒酶的抑制导致端粒缩短、细胞生长抑制和细胞凋亡。

正常细胞通过同源重组来实现端粒的维持。巴雷特食管和食管腺癌中的端粒截断也与基因重排有关，因为未保护的暴露染色体末端可能会经历重复的断裂—融合—桥接循环。研究发现癌前病变和肿瘤组织中，即使端粒酶活性增加，端粒缩短也很常见，尤其是在频繁重排的染色体中，端粒丢失更为明显。在77%的腺癌病例中，可观察到染色体碎裂衍生的双微丝染色体形成或断裂—融合—桥接引起的致癌扩增、端粒末端缩短、重组酶RAD51的表达上调、同源重组酶活性升高。有意思的是，单独抑制端粒酶可导致RAD51表达和随后的同源重组酶活性进一步增加，而同时抑制同源重组酶和端粒酶，则端粒长度缩短、染色体碎裂、细胞凋亡率增加。

二、表观基因组变异

表观遗传变化是非DNA序列修饰，不发生突变或结构变异而使基因的表达发生改变。在过去的几年中，从特定基因座过渡到基因组多平台的研究，丰富了人们对巴雷特食管向食管腺癌恶性进展的表观遗传学改变的认识。

1. DNA甲基化

在一些研究中已经确定了*APC*、*CDKN2A*、*CDH*1和*REPRIMO*等肿瘤抑制基因以及转录因子ESR1的高甲基化状态。

CDKN2A通常阻断Rb蛋白的磷酸化并抑制细胞周期进展。在一些异常增生的巴雷特食管和食管腺癌样本中，CDKN2A启动子超甲基化并9p21染色体丢失导致基因失活。据报道，在30%～77%的巴雷特食管病例中，CDKN2A启动子的CpG岛超甲基化，这表明CDKN2A甲基化发生于疾病的早期阶段。

APC启动子区域的甲基化也是食管腺癌中最常见的表观遗传学改变之一，在食管腺癌中高达92%（48/52），在巴雷特食管中占39.5%（17/43），而在匹配的正常组织中未见DNA甲基化的整体改变。此外，APC甲基化水平升高与患者生存期较差存在显著相关性。

REPRIMO参与P53介导的细胞周期阻滞，REPRIMO甲基化可能是柱状细胞的早期表观遗传改变。在一项研究中观察到REPRIMO甲基化在巴雷特食管中的比例为36%（9/25），高度非典型增生中占64%（7/11），食管腺癌中有63%（47/75），而食管鳞状细胞癌中仅有13%（6/45）。

在恶性肿瘤进展的不同阶段，基因组低甲基化比超甲基化更为频繁，*CXCL*1、*CXCL*3、*GATA*6和*DMBT*1等表达上调的基因被怀疑是巴雷特食管的致瘤驱动因素。研究发现，全基因组甲基化通常发生在基因组内、重复元件和非编码区，与配对的正常组织相比，发育异常和肿瘤样品非编码区的表观遗传谱明显不同。

2. miRNA

非编码miRNA（miR）能够通过序列互补特异性降解配对的mRNA，以此来调控基因的表达。*miR*-21是食管癌中表达最丰富的miRNA之一，有研究发现*miR*-21在肿瘤中比正常组织中增加了5倍。*miR*-192、*miR*-194和*miR*-96A等miRNA在食管黏膜上皮组织进展为恶性肿瘤时显著表达，而一些诸如miR-200和*miR*-203的miRNA，与正常食管黏膜相比，在巴雷特食管和食管腺癌病例中表达下调。miRNA在正常组织和不同恶性程度肿瘤中的独特表达谱使其成为潜在的诊断指标。

第三节　食管癌遗传基础对治疗的启示

手术治疗、放射治疗（放疗）、化学治疗（化疗）以及联合治疗是恶性肿瘤的传统治疗方法，这些方法同样被用于食管癌的治疗，但治疗效果并不理想。

手术治疗是通过切除癌变的病灶来实现治疗目的，一般需要切除食管、受影响的淋巴结以及一些邻近组织，但由于诊断晚、患者年龄大或患有其他严重疾病，可能仅有5%的癌症患者受益于此；也可通过内镜切除小的肿瘤病灶，扩大狭窄部分或者完全疏通被肿瘤阻塞的食管。

约5%的患者受益于放疗，他们的生存期能够延长到5年。当不具备手术切除条件时，放疗也是一种替代的姑息治疗方法。对于未分化或浸润性癌症，以及位于食管中部1/3的肿瘤，在手术前使用放疗；手术后，若不能行根治性手术切除肿瘤，或有癌细胞残留风险，如肿瘤与健康组织边界不明显时，则必须进行放疗。

单独化疗治疗效果并不理想，因此常与其他治疗方法联合使用。如化疗联合放疗可使20%的肿瘤完全消退；在一些食管癌病例中，放化疗之后可以进行手术治疗。

由于肿瘤定位的复杂性，食管癌被认为是手术治疗最大的挑战之一，治疗仅在肿瘤较小且无转移的情况，即肿瘤发展的早期阶段有效，而只有当肿瘤扩散导致食管功能障碍时，食管癌的症状特征才表现出来，所以食管癌的早期手术治疗难以实现。

由于标准疗法未能提高患者的生存率，治疗模式转向干扰特定肿瘤发生机制的靶向治疗，人们对小分子药物产生了兴趣，研究主要聚焦于不同的受体酪氨酸激酶抑制剂和抗生长因子受体的抗体，如靶向表皮生长因子受体（epidermal growth factor, EGF）的西妥昔单抗和帕尼单抗、与人表皮生长因子受体-2（human epidermal growth factor receptor-2, HER2）结合的曲妥珠单抗、阻断VEGF抑制肿瘤新生血管形成的贝伐珠单抗等，但目前只有曲妥珠单抗被批准用于食管癌的治疗。而在现阶段，格列卫、吉非替尼、厄洛替尼等酪氨酸激酶抑制剂并没有在食管癌的治疗中发挥疗效。虽然在食管癌的致癌机制和治疗措施方面取得了一些研究进展，在靶向治疗方面也投入了大量的精力，但无论是腺癌还是鳞状细胞癌，患者的总体生存率并没有显著提高。食管癌遗传基础的研究为食管鳞状细胞癌和食管腺癌的分子特征分析提供了基础数据。就分子特征而言，食管腺癌大多类似于胃癌的染色体不稳定亚型，而食管鳞状细胞癌则类似于其他鳞状细胞癌。尽管在这两种食管癌的癌细胞中有许多相同的是发生了途径的改变，但受影响的特定基因却有所不同，这表明了两者不同的病理生理学机制，并提示不同的食管癌需要采用不同的治疗方法。

此外，分子研究也表明食管癌中观察到的遗传改变多而复杂，仅针对肿瘤中单个可用药的遗传异常并不足以实现疾病控制，需要寻找到可同时干扰多条信号通路的具有复杂作用机制的药物。食管癌的肿瘤内异质性也需要重点关注，这是目前药物治疗效果不佳的主要原因之一。

------------------------------ 参 考 文 献 ------------------------------

［ 1 ］ Baba Y, Watanabe M, Murata A, et al. LINE-1 hypomethylation, DNA copy number alterations, and CDK6 amplification in esophageal squamous cell carcinoma［J］. Clin Cancer Res, 2014, 20(5): 1114−1124.

［ 2 ］ Cancer Genome Atlas Research Network, Analysis Working Group: Asan University, BC Cancer Agency, et al. Integrated genomic characterization of oesophageal carcinoma［J］. Nature, 2017, 541(7636): 169−175.

［ 3 ］ Frankel A, Armour N, Nancarrow D, et al. Genome-wide analysis of esophageal adenocarcinoma yields specific copy number aberrations that correlate with prognosis ［J］. Genes Chromosomes Cancer, 2014, 53(4): 324−338.

［ 4 ］ Holmes R S, Vaughan T L. Epidemiology and pathogenesis of esophageal cancer［J］. Semin Radiat Oncol, 2007, 17(1): 2−9.

［ 5 ］ Hoshimoto S, Takeuchi H, Ono S, et al. Genome-wide hypomethylation and specific tumor-related gene hypermethylation are associated with esophageal squamous cell carcinoma outcome［J］. J Thorac Oncol, 2015, 10(3): 509−517.

［ 6 ］ Hu N, Kadota M, Liu H, et al. Genomic landscape of somatic alterations in esophageal squamous cell carcinoma and gastric cancer［J］. Cancer Res, 2016, 76(7): 1714−1723.

［ 7 ］ Ismail A, Bandla S, Reveiller M, et al. Early G_1 cyclin-dependent kinases as prognostic markers and potential therapeutic targets in esophageal adenocarcinoma［J］. Clin Cancer Res, 2011, 17(3): 4513−4522.

［ 8 ］ Kawano H, Saeki H, Kitao H, et al. Chromosomal instability associated with global DNA hypomethylation is associated with the initiation and progression of esophageal squamous cell carcinoma［J］. Ann Surg Oncol, 2014, 21(Suppl 4): S696−S702.

［ 9 ］ Lin D C, Hao J J, Nagata Y, et al. Genomic and molecular characterization of esophageal squamous cell carcinoma［J］. Nat Genet, 2014, 46(5): 467−473.

［10］ Lin L, Bass A J, Lockwood W W, et al. Activation of GATA binding protein 6 (GATA6) sustains oncogenic lineage-survival in esophageal adenocarcinoma［J］. Proc Natl Acad Sci U S A, 2012, 109(11): 4251−4256.

［11］ Lu R, Pal J, Buon L, Nanjappa P, et al. Targeting homologous recombination and telomerase in Barrett's adenocarcinoma: impact on telomere maintenance, genomic instability and tumor growth［J］. Oncogene, 2014, 33(12): 1495−1505.

［12］ Nones K, Waddell N, Wayte N, et al. Genomic catastrophes frequently arise in esophageal adenocarcinoma and drive tumorigenesis［J］. Nat Commun, 2014, 5: 5224.

［13］ Qin H D, Liao X Y, Chen Y B, et al. Genomic characterization of esophageal squamous cell carcinoma reveals critical genes underlying tumorigenesis and poor prognosis [J]. Am J Hum Genet, 2016, 98(4): 709-727.

[14] Qin Y R, Qiao J J, Chan T H, et al. Adenosine-to-inosine RNA editing mediated by ADARs in esophageal squamous cell carcinoma [J]. Cancer Res, 2014, 74(3): 840-851.

[15] Revilla-Nuin B, Parrilla P, Lozano J J, et al. Predictive value of microRNAs in the progression of Barrett esophagus to adenocarcinoma in a long-term follow-up study [J]. Ann Surg, 2013, 257(5): 886-893.

[16] Shi Z Z, Shang L, Jiang Y Y, et al. Consistent and differential genetic aberrations between esophageal dysplasia and squamous cell carcinoma detected by array comparative genomic hybridization [J]. Clin Cancer Res, 2013, 19(21): 5867-5878.

[17] Song Y, Li L, Ou Y, et al. Identification of genomic alterations in oesophageal squamous cell cancer [J]. Nature, 2014, 509(7498): 91-95.

[18] Takase N, Koma Y, Urakawa N, et al. NCAM- and FGF-2-mediated FGFR1 signaling in the tumor microenvironment of esophageal cancer regulates the survival and migration of tumor-associated macrophages and cancer cells [J]. Cancer Lett, 2016, 380(1): 47-58.

[19] Wu W, Bhagat T D, Yang X, et al. Hypomethylation of noncoding DNA regions and overexpression of the long noncoding RNA, AFAP1-AS1, in Barrett's esophagus and esophageal adenocarcinoma [J]. Gastroenterology, 2013, 144(5): 956-966.

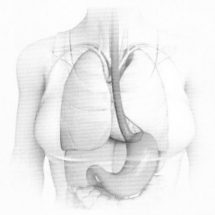

第二章

食管癌相关分子机制

朱 兵 谢 东

　　基因突变可以通过功能丧失或功能增加,给细胞带来选择或进化上的优势。这些突变通过影响肿瘤的侵袭性、对治疗的反应和耐药性影响疾病的临床进程,因此可以作为治疗的靶标。对肿瘤进行测序可以识别所有潜在的驱动基因,这种分析方法可将食管癌分成2种不同的疾病:鳞状细胞癌和腺癌,虽然两者可能存在相似的信号途径,但是受影响的基因和主要的突变特征是明显不同的。本章通过对食管鳞状细胞癌和食管腺癌的基因突变特点及涉及的关键信号分子和通路的介绍,阐述食管癌的分子机制,并展望新的治疗方法和治疗靶点。

[通信作者]　谢东,Email: dxie@sibs.ac.cn

第一节　食管鳞状细胞癌的基因突变及其关键信号分子和通路

一、鳞状上皮向浸润性癌的进展

食管鳞状细胞癌起源于正常的食管鳞状上皮，其前体病变仅为基底细胞的增生。在慢性炎症影响下，正常的体细胞发生突变、染色体畸变、拷贝数变化等事件，然后逐步发展为基底细胞增生，再依次经过低等和高等的上皮内瘤样病变，最后成为浸润性癌症。

正常的食管黏膜本来就由表型正常的突变鳞状细胞群所组成。事实上，与紫外线损伤的皮肤细胞相比，正常的食管黏膜含有更多的癌症基因突变。这些最新的发现使人们对癌症发生和发展的驱动因素提出了深刻的问题，并可能表明突变细胞的命运至少部分是由微环境决定的。

大多数的基因突变发生在疾病的早期，从正常的食管黏膜发展到上皮内瘤变。其中，和其他肿瘤一样，肿瘤抑制基因 *TP53* 仍然是最常突变的基因（70%的异常增生病变和80%的恶性病变）。然而，在发育不良阶段和侵袭性癌症中，突变的基因经常是重叠的，包括 *CDKN2A*、*ASCL3*、*FEV*、*CCND*1、*NFE2L2* 和 *SOX*2 在内的癌症基因区域的大规模染色体缺失和扩增，其在发育不良阶段和侵袭性疾病中都很常见。虽然发育不良细胞与恶性细胞之间的拷贝数变化不明显，但有研究表明，与发育不良细胞相比，恶性细胞中几个已知的癌症基因（*ATR*、*MECOM*、*PIK3CA*、*BCL6*、*MYC* 和 *CCND2*）更容易受染色体数目变异的影响。Notch信号通路、ERBB2-PI3K信号通路和DNA损伤修复相关网络在疾病的侵袭前和侵袭阶段的功能往往是失调的。其中，许多基因在头颈部和肺部其他鳞状细胞癌中发生同样的突变。因此，来自相似谱系的癌症在分子水平上可能比来自同一器官内不同谱系的细胞更相似。这可能意味着生物标志物和癌症治疗靶点将在基于细胞来源的肿瘤类型之间共享，而不是基于解剖位置。

二、食管鳞状细胞癌的可靠向信号通路

1. 细胞周期

在癌症基因组图谱（The Cancer Genome Atlas, TCGA）中发现，超过90%的食管鳞状细胞癌样本中包含有细胞周期相关通路的变化，在所有的研究中，这一比例可能会高达98%。细胞周期抑制基因 *CDKN2A* 和 *RB*1 通常在癌症样本中被抑制，而细胞周期蛋白 CCNE1、CCND2、CDK4、CDK6 常处于扩增状态。这一点提示细胞周期激酶抑制剂可能会在食管鳞状细胞癌中发挥潜在作用。Palbociclib 被美国食品与药品监督管理局（Food and Drug Administration, FDA）批准用于治疗 HER-2（ERBB-2）阳性乳腺癌，同时它是 CDK4 和 CDK6 的特异性抑制剂，目前正在对肺鳞状细胞癌进行试验，如果可行，这一药物将来可能会用于食管鳞状细胞癌的临床试验。

2. RTK/RAS/PI3K

该信号通路是调节细胞增殖的重要胞内信号通路。在食管鳞状细胞癌中包含着大量 PI3K 通路的改变，在 TCGA 数据中大约有 59% 的样本在该通路中发生了改变。PI3K 可以被 EGFR、FGFR1 和 PIK3CA 激活，被 PTEN 和 PIK3R1 所抑制；而且在鳞状细胞癌中，有 19% 的样本中 EGFR 被扩增。目前，该信号通路的靶向药也比较多。

3. 刺猬蛋白家族信号通路

刺猬蛋白家族（Hedgehog）信号通路通过多种方式参与癌症的发生和发展，包括促进细胞周期的进行、血管生成、抑制凋亡信号和促进干细胞自我更新等。其中 SMO 蛋白促进 Hh 信号通路的下游信号传递，活化形式的 PTCH1 可以抑制 SMO 的活性。在正常组织中，*SHH* 基因抑制了 PTCH1 活化。约 6% 的食管鳞状细胞癌中含有 PTCH1 失活形式的突变，从而导致 SMO 下游信号增强。Hedgehog 信号通路中的几个组成部分如 SHH、SMO 和 GLI1/2 可以成为治疗癌症的潜在靶点。

4. 鳞状细胞的成熟

在 TCGA 数据库中有 43% 的食管鳞状细胞癌样本中发生了 *TP*63 和 *SOX*2 在 3q 染色体上的扩增，而且在其他研究中这一比例可以高达 68%，在发育不良的鳞状上皮细胞中这一比例为 70%。而 SOX2 转录因子在多能干细胞中以及

鳞状上皮的发育和维持中发挥着重要作用。与OCT4相比，在胚胎干细胞中OCT4是p63首先结合点，而在鳞状细胞中p63优先与SOX2结合，SOX2和p63联合调节包括致癌基因*ETV*4在内的多个基因表达。因此，SOX2相关通路可能成为鳞状细胞癌的一个可以靶向的位点。

ZNF750是鳞状细胞分化的转录调节因子以及肿瘤抑制因子。在TCGA以及其他数据库中，其突变和下调与较差的预后以及肿瘤的转移相关。当恢复野生型ZNF750蛋白的表达后，既可以抑制鳞状细胞癌的恶性表型，又可以抑制细胞的迁移。ZNF750也可以作为一个潜在的靶点。

5. 染色质重塑

KDM6A、KMT2D（MLL2）和KMT2C（MLL3）是组蛋白修饰酶，它们通常在食管鳞状细胞癌中由于缺失突变或截短突变而处于失活状态，其功能可能与组蛋白H3和H4的去甲基化有关。甲基化的H3（H3K27me3）已被证明可以作为食管鳞状细胞癌的标志物，并且与EZH2增强子的过表达有关。目前，还没有一种能够有效靶向染色质重塑的方法，虽然EZH2的抑制剂已经开发出来，但是对EZH2与肿瘤之间的关系还没有较清晰的研究。EZH2可能会成为一个治疗靶点。

第二节 食管腺癌的基因突变及其 关键信号分子和通路

一、巴雷特食管向食管腺癌的进展

通常，酸或胆汁对食管黏膜造成的损伤是由活性氧和一氧化氮的形成造成的，而它们的产生会导致DNA损伤以及A到C的特征性突变。这种颠换在巴雷特食管和食管腺癌中很常见，这进一步支持了DNA损伤因子在疾病发生早期起作用的假说。因此，一般认为巴雷特食管的发生是鳞状黏膜反复受到损伤之后的适应性反应。每年有0.12%～0.6%的患者，其癌症最初源于与巴雷特食管相关的化生型黏膜，然后经过从低等到高等的异型增生，最后进展为侵袭性食管腺癌。目前，已经有很多研究正在进行，试图解析这一过程中所发生的相关信号通路改变。

巴雷特食管是一种癌前病变，它常包含易于致癌的体细胞遗传改变。现在已经提出两种由巴雷特食管进展到食管腺癌的机制。第一种机制涉及肿瘤抑制因子如*CDKN2A*和*TP53*的缺失，还包括*SMAD4*的突变和染色质修饰酶的破坏，但是没有严重的基因组倍增事件的参与。事实上，发生在*TP53*和*SMAD4*的突变似乎在肿瘤发展的早期就已经发生了。因此，通过检测有助于确定哪些患者有进展为食管腺癌的风险。第二种机制涉及较大规模的染色体不稳定。这种不稳定与*p53*调控缺失后的非整倍性有关。并且，在巴雷特食管中17p的杂合性缺失（包含*TP53*）与非整倍性的发生以及其后恶性进展的可能性增加有关。有研究发现，对25例患者的巴雷特食管和食管腺癌样本进行测序发现，*TP53*突变的细胞中基因组倍增事件通常发生在食管腺癌发生之前。此外，还有一些其他的机制，如染色体碎裂和Kataegis产生可能会导致染色体不稳定并且加速巴雷特食管向侵袭性食管腺癌发展。这些机制可以解释，尽管有相似的突变特征，但是巴雷特食管与侵袭性食管腺癌相比，缺少染色体数目改变这一特征。

克隆多样性在巴雷特食管和食管腺癌中一样常见，而更高的克隆多样性则与巴雷特食管进展为侵袭性食管腺癌的风险增加相关。这就意味着对巴雷特食管进行采样需要较大的采样范围来提高风险分层的准确性。

表观遗传修饰是发展为食管腺癌的另一个因素。巴雷特食管和食管腺癌的甲基化水平均高于正常的食管黏膜组织的水平，尽管两者的水平是不一致的。例如，CDKN2A启动子的高甲基化经常发生，并与巴雷特食管的肿瘤进展相关；同时还伴有9p21的缺失，这可能会导致CDK2NA的失活。

二、食管腺癌发生和发展的相关分子机制

1. P53蛋白家族

在过去的20年里，在确定食管腺癌的发生和进展中涉及的关键信号分子和通路方面取得了重大进展。*p53*抑癌基因是食管腺癌中受影响最深的基因之一。*p53*经常处于突变失活的状态，这种突变通常发生在从非失活的巴雷特食

管向高等的异型增生过程中。巴雷特食管组织中 TP53 基因突变使患者恶化的风险增加 13.8 倍；在晚期进展为高度异型增生或食管腺癌患者的巴雷特食管组织中，TP53 突变明显增多。

这些突变主要是错义突变，其抑制 P53 蛋白与 DNA 的结合，导致 p53 依赖的转录抑制。而 p53 的另一个特征就是高频率的杂合性缺失。携带有 p53 基因的 17p 染色体的杂合性缺失已经被证实是巴雷特食管肿瘤进展的生物标志物。在肿瘤发生的早期，P53 蛋白的活性也受到非突变机制影响造成抑制。一些研究也证明了在酸反流的情况下，野生型的 P53 蛋白有着显著的抑制作用。有研究涉及 P53 蛋白加合物的形成，结果发现胃食管反流会产生反应性异戊二烯，它是由自由基诱发的脂质和环氧合酶 2（cyclooxygenase-2, COX-2）的过氧化作用生成 γ-酮醛家族中的一员，其在 P53 分子上形成加合物，导致 P53 活性抑制和蛋白质沉淀。

鉴于 P53 在抑制肿瘤和化疗药物反应中所起的重要作用，现在已鉴定出许多化合物可以恢复突变体 P53 的活性。例如，STIMA-1、PRIMA-1、MIRA-1、RITA 等。PRIMA-1 及其类似物 APR-246 在这类靶向 p53 的化合物中研究最多。研究发现在带有突变体 p53 的食管腺癌细胞中测试 APR-246 之后，发现它会上调 p53 靶基因的表达并诱导凋亡发生。它还可以通过肿瘤细胞中 p53 的积累来增强化疗药物顺铂和 5-氟尿嘧啶（5-FU）对肿瘤的抑制作用。值得注意的是，APR-246 对正常细胞显示出有限的细胞毒性作用。最初的 I 期临床试验表明，APR-246 对人体是安全的。目前正在进行 II 期研究，评估 APR-246 在晚期和转移性食管或胃-食管连接癌治疗中的功效。

与 TP53 相反，编码 P53 蛋白家族其他成员的 TP63 和 TP73 基因在食管腺癌中却很少发生突变。在食管组织中，P63 和 P73 蛋白表达为同工型相互缠绕的混合物，通常将其分为 2 组，称为 TA 和 ΔN。前者具有"P53 样"特性，其与 p53 相似，可以激活与 p53 相似的一组靶基因，诱导细胞周期停滞和细胞凋亡。相反，ΔN 同工型缺少氨基末端反式激活结构域，并且对 TA 同工型具有显著的负作用。但是，某些 ΔN 亚型（例如，ΔNp63α）会通过其他反式激活结构域保留转录活性。在基底细胞层和基底上层细胞的正常食管鳞状上皮中，ΔNp63α 表现出较强的核染色。在食管黏膜和黏膜下腺的导管中也检测到 p63，这一点与巴雷特食管的化生和食管腺癌上皮形成对比，后者 p63 亚型的表达水平通常较低。第二种同工型对于DNA损伤修复非常重要,因为p73调节多种DNA损伤修复蛋白的转录。缺乏p73活性的食管细胞的特点是较高水平的DNA损伤。p73亚型 ΔNp73α是TAp73和p53的显性负性抑制剂,在胃食管反流和食管腺癌中表达上调,并与食管腺癌患者的预后不良相关。在食管反流损伤条件下,炎症前细胞因子IL-1β和TNF-α可以诱导 ΔNp73的表达。

2. 细胞周期调节

失去对细胞周期的准确控制是促进致瘤性转化的主要机制之一。在食管腺癌中许多细胞周期的调控因子受到影响。例如,*CDKN2A*基因编码的肿瘤抑制因子p16^{INK4a}和p14ARF。p16^{INK4a}是细胞周期蛋白D和CDK4/6复合物的特异性抑制剂,它的抑制会导致正常细胞周期的破坏和不受控制的细胞生长。在20%～68%的巴雷特食管和60%～100%的食管腺癌病例中p16^{INK4a}表达缺失,在20%的巴雷特食管和75%的食管腺癌病例中p14ARF表达下调。值得注意的是,p14ARF的下调会干扰p53反应,因为p14ARF是p53的关键上游调节因子,可通过阻断Mdm2介导的降解来激活P53蛋白。另一种CDK抑制剂p27^{KIP1}通过抑制细胞周期蛋白E/CDK2和细胞周期蛋白D/CDK4复合物来调节细胞周期,在巴雷特食管和食管腺癌中也受影响。在30%～70%的巴雷特食管和83%～100%的食管腺癌中发现低水平的P27^{KIP1}蛋白,并且其与更高的组织学等级、侵袭程度、淋巴结转移以及生存状况相关。

在35%的食管腺癌中发现带有*CDK6*基因的7q21的频繁扩增;也发现了*CDK4*基因的扩增,但程度较小,仅为10%。两种基因的扩增均与食管腺癌患者的生存不良相关。另外,食管腺癌的特征还在于一些周期蛋白的上调。在25%～38%的巴雷特食管和35%～44%的食管腺癌患者中有细胞周期蛋白D1的上调,其表达的增加对预后结果具有重要意义,并且与食管腺癌患者的生存状况密切相关。从非发育异常的食管病变到高度异型增生过程中,细胞周期蛋白E表达明显增加。还有研究发现,在19%的食管腺癌病例中,编码细胞周期蛋白E1的*CCNE1*基因被扩增。综上所述,细胞周期的调节在食管癌的进展过程中起着一定的作用。

3. 受体酪氨酸激酶信号通路

大量的受体酪氨酸激酶(receptor tyrosine kinase, RTK),如表皮生长因子受体(EGFR)、ERBB-2/HER-2、胰岛素样生长因子1受体(insulin-like growth factor 1 receptor, IGF1R)、肝细胞生长因子受体（hepatocyte growth factor receptor, HGFR/c-MET）和血管内皮生长因子受体（VEGFR）等在食管腺癌的发展和进程中起着重要作用。EGFR信号蛋白及其配体TGF-α和EGF的过量产生会导致EGFR信号转导异常激活。在22.2%～35%的巴雷特食管和46.5%～80%的食管腺癌患者中发现了EGFR蛋白表达增加；还有一些研究报道了EGFR蛋白的表达与食管腺癌患者的不良生存之间存在相关性。此外，研究发现，用酸性胆汁盐治疗食管细胞可激活EGFR信号转导。除EGFR外，EGFR家族中另一成员ERRB-2/HER-2的蛋白表达在发育异常的食管和肿瘤中表达增加。

食管腺癌也表征为IGF1R途径较强的激活。在43.2%的巴雷特食管患者和70%的食管腺癌患者中发现了传递IGFR受体信号的磷酸化胰岛素受体底物1（phospho-insulin receptor substrate 1, pIRS1）的增加。巴雷特食管患者的血清中IGF-1配体水平呈升高状态。巴雷特食管和食管腺癌中高度诱导了另一种酪氨酸激酶受体c-MET，该受体受肝细胞生长因子（hepatocyte growth factor, HGF）的调节，与患者的预后不良有较强的相关性。

血管内皮生长因子（vascular endothelial growth factor, VEGF）信号在食管腺癌中的表达也呈上调状态，其在巴雷特食管和食管腺癌中起调节血管生成的作用。巴雷特食管和肿瘤细胞均产生VEGF蛋白，其表达与食管的血管生成相关。从巴雷特食管到食管腺癌的过程中，VEGF家族中的VEGF-A和VEGF-C的表达增加，表明其可能与癌症的转移以及晚期的疾病相关。

下游RTK信号包括多个可以调节细胞增殖、存活、凋亡和血管生成的效应子，其中RAS和PI3K在食管腺癌中经常处于改变状态。60%的食管腺癌中RAS下游的ERK/MAPK受到激活。同样，在大约80%的食管腺癌中，PI3K通路中AKT被磷酸化激活。

4. 转化生长因子-β信号通路

转化生长因子-β（transforming growth factor-β, TGF-β）通路与细胞的生长、凋亡、分化和发育的调节有关。众所周知，它具有调节细胞增殖和炎症的功能。然而，在食管腺癌的发展过程中，TGF-β通路可以促进上皮向间充质转化、侵袭和转移。有研究报道，与正常鳞状上皮相比，巴雷特食管中TGF-β的mRNA水平不变或者降低；而在食管腺癌晚期，TGF-β的mRNA水平会明显升高。食管腺癌的特征还在于TGF-β相关蛋白BMP4和激活蛋白A的表达升高，这些蛋白被认为可以促进侵袭。值得注意的是，胆汁酸盐会诱导BMP4和TGF-β表达。相反，食管腺癌中的SMAD通常会丢失，其中SMAD2和SMAD4受到的影响最大。

5. Notch信号通路

Notch信号通路涉及正常发育和疾病的不同方面，从干细胞调节和组织形态到癌症和其他疾病，均可以发挥作用。从机制上讲，Notch信号转导是由一组Notch受体所介导的，这些受体受到各种配体的调节。配体的结合导致受体中的一系列蛋白水解切割，释放Notch细胞内结构域（Notch intracellular domain，NCID），后者进入细胞核并激活多个靶基因的转录。在食管中，Notch信号在基底上皮细胞层中较为活跃，它的抑制会通过KLF4依赖的机制促进巴雷特食管的发展。与此相反，72%的食管腺癌病例中NCID未被抑制。Notch活性的升高与食管腺癌的分化状态和临床阶段有关，食管腺癌患者的JAG1/2、DDL1/3/4配体和Notch的靶点Hes-1、HEY1/2、NEYL的水平也呈升高状态，活化的Notch信号会增加癌细胞的存活率以及对化疗的抵抗力。

6. Hedgehog信号通路

Hedgehog信号通路对于正常肠道的发育是至关重要的，它还有助于食管肠上皮化生的发展。在经典信号通路中，它通过Hedgehog配体与跨膜受体patched（Ptch）的结合而被激活，减弱了平滑肌蛋白smoothened（Smo）对Ptch的抑制作用，并随后激活了调节Hedgehog靶基因转录的Gli转录因子。研究已经发现在正常的食管上皮中Sonic Hedgehog信号被抑制，然而它在巴雷特食管中被过度激活，可能是由于反流引起的。大约90%的食管腺癌患者Gli1蛋白和Gli2蛋白异常表达，与食管鳞状细胞癌相反，这些蛋白的表达水平较低。另有研究发现，在巴雷特食管和食管腺癌中上调的Shh靶标中鉴定出FOXA2蛋白，该转录因子可能会促进巴雷特食管的化生。另外，研究还发现Shh信号可能通过诱导BMP和SOX9促进巴雷特食管。

7. Wnt信号通路

Wnt/β-联蛋白信号的异常激活是巴雷特食管肿瘤转化后期的常见事件，这一过程是肿瘤进展的基础。在低等异型增生、高等异型增生和食管腺癌中均发现了不同程度的较强核表达的β-联蛋白，这表明它是处于激活状态。在正常的食管和巴雷特食管上皮化生中β-联蛋白的核表达并不常见，虽然有研究表明在巴雷特食管中有β-联蛋白的激活但并不在核中积累。与结肠癌和其他肿瘤相比，Wnt/β-联蛋白途径的失调很少是由 *APC*、*AXIN*1、*CDH*1 或β-联蛋白基因的突变引起的。相反，有研究表明在食管腺癌中发生了 *WNT*2 高表达、WNT抑制因子（*WIF*1*W*）缺失以及 *sFRP*1 和 *APC* 基因的启动子超甲基化。另有研究表明，HGF和TNFα还可在食管细胞中诱导β-联蛋白的核积累。

8. 其他重要的信号转导因子

COX-2蛋白可催化前列腺素形成，有助于促进各种组织的炎症和肿瘤发生。在超过一半的巴雷特食管和食管腺癌患者中，其表达水平是升高的。研究发现，通过抑制COX-2活性可以抑制炎症并诱导细胞凋亡。因此，COX-2被认为是预防和治疗的靶标。很多研究已经报道在食管腺癌中COX抑制剂（阿司匹林和其他非甾体抗炎药）可以发挥有效的作用。

CDX-2是一种同源盒转录因子，其在正常肠道的发育过程中起着重要的作用。在正常的食管中，其表达处于较低的水平，而通过酸和胆汁引起CDX2的表达上调之后就会促进巴雷特食管的发展。另一组涉及巴雷特食管发病机制的转录因子属于GATA家族。研究发现，在食管腺癌中 *GATA*4/6 基因发生了扩增，在食管腺癌的发育期间其表达水平随着进展程度逐渐增加，这说明 *GATA*4/6 基因与食管癌的发展有着密切的关系。

第三节　食管癌靶向治疗的前景

关于食管癌的治疗，目前有几项新的疗法或治疗靶点正在临床试验中。在过去的10年中，除曲妥珠单抗外，针对食管癌的靶向疗法进展十分缓慢。国际上已采用随机对照试验研究了靶向EGFR、HGFR、西罗莫司（雷帕霉素，mTOR）、VEGF和FGFR途径的药物，但是均未获得成功。这些研究中只有一项试验招募了食管鳞状细胞癌患者，凸显出食管鳞状细胞癌样本远远不能满足试验的需求。对于食管腺癌，HER-2的表达状况很好地体现了目前生物标志物的选择与靶向治疗相关研究所面临的挑战。患者体内的HER-2具有明显的异质性，而且这种异质性对于抗HER-2疗法的效果是抑制的。基因的复制量、肿瘤内异质性和PTK扩增已经被证明可以在靶向治疗中用于EGFR、FGFR和MET扩增的胃食管肿瘤中。由于PTK的扩增是食管腺癌和染色体不稳定胃癌可靶向治疗的关键病变之一,因此确定哪些患者的疾病是真正依赖于PTK信号转导是未来面临的最大挑战。

目前,最有前景的可靶向治疗食管癌的信号通路主要是细胞周期调节以及DNA损伤反应信号通路。在食管癌中,有90%的食管鳞状细胞癌和86%的食管腺癌通过不同或者相似的机制引起细胞周期通路的失调。目前,在CDK4和CDK6的抑制剂中,瑞博西尼和帕博西尼可以用于CDK4和CDK6发生扩增的食管腺癌。在胃食管癌中,靶向DNA损失反应途径的PARP抑制剂等药物的开发也由于缺乏用于区分人群的生物标记而受到阻碍。

食管癌还与较高的突变负荷相关;而在其他肿瘤中,突变负荷与程序性死亡蛋白-1(programmed death-1, PD-1)的治疗反应相关。目前,抗PD-1疗法在食管癌上的研究处于初步阶段,但是其结果令人鼓舞。鉴于免疫肿瘤疗法的迅速发展及其令人鼓舞的初步结果,目前一些问题亟待解决。例如,如何优化选择患者进行免疫肿瘤疗法,如何将这些疗法整合到分子靶向以及目前的一些治疗手段中。总之,这些诊断和治疗的进步对降低食管癌的发病率和病死率起着积极的作用。

---------------------------- 参 考 文 献 ----------------------------

[1] Bian Y S, Osterheld M C, Bosman F T, et al. Nuclear accumulation of beta-catenin is a common and early event during neoplastic progression of Barrett esophagus [J]. Am J Clin Pathol, 2000, 114(4): 583−590.

[2] Cunningham D, Allum W H, Stenning S P, et al. Perioperative chemotherapy versus surgery alone for resectable gastroesophageal cancer [J]. N Engl J Med, 2006, 355(1): 11−20.

[3] Davies A R, Myoteri D, Zylstra J, et al. Lymph node regression and survival following neoadjuvant chemotherapy in oesophageal adenocarcinoma [J]. Br J Surg, 2018, 105(12): 1639−1649.

[4] Hanahan D, Weinberg R A. Hallmarks of cancer: the next generation [J]. Cell, 2011, 144(5): 646−674.

［ 5 ］ Hazawa M, Lin D C, Handral H, et al. ZNF750 is a lineage-specific tumour suppressor in squamous cell carcinoma［ J ］. Oncogene, 2017, 36(16): 2243−2254.

［ 6 ］ Ingham M, Schwartz G K. Cell-cycle therapeutics come of age［ J ］. J Clin Oncol, 2017, 35(25): 2949−2959.

［ 7 ］ Noble F, Lloyd M A, Turkington R, et al. Multicentre cohort study to define and validate pathological assessment of response to neoadjuvant therapy in oesophagogastric adenocarcinoma［ J ］. Br J Surg, 2017, 104(13): 1816−1828.

［ 8 ］ Parrales A, Iwakuma T. Targeting oncogenic mutant p53 for cancer therapy［ J ］. Front Oncol, 2015, 5: 288.

［ 9 ］ Shapiro J, van Lanschot J J B, Hulshof M C C M, et al. Neoadjuvant chemoradiotherapy plus surgery versus surgery alone for oesophageal or junctional cancer (CROSS): long-term results of a randomised controlled trial［ J ］. Lancet Oncol, 2015, 16(9): 1090−1098.

［ 10 ］ Shi X Y, Bhagwandeen B, Leong A N S. p16, cyclin D1, Ki-67, and AMACR as markers for dysplasia in Barrett esophagus［ J ］. Appl Immunohistochem Mol Morphol, 2008, 16(5): 447−452.

［ 11 ］ Stachler MD, Camarda ND, Deitrick C, et al. Detection of mutations in Barrett's esophagus before progression to high-grade dysplasia or adenocarcinoma［ J ］. Gastroenterology, 2018, 155(1): 156−167.

［ 12 ］ Vega M E, Giroux V, Natsuizaka M, et al. Inhibition of Notch signaling enhances transdifferentiation of the esophageal squamous epithelium towards a Barrett's-like metaplasia via KLF4［ J ］. Cell Cycle, 2014, 13(24): 3857−3866.

［ 13 ］ von Rahden B H, Stein H N J, Feith M, et al. Overexpression of TGF-beta1 in esophageal (Barrett's) adenocarcinoma is associated with advanced stage of disease and poor prognosis［ J ］. Mol Carcinog, 2006, 45(10): 786−794.

［ 14 ］ Wang D H, Clemons N J, Miyashita T, et al. Aberrant epithelial-mesenchymal Hedgehog signaling characterizes Barrett's metaplasia［ J ］. Gastroenterology, 2010, 138(5): 1810−1822.

［ 15 ］ Watanabe H, Ma Q, Peng S, et al. SOX2 and p63 colocalize at genetic loci in squamous cell carcinomas［ J ］. J Clin Invest, 2014, 124(4): 1636−1645.

［ 16 ］ Weaver J M J, Ross-Innes C S, Shannon N, et al. Ordering of mutations in preinvasive disease stages of esophageal carcinogenesis［ J ］. Nat Genet, 2014, 46(8): 837−843.

［ 17 ］ Zaika A I, El-Rifai W. The role of p53 protein family in gastrointestinal malignancies［ J ］. Cell Death Differ, 2006, 13(6): 935−940.

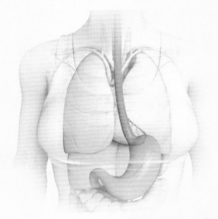

第三章

食管癌的侵袭和转移机制

何 毅

食管癌是人类十大恶性肿瘤之一,尽管在诊断和治疗取得了较大进展,但仍然严重威胁着人类的生命和健康。食管癌预后差的主要原因是肿瘤对周围组织的侵袭,在肿瘤早期就经淋巴系统发生转移。尽管人们对侵袭转移过程的认识已经获得很多进展,但具体转移机制尚有许多未解之谜。高通量测序技术的发展,促进了肿瘤转移相关分子的研究,这些研究为揭示肿瘤转移机制带来了希望。本章将介绍食管癌侵袭和转移机制的经典研究,并对最新研究进展进行讨论,旨在改进食管癌的治疗方式和理念,改善食管癌患者的预后。

[通信作者]　何毅,Email: hy2253@hotmail.com

第一节 食管癌的局部形成机制

如同大多数恶性实体肿瘤，食管癌的发生可能是变异基因相互作用所引起的复杂的病理生理过程，也可能是环境差异反应或是环境与基因相互作用的结果。不同病理类型的食管癌其发生机制可能存在差异。在我国，食管鳞状细胞癌占食管癌的绝大多数，其发生机制以及癌前状态和癌前病变已经比较明确。

根据我国食管癌高发地区流行病学资料显示，轻度、中度食管黏膜不典型增生是较常见现象（发现率为9%～24%），重度不典型增生的发现率为3%～5%。

前瞻性随访资料显示，普查时食管黏膜活检的病理学诊断展示了轻度、中度到重度不典型增生直至出现癌变和癌灶浸润性生长的整个病理生理学过程。

细胞学重度增生同组织学重度不典型增生不是一个概念。细胞学重度增生是对不确定群体观察5～8年，15%～20%发展为癌；而组织学重度不典型增生比较稳定，3年半的癌变率可达65%。因此，细胞学重度增生不能被列为癌前期病变。

既然食管癌发生过程中有多种基因参与，因此在食管癌前期病变或原位癌中可以见到一些相关基因表达的变化。例如，国内外文献均提示$p53$和Ki-67等基因参与了食管癌的发生过程。在通常情况下，正常食管黏膜上很少有P53和Ki-67蛋白表达，但当食管黏膜有轻度不典型增生时可见这两个基因和蛋白的表达；而发展到原位癌时，Ki-67表达率可高达90%。这些资料提示，$p53$和Ki-67参与了食管癌的发生过程，也提示联合检查这些基因变化，特别是定量研究这些变化，将为食管癌的预防、早期诊断和早期治疗提供可靠的参考依据。

第二节 食管癌的局部侵袭机制

一、肿瘤原发部位增殖和扩展机制

肿瘤细胞的基本恶性表型之一是无限增殖。一般认为,增殖活性是肿瘤侵袭转移的基础和前提,随着细胞增殖导致肿瘤组织内部压力增高,这种压力有利于癌细胞向低压方向侵袭和转移。但是侵袭和转移的实现还取决于癌细胞对正常组织的破坏能力、运动能力以及在侵袭过程中所遭遇环境的适应性和生存能力等因素。

肿瘤细胞增殖面临许多抑制肿瘤形成机制的挑战。一是细胞本身固有抑制机制。如癌基因毒性、生长抑制、凋亡和衰老通路的表达以及端粒消耗等。二是来自癌细胞以外的外部因素,肿瘤微环境中限制肿瘤进展的因素,如细胞基质成分、基膜、活性氧成分、营养与氧获取受限和免疫系统攻击等。肿瘤细胞逃脱本身固有的抑制机制是必备的特征,但其应对外部因素并表现出转移潜能的机制非常复杂。例如,缺氧是促进恶性肿瘤向外生长、对凋亡耐受的选择性压力,细胞对缺氧反应包括增加缺氧诱导因子转录复合物的稳定性,而缺氧诱导因子可激活并促进血管生成、无氧代谢、细胞生成和侵袭靶基因。

尽管逃避凋亡是肿瘤细胞的基本特征,但进展至转移可能需要对微环境死亡刺激的进一步抵抗力。营养缺乏和低氧、细胞外黏附的异常、侵袭过程中细胞形态的改变以及暴露于基质微环境等都可诱导细胞死亡。

二、食管癌局部侵袭特点

食管癌局部侵袭方式主要有两种:一种是沿着食管纵向发展,另一种是往食管周围组织横向发展。

纵向侵袭是指癌灶沿着食管上下蔓延,因此癌灶的纵径通常大于横径。另外,癌灶也可沿着食管黏膜下的血管、淋巴管和神经周围间隙呈现跳跃式生长,表现为在原发病灶的远距离处有亚临床病灶的存在。食管纵行方向上亚临床病灶的侵犯通常在可见病灶外3 cm以内，少数可以达到4～7 cm。但是位于食管胃交界处的腺癌，其纵行向下、向外浸润通常在5 cm以内。

在横向发展方面，由于食管无浆膜层，取而代之的是由疏松结缔组织构成的外膜。一旦癌灶穿透肌层达到外膜时，肿瘤病灶很容易侵犯食管邻近组织和器官。所以，食管癌在临床确诊时，约半数以上已经发现有明显外浸润。其外浸润范围以及所引起的临床表现与癌灶所在部位密切相关。最常见的外浸润部位为气管和支气管。上段食管癌可侵入喉、气管、颈部软组织；中段食管癌可侵入支气管、肺门、无名静脉、奇静脉、胸导管和胸主动脉，晚期甚至穿透支气管形成气管食管瘘，或穿透主动脉引起穿孔，造成致死性出血；下段食管癌可侵入下肺静脉、心包、膈肌或累及贲门。根据食管癌尸体解剖材料显示，肿瘤侵犯气管达32%，侵犯支气管为11%，侵犯主动脉为18%，累及心包为13%。肿瘤直接浸润纵隔、肺门、支气管、主动脉等重要脏器时常伴有纵隔炎症，并有胸背疼痛，因此肿瘤的切除率也降低。

第三节　食管癌的淋巴结转移

一、 食管淋巴结命名及分布

食管各站淋巴结相应分布如图3-3-1所示，颈部食管周围淋巴结如图3-3-2所示。

二、食管正常淋巴引流途径

颈段食管淋巴引流：可分为颈深上淋巴和颈深下淋巴引流，主要汇总到颈深淋巴结，在颈部分别注入右淋巴结和胸导管；食管颈部淋巴也可经过咽后淋巴结和颈部气管旁淋巴结间接注入颈深淋巴结，少数可进入锁骨下淋巴结。

胸段食管淋巴引流：在气管分叉水平以上者首先引流到食管旁淋巴结，再

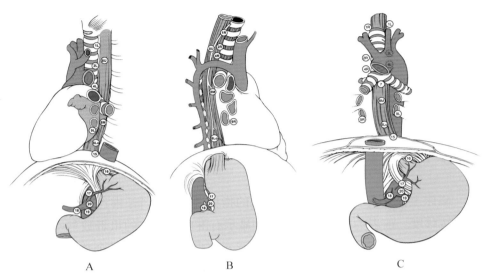

图 3-3-1　食管淋巴结分布

注：食管癌分期中的区域淋巴结分组从左（A），右（B）至前（C）。1R：右侧下颈区气管旁淋巴结，在锁骨上气管旁至肺尖的区域；1L：左侧下颈区气管旁淋巴结，在锁骨上气管旁至肺尖的区域；2R：右上气管旁淋巴结，头臂干动脉尾缘与气管交叉的水平与肺尖之间；2L：左上气管旁淋巴结，主动脉弓顶部与肺尖之间；4R：右下气管旁淋巴结，头臂干动脉尾缘与气管交叉的水平至奇静脉弓的上缘之间；4L：左下气管旁淋巴结，主动脉弓顶部与隆突之间；7：隆突下淋巴结；8U：胸上段食管旁淋巴结，肺尖至气管分叉；8M：胸中段食管旁淋巴结，气管分叉至下肺静脉的下缘；8Lo：胸下段食管旁淋巴结，下肺静脉下缘至食管胃交界部；9R：下肺韧带淋巴结，位于右侧下肺韧带内；9L：下肺韧带淋巴结，位于左侧下肺韧带内；15：横膈淋巴结，位于膈肌顶部并且与膈肌脚邻近或位于膈肌脚后方；16：贲门旁淋巴结，紧邻食管胃交界部；17：胃左淋巴结，沿胃左动脉走行；18：肝总淋巴结，肝总动脉近端淋巴结；19：脾淋巴结，脾动脉近端淋巴结；20：腹腔干淋巴结，位于腹腔动脉干根部。

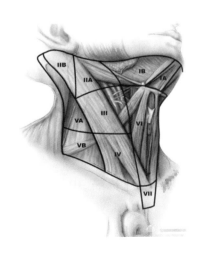

图 3-3-2　颈部食管周围淋巴结

注：Ⅵ区：为中央区淋巴结，带状肌覆盖区域，上界为舌骨下缘，下界为胸骨上缘，两侧颈总动脉（和颈内静脉）为两边界，前界为深筋膜的浅层，后界为深筋膜的深层，包括喉前淋巴结（Delphian 淋巴结）、气管周围淋巴结、甲状腺周围淋巴结，咽后淋巴结。Ⅶ区：为胸骨上缘至主动脉弓上缘的上纵隔区。有学者认为，该区域位于颈部以外，不属于颈淋巴结组，但该区的淋巴结与甲状腺癌、下咽癌以及颈段食管癌的转移密切相关。因此，学术界已普遍接受该区分法。

引流到气管旁淋巴结，然后引流到甲状腺下动脉部位的淋巴结，最后注入颈深淋巴结；气管分叉水平以下淋巴下行注入胸主动脉旁淋巴结和（或）气管支气管淋巴结；肺下静脉以下部分食管的淋巴引流大多数下行，经膈食管裂孔注入腹腔淋巴结。

腹段食管淋巴引流：注入贲门旁淋巴结、胃上部淋巴结和腹腔淋巴结。

三、食管癌淋巴结转移总体水平

临床上描述食管癌淋巴转移程度的指标通常有两个：淋巴结转移率和淋巴结转移度。前者为术后病理学检查显示有淋巴结转移的患者数与所观察的患者总数之比，后者为术后病理学检查显示有癌转移的淋巴结个数与手术所清扫淋巴结总数之比。

一组尸检材料显示，食管癌淋巴结转移率为70%。日本Akiyama对600例食管癌术后病理学检查显示淋巴结转移的状态进行了报道。无论癌灶位于食管哪一段，食管癌淋巴结转移率均较高，达51%～71%。以上资料提示食管癌较早出现淋巴结转移，且转移率较高，转移的淋巴结空间分布也较弥散，无法通过单一手术或放疗获得对所有转移淋巴结控制的机会。因此，多学科综合治疗是提高食管癌疗效的重要临床措施。

四、影响食管癌淋巴结转移的临床因素

食管癌淋巴引流区域淋巴结的空间分布弥散，涉及颈部、胸部和腹部等多个解剖区域。对于分布如此广泛的淋巴结，通过单纯手术或放疗来治疗所有的转移淋巴结并达到根治有相当大的难度。临床上，了解食管癌淋巴结转移程度以及影响淋巴结转移程度的因素，将为合理选择是否手术、手术方式、放疗范围等提供参考依据。

1. 原发病灶所在部位

日本Akiyama报道了位于不同部位的胸段食管癌发生上纵隔、中纵隔、下纵隔、胃左、腹腔和肝总动脉淋巴结转移率（见表3-3-1）。Akiyama还发现胸上段食管癌也有26%的患者出现胃左淋巴结转移，而胸下段食管癌也有33%的

患者出现上纵隔淋巴结转移。可见，胸段食管癌区域性淋巴结转移是常见的，而且空间分布弥散。食管癌淋巴结转移的规律性不够明确，只是在部分区域内稍显一些规律，胸上段食管癌主要转移至上纵隔及颈部淋巴结，较少转移到腹腔；而胸中、下段食管癌淋巴结转移则向"两端"转移，且无明显规律性，转移到颈、纵隔和腹腔淋巴结比例较接近。

表3-3-1　不同部位胸段食管癌在不同淋巴引流区域的淋巴结转移率（%）

部 位	上纵隔	中纵隔	下纵隔	胃 左	腹 腔	肝总动脉
上胸段	13	4	5	3	1	0
中胸段	6	6	5	3	6	4
下胸段	3	5	8	12	9	3

2. 原发病灶外侵程度

食管癌区域淋巴结转移程度的高低与原发癌灶侵犯的深度有关。据日本 Nishimaki 报道，食管癌病灶局限在黏膜内，其区域淋巴结转移率几乎为零；T1b 肿瘤淋巴结转移率为 31%～56%，T2 肿瘤为 58%～78%，而 T3 肿瘤则为74%～81%，T4 肿瘤为 83%～100%。Kalo 报道了 43 例黏膜下食管癌患者，发现淋巴结转移率为 46.5%，主要是右喉返神经和贲门旁淋巴结，而右气管旁、隆突下、主动脉弓下、肝总动脉和腹腔淋巴结几乎没有转移。国内陈文虎等临床研究显示，食管癌一旦侵犯至黏膜下层，区域淋巴结转移即可达 18%；而侵犯至外膜层后，淋巴转移率可高达 78%，其中喉返神经旁、隆突下、中下段食管旁、贲门旁和胃左动脉旁淋巴结为高发组，此结果与日本专家研究结果基本一致。

3. 原发病灶分化程度

食管癌原发病灶肿瘤细胞分化程度的高低与淋巴结转移程度是否相关，目前仍在研究中。王永岗等对 243 例胸段食管癌单纯术后病理检查资料进行分析，发现原发病灶癌细胞分化程度低组的淋巴结转移率为 65%，显著高于食管癌细胞分化程度高组的淋巴结转移率（33%）。安凤山等的研究结果支持以上结论，该研究对 217 例胸段食管癌的三野淋巴结清扫根治术后的病理结果进行分析，全组淋巴结转移率为 63%，淋巴结转移度为 11%；单因素分析结果显示，肿瘤浸润深度、分化程度、有无淋巴结浸润等因素均影响淋巴结转移，但病变长度与淋巴结转移无统计学相关性。李鹤成等对接受三野淋巴结清扫根治性术的230例胸段食管癌患者的临床病理资料进行回顾性分析，结果显示原发病灶分化程度与淋巴结转移状态并无明显相关性。

4. 原发病灶长度

如同病理分化程度，病变程度是否影响淋巴结转移的意见并不完全一致。廖琼等的研究资料显示，食管癌原发病灶长度 > 5 cm 者的淋巴结转移率显著高于病变长度 < 5 cm 者（56% *vs* 26%，$P < 0.05$）。但是冯勤来等的研究资料均未发现食管癌原发病灶长度与淋巴结转移有明显相关性。

第四节　食管癌的血运转移

一、肿瘤血运转移的机制

在原发肿瘤生长早期，肿瘤细胞生长所需的养料，通过邻近组织器官微环境渗透提供，这足以维持微小肿瘤的生长和扩展。当肿瘤直径 ≥ 1 mm 时，经微环境渗透提供的营养已不能维持其继续生长，肿瘤细胞释放细胞因子，介导血管生成反应。肿瘤由无血管生成向血管生成转变，称为血管生成启动，活动血管生成表型是实体瘤进展的关键步骤。

很多临床和实验研究证实，肿瘤转移依赖于血管生成。转移细胞必须穿过几道屏障，先进入原发瘤的血管床，然后移出血管，在靶器官中生成并诱导血管生成。因此，血管生成至少在肿瘤转移过程的开始和结束时发挥重要作用。原发肿瘤的血管生成，先于肿瘤细胞脱落、扩散而发生，没有血管生成的肿瘤难以继续其转移的步骤。因此，肿瘤血管生成是肿瘤生长及转移的限速步骤之一。新生毛细血管也同时为癌细胞进入血液循环提供通路。逸出的癌细胞生长并形成新的转移灶，也需要形成新生血管。组织学及超微结构分析显示，肿瘤血管和正常组织中血管的细胞组成、基膜成分、完整性及通透性等有明显的不同。由于其基膜的不连续性，肿瘤血管易渗漏，癌细胞易于穿透进入血液循环。因此,血管生成在肿瘤转移过程的开始和结束时均是必须的。

肿瘤细胞穿过基膜到达血管后,以上述相同的机制穿过血管外基膜,并借助其活跃的运动能力,通过阿米巴运动穿过血管壁,进入血液循环。

二、食管癌血运转移的研究现状

食管癌待确诊时,远处转移患者仅占20%左右。近年来,随着正电子发射计算机断层显像仪(positron emission tomography and computed tomography, PET-CT)在临床的广泛应用,远处转移发现率进一步提高。但是食管癌患者尸检资料显示血运转移并不少见,约50%存在远处转移,其中好发转移脏器为肺和肝脏。由于食管癌的治疗效果仍有偏差,因此相当多的远处转移病灶在患者生存期内并未表现出对患者生存质量有影响。Yamashita等分析了1 132例食管癌尸检资料,其中肺转移459例(40.5%)、肝转移328例(29%)、气管累及137例(12.1%)、胃累及122例(10.8%)、肾上腺转移115例(10.2%),还有224例(19.8%)同时有肺转移和肝转移。

第五节 食管癌侵袭和转移的分子生物学研究

食管癌的早期发现,仍旧是困扰食管癌疗效的关键问题,早期食管癌的症状往往并不明显。食管癌的病因复杂多样化,食管癌的发生和发展是一个涉及多因素、多阶段、多基因变异积累及相互作用的复杂过程。目前,众多学者认为,食管癌在分子水平上涉及众多癌基因激活、抑癌基因失活和蛋白质发生改变以及细胞周期的调控、信号转导、细胞凋亡及酶系的改变等。分子生物学的研究对于食管癌的早期诊断、预后判断、治疗及预防等都有重要意义。

一、生长因子基因

表皮生长因子受体(*EGFR*)和血管内皮生长因子(*VEGF*)属于u生长因子

类基因。食管鳞状细胞癌中*EGFR*基因扩增率较高（30.8%），*EGFR*可能与食管癌的发生有关，且*EGFR*可能存在地区和种族差异。*EGFR*表达与肿瘤分化程度和淋巴结转移率相关。其过表达可能成为食管鳞状细胞癌的预后指标，且可能与癌前病变的发生和发展相关。VEGF在调控血管生长中起重要作用。研究表明，20%～70%的食管癌存在VEGF的表达，并且与食管癌的浸润深度、肿瘤分期、静脉侵入、淋巴细胞浸润及淋巴结转移相关。此外，*RAS*、*HST*和*INT*-2基因在食管癌中均有不同程度的变化，提示遗传以外的环境因素也对食管癌的发生起重要作用。国内相关研究显示，食管癌中活化的*RAS*基因主要是h-*RAS*和k-*RAS*，且k-*RAS*突变在正常食管黏膜和轻度不典型增生食管黏膜中没有发现，而在重度不典型增生和肿瘤组织中发生频繁，从而提示其在食管癌的发展过程中可能是一个晚期事件。

二、细胞周期基因

*p53*基因是迄今发现的与人类食管癌相关性最高的抑癌基因，参与细胞周期及细胞生长和分化的调节。其失活与肿瘤的形成及体外细胞的恶性转化相关。Kaneko等研究显示，在癌变的早期阶段即存在基因突变和蛋白异常表达。Shimada等也认为*p53*基因突变和蛋白产物聚积先于肿瘤浸润，是食管癌发生过程中较早期概率事件。*p53*的175.248.273密码子突变最常见，与侵袭性食管癌形成有关。

细胞周期蛋白D1是细胞周期相关癌基因，为正调控因子。Kawakubo等应用免疫组织化学方法评价105例未着色的食管活体标本中P53、细胞周期蛋白D1和Rb的表达，发现从轻度、中度和重度非典型性增生以及食管鳞状细胞癌中细胞周期蛋白D1和Rb的表达率逐步增高。在食管鳞状细胞癌中细胞周期蛋白D1的扩增与肿瘤明显相关，而在食管腺癌中细胞周期蛋白D1几乎无扩增。细胞周期蛋白D1在食管癌前病变组织中的过度表达可能导致细胞周期紊乱，造成细胞失控性生长甚至癌变。*APC*（结肠腺瘤性息肉病基因）、*MCC*（结直肠癌突变基因）和*DCC*（结直肠癌缺失基因）在食管癌中杂合性丢失，但其病理类型、肿瘤大小和侵袭性淋巴结转移在统计学上没有显著相关性。提示食管癌中*APC*、*MCC*和*DCC*基因的杂合丢失是普通的遗传学改变，但可能在食管的致癌中起作用。P16和P15与细胞周期G1期调控细胞增生有关。此外, *myc* 簇基因、*p21* 和 *Frat1*（人T淋巴细胞中的原癌基因）在食管癌组织中均有异常表达,属于细胞周期调控基因。

三、凋亡调节基因

Bcl-2 是细胞凋亡抑制基因, 58%的食管癌中有 *Bcl-2* 上调, 而促凋亡的 *Bax* 下调, 单因素和多因素分析均显示 *Bcl-2* 阳性者预后较好。*Bcl-2* 基因在正常食管黏膜中无异常表达, 在食管鳞状细胞癌和癌旁非典型增生组织中表达增高; 同时发现其表达与肿瘤的分化程度有关, 分化程度越高, 则阳性表达率越高。Fas和FasL结合后可活化并转导凋亡信号。Fas几乎在所有的食管癌中表达, 在食管癌的发生和发展过程中, Fas和FasL所介导的凋亡信号转导途径异常。存活素基因是凋亡抑制基因的新成员, 在多种肿瘤组织和转化细胞中高表达; 而其表达下调可致肿瘤在体内和体外显著抑制。相关研究发现存活素蛋白的表达在正常食管黏膜、不典型增生、原位癌和浸润癌中依次增高, 因此存活素蛋白的表达提示形态学尚正常的组织存在癌变的可能, 具有早期诊断的价值。高分化鳞状细胞癌中存活素蛋白的表达低于低分化鳞状细胞癌, 有淋巴结转移组存活素蛋白的表达高于无淋巴结转移组, 提示存活素可以抑制食管癌细胞自身的凋亡过程, 使肿瘤出现无限制生长。

四、端粒和端粒酶

端粒是染色体末端的一种保护结构, 能维持细胞染色体的完整性。体外端粒功能异常会导致遗传不稳定。在复制敲除端粒酶的大鼠模型实验中可观察到肿瘤发生率明显增高。在各系统恶性肿瘤中端粒酶活性增高。因此, 端粒酶活化是恶性肿瘤发生和发展过程中的一个重要环节。研究表明, 端粒酶过表达在食管上皮癌变过程中起重要作用。端粒酶激活可以使端粒不再缩短, 细胞获得无限增殖而使细胞永生化。在正常的食管黏膜、不典型增生和食管鳞状细胞癌组织中端粒酶活性不断增高, 因此认为端粒酶的过表达是食管癌变的早期分子事件。

五、其他

COX-2是一种诱导型即刻反应蛋白,具有环氧合酶和过氧化物合成酶双重功能。在细胞受到广泛刺激下可诱导性表达,其作用机制之一是诱导肿瘤血管生成,使肿瘤浸润转移能力增强,参与消化道肿瘤的发生和发展。此外,COX-2还可通过抑制凋亡发生及抑制机体的免疫功能等参与肿瘤的发生和发展。研究显示COX-2的表达可能与食管鳞状细胞癌的癌变有关。

Wnt信号转导通路是近年来信号转导研究领域的热点,通路的关键分子可介导细胞外信号因子Wnt,通过抑癌基因*APC*的蛋白与核内癌蛋白c-*myc*联系起来,促进下游靶基因如细胞周期蛋白D1、c-*ymc*等高表达,引起细胞异常增殖,与食管肿瘤的发生和发展相关。

CDKI在细胞周期中起着调控G2～M期的作用,密封蛋白基因是一个多基因家族。两者在食管正常黏膜、不典型增生、癌变组织中的表达逐步增高。

*PTEN*基因是1997年克隆的肿瘤抑制基因,*PTEN*基因的失活将失去对细胞生长的负调节作用,这可能是导致肿瘤发生和发展的机制之一。

亮氨酸拉链肿瘤抑制基因(*FEZI/LZTSI*)、骨形态发生蛋白(BMP)、肿瘤转移相关基因(*MTAI*)、代谢酶基因以及DNA错配修复酶基因等都是近年来发现的与食管癌发生和发展相关的基因和蛋白。

第六节　食管癌侵袭和转移与恶病质的发生和发展

由于食管癌缺乏明显的早期症状以及特异性诊断方法,大多数患者在出现吞咽困难时才到医院就诊。此时肿瘤已经发展至中晚期,单纯手术治疗效果不理想,术后5年生存率不足35%。虽然手术技术和放化疗等治疗手段在不断进步和更新,但是由于进食障碍所致的营养不良和机体虚弱状态,导致患者不能耐受手术并发症和放化疗的不良反应,极大地降低了食管癌患者的生存质量和远期生存期。因此,对如何改善患者的一般基础状态和维持有效体重的治疗措施的研究,是食管癌临床工作和科学研究的重要方向。

　　与其他消耗性肿瘤相似,食管癌极易引起患者机体肌肉量丢失、脂肪萎缩、体重下降和虚弱状态,即癌性恶病质(cancer-associated cachexia,CAC)。常规的营养支持通常无法逆转CAC,而CAC的出现往往预示患者预后不良。据统计,约有20%肿瘤患者的直接死因为CAC。CAC对机体的危害主要包括以下几个方面:① 各脏器功能障碍,感染易感性增加;② 患者易疲劳和抑郁,生活质量降低;③ 肿瘤转移率明显增高,可切除率下降;④ 放化疗耐受性降低,治疗效果差。

　　CAC的形成机制复杂,目前尚未完全阐明。大量的研究认为,在肿瘤环境下,肿瘤细胞的微观环境(肿瘤细胞及其周围组织细胞)和宏观环境(肿瘤细胞释放的物质和机体产生的致炎因子)影响了机体的能量平衡和调节机制,导致宿主机体肌肉和脂肪组织出现无效消耗;同时肿瘤原发灶和转移灶的不断扩大,进一步加剧了机体代谢异常,最终导致了CAC的发生。在CAC肌肉消耗方面,目前已有一系列相关基础和临床研究报道,通过改善CAC机体肌肉萎缩情况,能改善不同种类肿瘤模型动物或患者的生活质量及生存期,且一部分研究成果已进入临床Ⅰ期、Ⅱ期实验。但这些新开发的抗肌肉萎缩药物在改善CAC上并未取得预期的临床效果,说明只针对CAC患者的肌肉消耗进行干预并不能完全改善CAC。

　　除了肌肉萎缩,脂质丢失也是CAC一项重要的特征。已有研究表明,在CAC早期即已开始出现无效的脂肪分解和合成增加,而且这种脂肪的无效消耗通常发生在肌肉量丢失之前。Agustsson等发现,发生CAC的肿瘤患者相对于未发生CAC的肿瘤患者或正常人,虽然其脂肪细胞总数没有改变,但其脂肪组织内单个脂肪细胞面积较小,脂质总量减少。大量临床研究表明,晚期肿瘤患者内脏脂肪组织量的丢失与生存率的下降呈正相关,脂质的丢失是晚期癌症患者突出的特征,且脂质的过度丢失往往预示着预后不良。这些研究表明,脂肪细胞与CAC的发生密切相关。因此,研究CAC中脂肪细胞数量、形态和代谢的改变,对进一步阐明CAC的发生机制有重要意义。

　　食管是一根长约25 cm的肌性管腔,分为颈、胸、腹3段,各段长度分别约为5 cm、15 cm、3 cm,而食管癌主要发生在胸段食管。胸段和腹段食管外膜有丰富的脂肪组织包绕,由于没有浆膜层的隔绝,外膜脂肪组织与食管享有相同的微环境和供血。有文献报道，肿瘤细胞外基质和肿瘤细胞通过细胞间相互作用，以及内分泌、旁分泌和自分泌方式，在肿瘤血管及淋巴组织生成、调控肿瘤恶性程度、调节肿瘤免疫及影响肿瘤预后中起至关重要的作用。Nakayama 等报道，食管癌周围的脂肪组织可以通过分泌瘦素、脂联素和抵抗素等细胞因子，抑制食管癌细胞凋亡，同时促进食管癌细胞的侵袭和转移。Amedea Carraro 团队研究发现，食管癌旁脂肪组织与食管癌生成密切相关，而通过低表达脂肪来源的干细胞中 CD34、CD45 及 CD90 等标志物可以显著抑制食管癌细胞侵袭和转移能力。

-------------------------- **参 考 文 献** --------------------------

[1] Adenis A, Tresch E, Dewas S, et al. Clinical complete responders to definite chemoradiation or radiation therapy for oesophageal cancer: predictors of outcome [J]. BMC Cancer, 2013, 13: 413.

[2] Agustsson T, Ryden M, Hoffstedt J, et al. Mechanism of increased lipolysis in cancer cachexia [J]. Cancer Res, 2007, 67(11): 5531-5537.

[3] Bachmann J, Ketterer K, Marsch C, et al. Pancreatic cancer related cachexia: influence on metabolism and correlation to weight loss and pulmonary function [J]. BMC Cancer, 2009, 9: 255.

[4] Bozzetti F, Group S W. Screening the nutritional status in oncology: a preliminary report on 1, 000 outpatients [J]. Support Care Cancer, 2009, 17(3): 279-284.

[5] Bray F, Ferlay J, Soerjomataram I, et al. Global cancer statistics 2018: GLOBOCAN estimates of incidence and mortality worldwide for 36 cancers in 185 countries [J]. CA Cancer J Clin, 2018, 68(6): 394-424.

[6] Busquets S, Toledo M, Orpi M, et al. Myostatin blockage using actRIIB antagonism in mice bearing the Lewis lung carcinoma results in the improvement of muscle wasting and physical performance [J]. J Cachexia Sarcopenia Muscle, 2012, 3(1): 37-43.

[7] Carraro A, Trevellin E, Fassan M, et al. Esophageal adenocarcinoma microenvironment: peritumoral adipose tissue effects associated with chemoresistance [J]. Cancer Sci, 2017, 108(12): 2393-2404.

[8] Chen W, Zheng R, Zhang S, et al. Cancer incidence and mortality in China, 2013 [J]. Cancer Lett, 2017, 401: 63-71.

[9] Cohen S, Nathan J A, Goldberg A L. Muscle wasting in disease: molecular

mechanisms and promising therapies［J］. Nat Rev Drug Discov, 2015, 14(1): 58−74.

［10］ del Re M, Vasile E, Falcone A, et al. Molecular analysis of cell-free circulating DNA for the diagnosis of somatic mutations associated with resistance to tyrosine kinase inhibitors in non-small-cell lung cancer［J］. Expert Rev Mol Diagn, 2014, 14(4): 453−468.

［11］ de Wever O, Demetter P, Mareel M, et al. Stromal myofibroblasts are drivers of invasive cancer growth［J］. Int J Cancer, 2008, 123(10): 2229−2238.

［12］ Diehl F, Schmidt K, Choti M A, et al. Circulating mutant DNA to assess tumor dynamics［J］. Nat Med, 2008, 14(9): 985−990.

［13］ Dong C, Yuan T, Wu Y, et al. Loss of FBP1 by Snail-mediated repression provides metabolic advantages in basal-like breast cancer［J］. Cancer Cell, 2013, 23(3): 316−331.

［14］ Ebadi M, Mazurak V C. Evidence and mechanisms of fat depletion in cancer［J］. Nutrients, 2014, 6(11): 5280−5297.

［15］ Egeblad M, Nakasone E S, Werb Z. Tumors as organs: complex tissues that interface with the entire organism［J］. Dev Cell, 2010, 18(6): 884−901.

［16］ Fearon K, Arends J, Baracos V. Understanding the mechanisms and treatment options in cancer cachexia［J］. Nat Rev Clin Oncol, 2013, 10(2): 90−99.

［17］ Fearon K, Strasser F, Anker S D, et al. Definition and classification of cancer cachexia: an international consensus［J］. Lancet Oncol, 2011, 12(5): 489−495.

［18］ Fearon K C H, Glass D J, Guttridge D C. Cancer cachexia: mediators, signaling, and metabolic pathways［J］. Cell Metab, 2012, 16(2): 153−166.

［19］ Hirata H, Sugimachi K, Komatsu H, et al. Decreased expression of fructose-1, 6-bisphosphatase associates with glucose metabolism and tumor progression in hepatocellular carcinoma［J］. Cancer Res, 2016, 76(11): 3265−3276.

［20］ Hsieh C C, Hsu H S, Chang S C, et al. Circulating cell-free DNA levels could predict oncological outcomes of patients undergoing esophagectomy for esophageal squamous cell carcinoma［J］. Int J Mol Sci, 2016, 17(12): E2131.

［21］ Jatoi A, Dakhil S R, Nguyen P L, et al. A placebo-controlled double blind trial of etanercept for the cancer anorexia/weight loss syndrome: results from N00C1 from the North Central Cancer Treatment Group［J］. Cancer, 2007, 110(6): 1396−1403.

［22］ Jones A, Friedrich K, Rohm M, et al. TSC22D4 is a molecular output of hepatic wasting metabolism［J］. EMBO Mol Med, 2013, 5(2): 294−308.

［23］ Kajimura S, Seale P, Spiegelman B M. Transcriptional control of brown fat development［J］. Cell Metab, 2010, 11(4): 257−262.

［24］ Kajimura S, Spiegelman B M, Seale P. Brown and beige fat: physiological roles beyond heat generation[J]. Cell Metal, 2015, 22(4): 546-559.

[25] Kliewer K L, Ke J Y, Tian M, et al. Adipose tissue lipolysis and energy metabolism in early cancer cachexia in mice[J]. Cancer Biol Ther, 2015, 16(6): 886-897.

[26] Kuroda K, Nakashima J, Kanao K, et al. Interleukin 6 is associated with cachexia in patients with prostate cancer[J]. Urology, 2007, 69(1): 113-117.

[27] Mantovani G, Madeddu C, Maccio A. Drugs in development for treatment of patients with cancer-related anorexia and cachexia syndrome[J]. Drug Des Devel Ther, 2013, 7: 1385.

[28] Nakayama A, Aoki S, Uchihashi K, et al. Interaction between esophageal squamous cell carcinoma and adipose tissue *in vitro* [J]. Am J Pathol, 2016, 186(5): 1180-1194.

[29] Newman A M, Bratman S V, To J, et al. An ultrasensitive method for quantitating circulating tumor DNA with broad patient coverage [J]. Nat Med, 2014, 20(5): 548-554.

[30] Nieman K M, Romero I L, van Houten B, et al. Adipose tissue and adipocytes support tumorigenesis and metastasis [J]. Biochim Biophys Acta, 2013, 1831(10): 1533-1541.

[31] Petruzzelli M, Schweiger M, Schreiber R, et al. A switch from white to brown fat increases energy expenditure in cancer-associated cachexia [J]. Cell Metab, 2014, 20(3): 433-447.

[32] Quint L E, Glazer G M, Orringer M B. Esophageal imaging by MR and CT: study of normal anatomy and neoplasms[J]. Radiology, 1985, 156(3): 727-731.

[33] Schafer M, Oeing C U, Rohm M, et al. Ataxin-10 is part of a cachexokine cocktail triggering cardiac metabolic dysfunction in cancer cachexia [J]. Mol Metab, 2016, 5(2): 67-78.

[34] Shapiro J, van Lanschot J J B, Hulshof M, et al. Neoadjuvant chemoradiotherapy plus surgery versus surgery alone for oesophageal or junctional cancer (CROSS): long-term results of a randomised controlled trial [J]. Lancet Oncol, 2015, 16(9): 1090-1098.

[35] Tsoli M, Moore M, Burg D, et al. Activation of thermogenesis in brown adipose tissue and dysregulated lipid metabolism associated with cancer cachexia in mice [J]. Cancer Res, 2012, 72(17): 4372-4382.

[36] Ueda M, Iguchi T, Masuda T, et al. Somatic mutations in plasma cell-free DNA are diagnostic markers for esophageal squamous cell carcinoma recurrence [J]. Oncotarget, 2016, 7(38): 62280-62291.

[37] Van Hagen P, Hulshof M C, Van Lanschot J J, et al. Preoperative chemoradiotherapy

for esophageal or junctional cancer［J］. N Engl J Med, 2012, 366(22): 2074−2084.

［38］Virtanen K A, Nuutila P.［Human brown adipose tissue］［J］. Duodecim, 2015, 131(22): 2075−2082.

［39］Von Haehling S, Anker S D. Prevalence, incidence and clinical impact of cachexia: facts and numbers-update 2014［J］. J Cachexia Sarcopenia Muscle, 2014, 5(4): 261−263.

［40］Yu Y H, Ginsberg H N. Adipocyte signaling and lipid homeostasis: sequelae of insulin-resistant adipose tissue［J］. Circ Res, 2005, 96(10): 1042−1052.

［41］傅剑华,谭子辉.食管癌外科治疗的现状与未来展望［J］.中国肿瘤临床,2016,43（12）: 507−510.

［42］贺宇彤,李道娟,梁迪,等.2013年中国食管癌发病和死亡估计［J］.中华肿瘤杂志,2017,39（4）: 315−320.

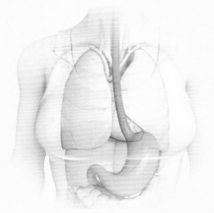

第四章

食管小标本的获取、管理及应用

华荣

随着消化内镜技术临床应用的普及，各类内镜技术均能安全快速地获取组织学或细胞学的标本，进而做出食管癌的病理学诊断，对疾病的诊治起着十分重要的作用。由于各类消化内镜技术不同，食管镜或胃镜下黏膜活检、息肉切除术，内镜下黏膜切除术（endoscopic mucosal resection, EMR），内镜下黏膜剥离术（endoscopic submucosal dissection, ESD），以及超声内镜（endoscopic ultrasonography, EUS）穿刺术等获得组织细胞标本的特点也不尽相同。本章主要介绍食管小标本的获取、管理及应用。

[通信作者]　华荣，Email: askyou999@163.com

第一节　食管黏膜活组织检查

食管黏膜活组织检查（活检）标本取材的正确与否，直接影响病理学的诊断。活检部位的准确性是避免诊断假阴性的关键，同一活检部位的第一块标本尤为重要，后续活检因黏膜出血易影响其精准性。黏膜活检要求取材标本足够大，深度需尽可能达到黏膜肌层。

一、活检钳的选择

上消化道内镜活检一般于内镜检查完毕前进行，全面检查后根据不同病灶及部位选择不同的活检钳。目前，世界各地厂家生产的活检钳类型已达几十种，不同类型的活检钳适合食管的不同部位和不同病变。一般性活检可用普通的活检钳；如欲保护活检标本的完整性不受挤压破坏，可选用钳瓣有窗孔的活检钳；如遇易滑动的部位或息肉样病变，可选用钳瓣中间带针型的活检钳；如遇较硬肿瘤，可使用带齿的鳄鱼嘴形活检钳；如遇严重狭窄内镜不能通过时，则可选用向一侧开放的活检钳。

二、黏膜活检的部位

活检组织的部位很重要。不同病变对活检组织部位的选择也不同，若选择恰当，可大大提高活检的阳性率，否则往往造成假阴性。一般隆起型病灶，除应重点在隆起顶端取材外，也要在基底部取材；顶部有糜烂溃疡的病变，要在糜烂或溃疡边缘取材；对于黏膜下肿瘤，由于表面覆盖正常黏膜，必要时可使用高频电烧灼法在肿瘤表面制造一人工溃疡，然后再活检，或使用旋转或大钳瓣的活检钳进行挖洞式活检。浅凹陷型病变主要在基底部取材，有环堤的溃疡应在环堤内缘四周取材。另外，要格外重视第一块活检标本的取材部位，发现病变后首先应仔细观察其全貌，选择病变最显著、最典型或最可疑的部位作为第一块取材的活检部位；尤其是当病变尚处于早期，其范围很小时更应注意这一点。活检时还应注意不应集中在一处，分散取材获得阳性率的机会较多；有时临床上为了进一步研究某一疾病的性质、分布、范围及程度，还可采用多处定位活检法。在不同部位做活检时，根据部位高低，先在低处活检，后在高处活检。这样，可避免血液流至低处遮盖病灶。

三、黏膜活检的方法

不论使用何种活检钳均应采用一人一钳法。助手选好活检钳后站在术者的右后侧，术者接过活检钳后缓缓插入活检阀门口。如遇阻力切勿猛插，以免造成不必要的损伤，可以在钳子头部涂一些润滑剂。活检钳从活检孔插入约2.0 cm做活检较为适宜；然后调整内镜的插入深度和角度，尽量获得病变的正面图像并使活检钳尽可能垂直地指向活检部位。如遇溃疡性病变，通过旋转活检钳手柄和金属螺旋管，使张开的钳瓣与溃疡边缘垂直，稍稍用力，精准地夹住组织，然后稍猛一拉，将活检钳退出活检管道。若为侧视镜，则先放下抬钳器再退出活检钳，以保证获得最满意的标本，并保护好活检钳。理想的组织块应当包括黏膜、肌层在内，才适合病理学诊断。当呼吸影响活检时可令患者暂时屏住呼吸，如患部有蠕动时可稍等片刻，待蠕动过后再活检；如蠕动过频者可肌注山莨菪碱20 mg。另外，夹取的组织标本要及时放入盛有10%中性甲醛溶液的小瓶内，并在小瓶的标签上写明患者的姓名、瓶号、活检部位与块数。

活检一定要在直视下进行。当遇血迹或黏液较多掩盖病灶时，要冲洗或吸引，待看清病灶及钳瓣时再活检。同时，一定要避开血管或出血灶，以免引起或加重出血。疑及静脉曲张或静脉瘤时，禁止做活检。一般也不要在溃疡中心最深处活检，以防穿孔。

为了进一步提高活检阳性率，必要时可进行染色。通过染色，黏膜表面的细小凹凸变化，隆起灶病变表面的性状、起始部的形态以及凹陷型病变的溃疡边缘黏膜等都能更清楚地显示，这对于鉴别良、恶性病变及指导活检具有重要意义。

主要的染色方法包括复方碘溶液染色法、亚甲蓝染色法、甲苯胺蓝染色法、天青蓝染色法、靛胭脂染色法、刚果红染色法以及利用两种性能染料的复合染色法和荧光染色法。通过在食管黏膜喷洒各种染料或经静脉或动脉注射染料色素，将有助于判断病变的良、恶性，能显示普通内镜检查不易发现的病灶，尤其是对早期食管癌平坦型病变的诊断较为实用，还能观察癌肿病灶的浸润范围及深度，从而有助于术前决定采用何种手术方式，而荧光色素检查主要用于观察黏膜血流的情况，以荧光出现的时间差异作为判断各种疾病的重要依据。

四、黏膜活检标本的处理

临床医师应向病理医师精准地提供送检标本的部位、数量、内镜所见和简要病史等情况。不同部位的标本须分瓶保存，并详细地标记患者的姓名、性别、年龄及标本部位、数量等信息。内镜医师应及时将标本放入10%的中性甲醛溶液中固定，固定液应超过标本体积的10倍以上，标本固定时间为6～48 h，固定温度为室温。有蒂的息肉切除标本可直接放入固定液中；亚蒂或无蒂的息肉可在切缘处用墨汁标记后再放入固定液中。

病理医师对黏膜活检标本进行取材前应仔细核对送检标本的信息，核对无误后应对全部标本进行病理学检查。建议在组织包埋过程中，仔细辨认黏膜面，确保包埋方向正确。每个包埋盒内不超过3个标本，每个蜡块应切取6～8个切片，行常规HE染色，并根据需要选择其他染色方法。

息肉切除标本的取材，首先应仔细辨认息肉的切缘、有无蒂部及蒂部的直径；无蒂息肉可垂直于切缘对标本改刀；若息肉蒂的直径 > 2 mm，应在距离蒂的中心约1 mm处垂直于切缘对标本改刀，再平行此切面并间隔2 mm将标本全部取材；若息肉蒂的直径 < 2 mm，应垂直于切缘并间隔2 mm对全部标本改刀，但蒂部不要改刀，应将整个蒂做成一个组织块。取材的息肉标本需全部进行组织病理学评估，息肉蒂部和切缘的切片尤需仔细观察。行病理学诊断时还应注意有蒂型息肉的基线确定，基线以上的浸润为头浸润，基线以下的浸润为蒂浸润。关于内镜下切除有蒂型息肉可接受黏膜下层的安全浸润深度为头浸润在1 000 μm以上，蒂浸润则应小于1 000 μm。

五、EMR/ESD标本

EMR/ESD 是早期食管癌治疗的标准方法，EMR/ESD标本的病理学检查要求不同于黏膜活检标本，不仅需确定病变的组织学类型，而且更应提供黏膜水平及垂直切缘状态、浸润深度、是否有淋巴管和血管侵犯等信息。

1. EMR/ESD标本的处理

（1）充分伸展标本，应保持病灶完整性。在EMR/ESD标本边缘用不锈钢细针完整地固定于泡沫塑料或橡胶板上，将整个标本充分展开，暴露病变。需注意标本伸展的程度应与本身的生理状态相当，不要过分牵拉而破坏标本的完整性，以免影响病理组织学观察。如病变距切缘很近，局部可不用固定针，以免影响病理组织学观察切缘情况。还应注意生锈的、较粗的固定针会腐蚀标本边缘，影响对切缘病变情况的判断，且生锈的物质沉着在黏膜表面，也会影响病理组织学观察。在伸展固定EMR/ESD标本的泡沫塑料或橡胶板上，应在标本周围标记该标本在体内的相对位置，如口侧、肛侧、前壁、后壁等，便于病理组织学观察的结果，与内镜表现相对照。

（2）及时恰当地固定标本，避免标本干燥。EMR/ESD标本在体外暴露的时间过长会造成黏膜组织过度干燥，黏膜上皮会发生形态学改变，造成病理学诊断的偏差。因此，切除的标本应及时浸没于4%的中性甲醛溶液中，并将标本固定12～48 h，过短或过长的固定时间都会对标本的后续处理造成影响。

（3）提供信息齐全的病理学检查申请单。简明扼要的病史、内镜下病变的表现和分型、既往活检的病理诊断等信息有助于病理医师明确检查重点。

2. EMR/ESD标本的病理学取材

（1）标本拍照：对4%中性甲醛溶液固定后的EMR/ESD标本，应在组织取材、改刀前后分别拍照。标本改刀前的拍照是为了记录病变黏膜与周围正常黏膜的位置关系；改刀后拍照是为了便于在EMR/ESD标本上标记不同区域病变黏膜的病理学诊断、病变的严重程度及空间位置关系。

（2）全面取材：为了评价整个黏膜的病变范围及程度，应对EMR/ESD标本全部取材。选择标本改刀取材的方向，应先确定距病灶最近的切缘，以此处切缘的切线为基准，垂直于切线方向进行切割，从距病灶最近的切缘的旁侧1 mm开始下刀，按2～3 mm的距离下刀平行地切割组织，将所有组织取材检查。

（3）按顺序进行组织包埋：按标本改刀后的相对位置关系进行组织包埋，180°翻转第一块或最后一块标本的黏膜面，在最终的切片上可确定标本包埋正确的方向，观察整个黏膜四周的水平切缘状况。

六、EUS穿刺标本

穿刺针是在EUS引导下获取标本的器械，25G、22G或19G的穿刺针主要用来抽吸细胞标本，而Trucut穿刺针可以取得组织标本用于病理学检查。

1. EUS穿刺标本的获取

（1）超声内镜引导下细针抽吸活检术（endoscopic ultrasound-guided fine needle aspiration, EUS-FNA）穿刺针直径的选择：一般来说，19G穿刺针获得的细胞标本更多，但穿刺难度较大，失败率较高；而25G穿刺针的操控性更好，穿刺成功率更高，虽然取得的细胞标本较少，但受血细胞污染的机会也较少，易于病理医师观察。

（2）EUS-FNA负压吸引和针芯的使用：在EUS-FNA操作中，用注射器进行连续负压吸引，可抽吸到更多的标本，但受血细胞污染的机会也更多。是否使用针芯不会影响EUS-FNA的标本质量和病理学检查结果。目前研究并没有充分的证据支持或反对针芯的使用，应由EUS-FNA操作者决定是否使用针芯。

（3）EUS-FNA病灶穿刺部位的选择：对于淋巴结或实性病灶，推荐EUS-FNA在病灶中央和边缘的多个不同部位进行穿刺；对于囊性病灶，不仅要抽吸囊液，如果囊壁厚、有实性结节或囊内有实性成分，建议在抽吸囊液前先对囊壁或囊内实性部分进行穿刺。超声造影和弹性成像技术也可用于辅助EUS-FNA病灶部位的选择。

（4）EUS-FNA现场细胞学检查的作用：由于肉眼观察EUS-FNA标本不能准确地判断所获得的细胞量是否充分，若病理医师在穿刺现场实时进行细胞学检查，可为内镜医师是否需继续穿刺以获取充足的标本提供依据。现场细胞学检查虽可减少内镜医师重复穿刺的次数、提高标本的满意率，但会延长EUS-FNA的操作时间，耗费病理医师的工作时间。有条件的内镜中心可由病理医师进行现场细胞学检查。

（5）EUS-FNA穿刺的次数：如果在没有病理医师现场细胞学支持的条件下，EUS-FNA是否获得充足的标本量和穿刺的次数，与内镜医师的经验相关。

（6）Trucut穿刺针的使用：应用Trucut穿刺针获取组织标本，进行组织病理检查和免疫组织化学染色可进一步提高诊断的准确率。Trucut穿刺针的使用较细针抽吸活检少，操作难度大。

2. EUS 穿刺标本的处理

EUS穿刺技术以获取细胞标本为主，部分患者还可获得组织标本。对标本的病理学处理非常重要，除了传统的直接涂片法外，其他方法还包括液基细胞学、细胞块技术、组织碎片的病理检查、聚合酶链反应（polymerase chain reaction, PCR）、流式细胞检查等。

（1）涂片法：涂片法可以是直接涂片法，或在液基细胞学基础上涂片检查。直接涂片法是在EUS-FNA操作现场，将穿刺针内的标本滴在玻片上，厚薄均匀地平铺后观察，若涂片太厚或太薄，以及有空气伪影，都会影响观察。涂片应立即浸入95%的乙醇溶液固定。直接涂片法以HE染色为宜。液基细胞学是将穿刺针道的冲洗物保存于专用的保存液或转移液内，在实验室进行涂片检查。剩余标本应在涂片检查后保存，以便用于其他检查，包括特殊染色、免疫组织化学染色、分子生物学检测、微生物检查或流式细胞检查等。

（2）细胞块技术：细胞块技术是将专用的保存液内标本离心后放入一个包埋盒内，经4%的中性甲醛溶液固定，石蜡包埋后再切片行常规HE染色，以及其他病理检查如免疫组织化学染色、基因分析等。细胞块技术可以利用涂片剩余的标本，也可专门进行穿刺获取标本。细胞块技术可作为涂片检查的补充，但不能替代涂片检查。

（3）组织标本的处理：EUS-FNA如能获得的组织标本，可用2 mL 0.9% NaCl溶液直接将标本从针道冲入固定液中，或用针芯推送出标本，放在玻片上或0.9% NaCl溶液中，再挑入固定液中。经细针抽吸活检获取组织条的长度一般为1～22 mm，收集组织碎片并不影响剩余标本的细胞病理学检查。Trucut 穿刺针获得的组织标本，可用细针将其从针道挑出，放在固定液中，与黏膜活检标本的处理相似。经Trucut穿刺针获得的标本长度一般约10 mm（2～18 mm），其中有1/3可能会是组织碎片，提取标本要十分仔细，以免遗失微小的组织碎片。

七、活检并发症及预防

内镜下活检通常是比较安全的，活检时除患者有轻度虫咬感及延长检查时间外，一般并不增加患者的痛苦。但若不遵循操作规程或视野不清，也会发生下面一些并发症。

1. 出血

虽然每次活检都会引起少量渗血，但活检后便会自行停止。如在出血部位活检，或有食管胃底静脉曲张误取血管或存在出血性疾病及凝血功能障碍，也可发生出血。出血量多时可引起黑便或呕血。预防措施：术前应询问病史，有出血倾向或静脉曲张可疑者应尽量避免活检，必要时术前检查出凝血时间、血小板计数及凝血酶原时间。活检时一定要保持视野清晰，看清病灶，避开血管；活检结束发现出血要及时采取止血措施，包括喷洒冰盐水、去甲肾上腺素溶液，注射 1 : 1 000 肾上腺素溶液或硬化剂，血管性出血必要时可用金属止血夹子止血，一定要观察到出血停止后再退镜。

2. 穿孔

穿孔发生的原因主要是由于活检取材过深或撕拉过甚，或在较深的溃疡底部活检所致。一旦发生穿孔，应立即中止检查，可行 X 线透视观察膈下是否有游离气体以予确诊，必要时先放胃管并请外科医师协助处理。

3. 感染

正常人咽喉部及消化道均有细菌存在，乙型肝炎患者的血液、唾液及胃液内均能检测出 HBsAg。活检钳是损伤消化道黏膜的器械，其杆部又是弹簧式环绕结构，因此活检有引起交叉感染导致菌血症及传播乙型肝炎病毒和幽门螺杆菌、人类免疫缺陷病毒的可能性。据报道，经内镜检查传播的最常见病原菌为沙门菌、假单胞菌以及分枝杆菌属。预防措施：内镜检查前均应抽血检查肝功能及肝炎标志物，每例患者检查后对内镜和活检钳应进行彻底清洗和消毒。HBsAg 阳性者使用专门的内镜和活检钳，并用戊二醛及环氧乙烷作为消毒剂。

第二节　食管管腔黏膜细胞学检查

内镜下的细胞学检查方法简便、耗时少且准确率高，可与组织学相辅，尤其是在管腔严重狭窄或病灶比较局限时，内镜直视下的细胞学检查可提高诊断阳性率。所有细胞学检查法均在内镜观察完毕及活检后进行,内镜下做细胞学检查的方法有以下几种。

一、直视下细胞刷检（擦拭法）

直视下细胞刷检的具体方法是将细胞刷经活检管道插至病灶周围,靠近病灶表面,来回或左右反复刷动;同时应捻转细胞刷滑竿,以改变与病灶的接触面,使刷头的各面都能沾上细胞。擦拭范围不能过大,以免损伤黏膜,引起出血等并发症;为了提高刷检的阳性率,应注意对病灶区的糜烂面出血灶、活检后的创面等部位的刷检;对内镜不能通过的狭窄部位可把细胞刷伸进狭窄的腔内来回刷动。刷毕,轻轻地抽拉细胞刷至器械出口处,随镜一起退出。伸出刷头,在玻片中央自上而下、从左向右涂片4～6张。若刷头上血迹黏液较多时可用棉花签吸去后再行涂片。涂片时应同时转动刷头方向。待刷片干后立即放入盛有95%乙醇溶液及乙醚各半的固定液中进行固定并及时送检。刷检法除应用消化道外,也可用于胰胆,在内镜下逆行胰胆管造影术中,先通过导管插入导丝通过病灶狭窄部,然后退出导管留置导丝,再沿导丝插入缩入导管内的胰胆管细胞刷,到达病变部位后,伸出细胞刷反复推拉刷检,刷完后将细胞刷退回导管内,将其通过内镜活检管道拉出体外进行涂片检查。

二、直视下冲洗法

直视下冲洗法是指通过内镜活检管道插入冲洗用的塑料管对准病灶,用注射器进行冲洗,冲洗液常用pH值为5.6的醋酸缓冲液(醋酸钠13.6 g,冰醋酸0.6 g,加蒸馏水至10 000 mL),一次冲洗需250～300 mL。冲洗后,通过塑料管或直接用内镜吸引吸出冲洗液(需回收80%以上),立即将冲洗液离心沉淀(2 000 r/min×5 min),弃去上层清液,将沉渣涂片4～6张,待涂片干后固定并做染色检查。

冲洗液的沉渣内有较多的红细胞,会影响观察。可用特制的离心管使红细胞沉积于最底层,取上层沉渣做涂片。若冲洗液内黏液较多,可加入α糜蛋白酶

5 mg，待黏液溶解后再做离心沉淀。

三、直视下吸引法

其操作过程与冲洗法大致相似。发现病灶后，由活检管道内插入一外径为2 mm的塑料导管，外接50 mL注射器，塑料管头端轻轻贴近病灶，利用注射器抽吸的负压吸取病灶处的黏液及细胞。然后退出塑料导管，将吸入端部的黏液做涂片检查。若为多个病灶，应分别用不同的塑料管吸引。本法的优点是简便，涂片上的细胞直接来自病灶。本法也可用于胆汁或胰液的细胞涂片检查。

四、组织印片法

本法较简便，内镜下在病灶处钳取病变组织，随即用小镊子从活检钳杯中取下组织，放在载玻片上，按同一方向由上而下轻轻地滚动或者印按4～5行，然后固定染色，在显微镜下观察。快速印片检查阳性率稍低于活检，但对活检不能确诊的病例，细胞形态学检查可弥补其不足。有研究报道，在溃疡型胃癌伴有坏死、感染或假性愈合时，若按常规方法活检取不到癌组织，印片也可帮助诊断。对一些可疑癌症患者，可以在内镜下连续更换部位或加深钳取组织进行印片，染色观察，这对早期癌、微小癌的诊断有重要价值。

五、细针抽吸法

细针抽吸法是通过内镜活检管道插入内镜注射针，在直视下刺入隆起病灶的中心部位或溃疡病灶的边缘部位，注射针后部连接50 mL注射器进行负压抽吸，也可在注射针刺入组织后在原处作3～4次进退动作，再做抽吸动作2～3次，最后拔出注射针，将穿刺组织置入10%甲醛溶液内固定送检。该方法简单、取材部位准确、损伤少、出血少。穿刺进针4 mm，尚可发现黏膜下癌或向黏膜下浸润的癌肿，抽吸出的组织在显微镜下观察可见癌细胞多成堆分布，且细胞核也较完整，有利于诊断并易于观察细胞的分化程度；另一优点是快速诊断，1～2 h就可获得报告。

第三节　食管癌循环肿瘤DNA获取和评估

组织病理学和细胞学诊断是肿瘤诊断的"金标准"。但若通过手术或者穿刺的方法获得活检样本，患者的创伤较大而且取材受限，不能实时监测肿瘤的动态发展。循环肿瘤DNA（circulating tumor DNA, ctDNA）是肿瘤坏死、凋亡后分泌释放的一种游离DNA，携带与肿瘤一致的基因组信息。当癌细胞大量播散和坏死时，释放出的核酸超过机体的清除力，所以恶性肿瘤患者体内游离ctDNA的含量高于健康人。因此，ctDNA检测将有可能成为恶性肿瘤疗效判断的新生肿瘤分子生物学标志物。在多种恶性肿瘤的血浆中都能发现ctDNA。例如在结直肠癌和恶性黑色素瘤中都能观察到ctDNA的水平与肿瘤负荷在手术或化疗后的变化具有相关性。研究显示，肺癌患者组织DNA中的异常基因组改变（如*EGFR*突变）与相应的ctDNA有关联。晚期非小细胞肺癌患者TKI用药后血液中ctDNA变化情况可提示患者的用药疗效。与此同时，许多研究还探讨了液体活检与靶向治疗以及获得性突变的关系。在食管癌的研究中，已证实通过对术后ctDNA的监控可以早于传统肿瘤标志物及影像学检测判断食管鳞状细胞癌的复发，并且ctDNA总量与患者的预后密切相关。

二代测序（next generation sequencing, NGS）技术作为一种新技术可以在患者血浆中平行探测到许多癌症相关突变。这一技术在食管癌中也开展了部分探索和应用：肿瘤基因组图谱（The Cancer Genome Atlas, TCGA）对源自西方和东方的164例食管癌患者进行了全面的分子分析。除了已知的组织病理学和流行病学区别外，分子特征可区分食管鳞状细胞癌和食管腺癌。与食管腺癌相比，食管鳞状细胞癌更像其他器官的鳞状细胞癌。鳞状细胞癌显示，*CCND*1和*SOX*2和（或）*TP*63的频繁扩增，而*ERBB*2、*VEGFA*和*GATA*4、*GATA*6在腺癌中更常发生扩增。最近一项研究对食管腺癌患者血浆ctDNA和组织DNA进行分析，结果发现，组织DNA与ctDNA之间的一致性范围为61.3%（*TP*53改变）～87.1%（*KRAS*改变），*ERBB*2改变与总体生存率显著相关（*HR*：14.06，95%

CI：2.44～81.03，*P* = 0.003；多变量分析）。

ctDNA 作为一种新的肿瘤标志物，将在肿瘤的诊断、治疗及预后检测等方面发挥重要作用；结合新的测序技术，ctDNA 对于发现早期或癌前阶段肿瘤踪迹，或评估肿瘤治疗效果具有重要意义。

参 考 文 献

[1] ASGE Standards of Practice Committee, Sharaf R N, Shergill A K, et al. Endoscopic mucosal tissue sampling[J]. Gastrointest Endosc, 2013, 78(2): 216−224.

[2] Cancer Genome Atlas Research Network, Analysis Working Group: Asan University, BC Cancer Agency, et al. Integrated genomic characterization of oesophageal carcinoma[J]. Nature, 2017, 541(7636): 169−175.

[3] del Re M, Vasile E, Falcone A, et al. Molecular analysis of cell-free circulating DNA for the diagnosis of somatic mutations associated with resistance to tyrosine kinase inhibitors in non-small-cell lung cancer[J]. Expert Rev Mol Diagn, 2014, 14(4): 453−468.

[4] Diehl F, Schmidt K, Choti M A, et al. Circulating mutant DNA to assess tumor dynamics[J]. Nat Med, 2008, 14(9): 985−990.

[5] Giovannini M, Thomas B, Erwan B, et al. Endoscopic ultrasound elastography for evaluation of lymph nodes and pancreatic masses: a multicenter study[J]. World J Gastroenterol, 2009, 15(13): 1587−1593.

[6] Hsieh C C, Hsu H S, Chang S C, et al. Circulating cell-free DNA levels could predict oncological outcomes of patients undergoing esophagectomy for esophageal squamous cell carcinoma[J]. Int J Mol Sci, 2016, 17(12).

[7] Jung K, Fleischhacker M, Rabien A. Cell-free DNA in the blood as a solid tumor biomarker — a critical appraisal of the literature[J]. Clin Chim Acta, 2010, 411(21−22): 1611−1624.

[8] Kato S, Okamura R, Baumgartner J M, et al. Analysis of circulating tumor DNA and clinical correlates in patients with esophageal, gastroesophageal junction, and gastric adenocarcinoma[J]. Clin Cancer Res, 2018, 24(24): 6248−6256.

[9] Kitano M, Kudo M, Yamao K, et al. Characterization of small solid tumors in the pancreas: the value of contrast-enhanced harharmonic endoscopic ultrasonography [J]. Am J Gastroenterol, 2012, 107(2): 303−310.

[10] Larghi A, Noffsinger A, Dye CE, et al. EUS-guided fine needle tissue acquisition by using high negative pressure suction for the evaluation of solid masses: a pilot study [J]. Gastrointest Endosc, 2005, 62(5): 768−774.

[11] Newman A M, Bratman S V, To J, et al. An ultrasensitive method for quantitating circulating tumor DNA with broad patient coverage [J]. Nat Med, 2014, 20(5): 548−554.

[12] Okonkwo A M, de Frias D V, Gunn R, et al. Reclassification of "atypical" diagnoses in endoscopic retrograde cholangiopancreaticography-guided biliary brushings [J]. Acta Cytol, 2003, 47(3): 435−442.

[13] Participants in the Pairs Workshop. The Paris endoscopic classification of superficial neoplastic lesions: esophagus, stomach, and colon: November 30 to December 1, 2002 [J]. Gastrointest Endosc, 2003, 58(6 Suppl): S3−S43.

[14] Polkowski M, Larghi A, Weynand B, et al. Learning, techniques and complications of endoscopic ultrasound-guided sampling in gastroenterology: European Society of Gastrointestinal Endoscopy Technical Guideline [J]. Endoscopy, 2012, 44(2): 190−206.

[15] Puri R, Vilmann P, Saftoiu A, et al. Randomized controlled trial of endoscopic ultrasound-guided fine-needle sampling with or without suction for better cytological diagnosis [J]. Scand J Gastroenterol, 2009, 44(4): 499−504.

[16] Schlemper R J, Riddell R H, Kato Y, et al. The Vienna classification of gastrointestinal epithelial neoplasia [J]. Gut, 2000, 47(2): 251−255.

[17] Siddiqui U D, Rossi F, Rosenthal L S, et al. EUS-guided FNA of solid pancreatic masses: a prospective, randomized trial comparing 22-gauge and 25-gauge needles [J]. Gastrointest Endosc, 2009, 70(6): 1093−1097.

[18] Song T J, Kim J H, Lee S S, et al. The prospective randomized, controlled trial of endoscopic ultrasound-guided fine-needle aspiration using 22G and 19G aspiration needles for solid pancreatic or peripancreatic masses [J]. Am J Gastroenterol, 2010, 105(8): 1739−1745.

[19] Thomas T, Kaye P V, Ragunath K, et al. Efficacy, safety, and predictive factors for a positive yield of EUS-guided Trucut biopsy : a large tertiary referral center experience [J]. Am J Gastroenterol, 2009, 104(3): 584−591.

[20] Ueda M, Iguchi T, Masuda T, et al. Somatic mutations in plasma cell-free DNA are diagnostic markers for esophageal squamous cell carcinoma recurrence [J]. Oncotarget, 2016, 7(38): 62280−62291.

[21] Wallace M B, Kennedy T, Durkalski V, et al. Randomized controlled trial of EUS-guided fine needle aspiration techniques forthe detection of malignant

lymphadenopathy[J]. Gastrointest Endosc, 2001, 54(4): 441-447.

[22] 陈光勇, 黄受方, 石晓燕, 等. 内镜下胃黏膜切除标本病理学规范化检查的建议 [J]. 中华病理学杂志, 2014, 43(5): 344-347.

[23] 陈晓宇. 胃肠道活检和手术标本的病理检查要点[J]. 胃肠病学, 2012, 17(11): 641-645.

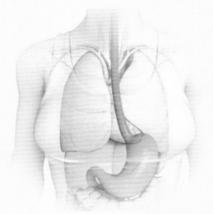

第五章

人工智能及机器人辅助食管切除术

李　斌　李志刚

　　随着腔镜技术的不断进步，微创食管切除术在食管癌治疗中逐渐得到认可并应用。多项研究表明，机器人辅助微创食管切除术的术后并发症发生率低，康复时间短，其在淋巴结清扫，特别是上纵隔淋巴结清扫方面具有一定的优势。本章主要介绍机器人辅助微创食管切除术的适应证、麻醉和体位、手术路径、Trocar位置设置及学习曲线，展望机器人手术的应用前景。

［通信作者］　李斌，Email: drbinlee@126.com

第一节　机器人手术概述

一、机器人手术系统的发展

1985年，Kwoh等将改进的工业机器人应用于神经外科领域，进行活组织检查。在该手术中，改进的机器人提供了比传统手术更高的精准度。1993年，由美国Computer Motion公司研究开发的AESOP™系统是语音控制内窥镜定位机器人系统，美国FDA于1994年批准了AESOP™的第一个型号。该系统使外科医师可以控制其手术视野。1992年，作为主动机器人，美国的ROBODOC™（综合外科手术系统）被开发用于骨科领域的全髋关节置换术。该系统提供了基于术前成像和围手术期信息的程序，提高了对股骨腔铣削的精准度。2008年，美国FDA批准了经修订的ROBODOC™系统（Curexo科技集团），该系统现已在美国上市。作为主从系统，ZEUS™机器人手术系统于1998年由Computer Motion公司引入，并改善了微创手术中外科医师的灵活性。ZEUS™由2个物理上分开的子系统组成，这些子系统是外科医师控制中心和连接手术台的3个机械臂。ZEUS的计算机系统连接外科医师控制中心和机器人手臂，可以过滤震颤并提供3D视觉。2001年，Marescaux等利用ZEUS™系统，经与高速网络连接，在纽约和斯特拉斯堡之间进行了第一次跨大西洋机器人辅助腹腔镜胆囊切除术。ZEUS™系统还用于心血管外科、妇科、消化外科和泌尿外科手术多年。然而，由于Intuitive Surgical公司收购了Computer Motion公司，因此停止了ZEUS™系统的开发。

二、达芬奇手术系统

具有3D视觉的达芬奇（da Vinci™）手术系统由Intuitive Surgical公司开发。1997年，Himens和Cadiere使用达芬奇手术系统原型进行了第一次机器人辅助胆囊切除术。2000年，美国FDA批准了用于普通腹腔镜手术的达芬奇手术系

统。2002年，FDA批准了该系统具有第4个
机械臂的修改版本。Intuitive Surgical公司分
别在2006年和2009年引入了达芬奇S系统和
达芬奇Si系统。达芬奇Si系统提供3D全高
清视觉系统和第2个培训控制台。2014年4
月，FDA批准了第4代达芬奇Xi系统，其灵活
度、精准度、成像清晰度等有了显著的提高，
2014年下半年还开发了远程观察和指导系统
（见图5-1-1）。

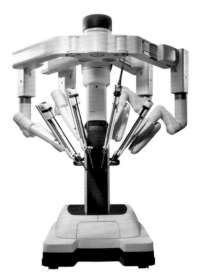

目前，达芬奇外科手术系统是唯一商用
的主动控制机器人系统。从直观公司数据
来看，截至2017年9月，全球共安装4 271个
达芬奇系统。达芬奇外科手术系统主要应

图5-1-1　第4代达芬奇Xi手术系统

用于普外科、妇科、泌尿外科、小儿外科和心胸外科等手术中。

达芬奇外科手术系统由3个主要部分组成，包括外科医师控制台，带有1个
摄像头臂的手术车和直接执行手术的3个手臂，以及3D成像系统。外科医师控
制台具有控制整个系统的计算机系统。达芬奇外科手术系统的一个特点是通
过高质量的3D内窥镜进行可视化。另外一个功能是带有EndoWrist™的手术
器械，它通过人工关节模仿人的手部运动。达芬奇手术系统为外科医师提供了
仪器手柄与针尖运动的直观平移，从而避免了镜像效应。此外，该系统还配备
了震颤过滤、缩放功能以及眼睛、手和工具提示图像的同轴对齐。此外，该系统
中的内部铰接内窥镜手腕提供额外的3个自由度。在癌症或肿瘤的外科治疗
中，外科医师需要使用肿瘤学方法进行更复杂的解剖，迄今为止，使用达芬奇手
术系统已成功地进行了胃癌、食管肿瘤、后纵隔肿瘤、胸腺瘤和结肠癌的机器人
手术。

然而，为了使机器人手术更广泛地传播，有几个基本问题仍有待解决。其
中之一是手术机器人的价格，目前国家基本医保及商业保险并不能覆盖机器人
手术额外的费用，这也限制了该项技术的推广应用。另外，还需要缩小机器人
系统的尺寸，并开发支持机器人手术的导航系统。此外，缺乏外科医师的训练
系统，这是一个重要的问题，提示培训的重要性。2003年7月，在日本九州大学

建立了先进医学、生命科学与创新技术的整合中心，并开设了名为"九州大学机器人手术实践培训"的培训课程。机器人手术培训课程包括带有动画实验室的为期2天的课程和为期1天的无生命实验室课程；课程都是开放的，不仅适用于医师，也适用于工业界和学术界更广泛的工程研究人员。

第二节　机器人辅助微创食管切除术

近年来，随着腔镜技术的不断进步，微创食管切除术在食管癌治疗中逐渐得到认可并应用，相比于开胸食管切除术，微创食管切除术在保证肿瘤学效果相当的同时，可有效降低术后心、肺并发症的发生率，缩短住院时间，减少手术费用，改善患者术后的生活质量。2003年，Horgan等首先报道了经食管裂孔机器人辅助微创食管切除术（robot-assisted minimally invasive esophagectomy, RAMIE），随后，Kernstine等在2004年报道了机器人辅助经胸三切口食管切除术（Mckeown术）的应用。之后，机器人辅助技术在食管癌外科治疗中逐渐被接受和推广应用。多项研究表明，机器人辅助微创食管切除术除了具备术后并发症发生率低及康复时间短等优势外，在淋巴结清扫，特别是上纵隔淋巴结清扫方面也有一定的优势，但这项优势能否转化为远期生存获益，目前尚缺乏大宗的研究报道。

一、　RAMIE 的适应证

RAMIE已被广大食管外科医师所接受，但手术台次以及费用等非技术因素限制了RAMIE的推广。随着机器人设备的进一步增加以及医疗保险覆盖扩展，未来RAMIE的适用患者将进一步扩展。

RAMIE手术的适应证等同于传统腔镜辅助下微创食管切除术，要求患者一般情况良好、无严重合并疾患、心肺功能可以耐受单肺通气和开胸手术。对具有丰富食管癌微创手术经验的术者而言，开展RAMIE的学习曲线会缩短；初期除应用于早期食管癌患者外，可尝试对进展期食管癌患者进行RAMIE。

二、麻醉及体位

机器人辅助微创食管切除时选择的麻醉方式和手术体位与传统腔镜辅助下微创食管切除时相似（见图5-2-1）。全麻气管插管时，Mckeown术更多地选择单腔气管插管＋人工气胸的方式，必要时附加阻塞导管进行单肺通气，这有利于气管食管沟区域的暴露以及术中肺功能的保护。而Ivor-Lewis术在胸部操作时需要置入吻合器和有效的单肺通气，所以更多的术者选择双腔气管插管。

胸部手术体位主要包括左侧卧位和俯卧位，左侧卧位由于更接近既往手术解剖，故很多术者在完成Ivor-Lewis术时采用这种体位。但Trugeda等则采用了俯卧位方式来进行Ivor-Lewis术，他们主要考虑在重力作用下可以更好地暴露食管，更少地触碰肺部及获得更清晰的无血视野。Mckeown术时大多采用俯卧位或侧俯卧位，这利于暴露后纵隔区域解剖结构，利于纵隔淋巴结清扫；同时，相对于侧卧位，有利于降低术后肺部并发症的发生率，减少术中出血量。腹部操作的体位大多采用仰卧位，取头高脚低、左侧抬高的体位，这样利于胃网膜血管的游离，处理胃短血管及脾门区结构时也更为方便。

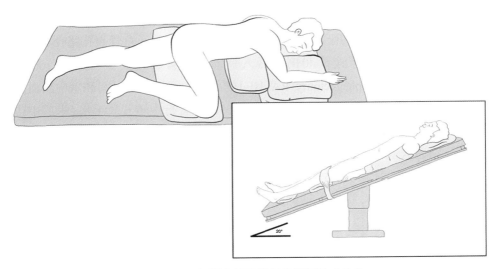

图5-2-1　机器人辅助微创食管切除术体位

三、手术路径

机器人辅助微创食管切除术的手术路径选择与传统食管切除术的路径相同，主要分为经食管裂孔路径和经胸路径，后者主要包括右胸—上腹入路（Ivor-Lewis术）和左颈—右胸—上腹入路（Mckeown术）。不同的手术路径在手术适应证、手术操作、术中和术后并发症发生、术后康复以及肿瘤学效果等方面各有优劣势。不同的中心会根据患者病情以及既往开展传统食管切除术的经验，采取相应的机器人辅助微创食管切除术手术路径。

1. 经食管裂孔途径

经食管裂孔食管切除术（transhiatal esophagectomy, THE）因为避免了胸部操作，可以减少因此带来的胸部并发症（如肺部并发症、术后胸部疼痛等），术中出血量也更少，从而缩短了术后的住院时间，术后恢复更快。但对于THE能否彻底完成纵隔淋巴结清扫一直是食管外科医师的顾虑。另外，若术中出现严重事件时，处理起来也更为棘手。虽然THE在清扫淋巴结时可能存在劣势，但多项回顾性研究在对比经食管裂孔路径和经胸路径食管癌根治术时，并没有发现两者在远期总生存期（overall survival, OS）和无进展生存期（progress free survival, PFS）存在统计学差异。因此，THE一直被一些中心所应用，特别是在欧美国家，食管下段及胃交界部腺癌占主要比例。

机器人微创技术应用于食管切除术首先采用的就是经食管裂孔路径。2013年，Dunn等报道了3年连续40例机器人辅助经食管裂孔食管切除术（robotic assisted transhiatal esophagectomy, RATHE）的经验。平均手术时间和术中出血量分别为311 min和97.2 mL，术中有5名（12.5%）患者行中转开放手术，术后中位ICU住院时间为1 d（0～16 d），术后中位住院时间为9 d（6～36 d）。术后主要并发症分别为喉返神经麻痹（35%）、吻合口瘘（25%）和肺炎（20%）。术后在院病死率为0，30 d病死率为2.5%（1/40）。中位淋巴结清扫总数为20枚，R0切除率94.7%。研究者认为，机器人辅助经食管裂孔食管切除术是一种安全可行的术式，可以在较短时间以及术中较少出血状态下有效地完成手术。虽然术后喉返神经麻痹以及吻合口瘘的发生率高于其他文献报道，但均为暂时性损伤，经治疗后可恢复，并不影响术后康复，术后病死率也可接受。在后续研究中，Dunn等于2017年又报道了100例机器人辅助经食管裂孔食管切除术的经验，经过学习曲线的培养，平均手术时间缩短为264 min，术中平均出血量减少为75 mL。术后吻合口瘘发生率为16%，较前期有明显下降；但喉返神经麻痹发生率为33%，接近前期结果。术中行中转开放手术率为17%，这可能缘于后期手术适应证扩展以及手术难度增加。30 d病死率为2%，R0切除率为97.8%；中位淋巴结清扫总数17枚，超过美国国立综合癌症网络（National Comprehensive Cancer Network, NCCN）建议的食管癌根治术淋巴清扫总数≥15枚的要求。在完成27.7个月的中位随访期后，该组患者的中位PFS为41个月，中位OS为54个月。1年和3年无进展生存率分别为82%（95%CI：75%～89%）和53%（95%CI：42%～62%），总生存率分别为95%（95%CI：91%～99%）和57%（95%CI：46%～67%）。因此，作者认为机器人辅助经食管裂孔食管切除术可以花费合适的手术时间、较少的术中出血量以及可控的术后并发症，获得满意的肿瘤学控制效果。然而，我们也发现在该组研究中，病理分期在Ⅰ～Ⅱ期的患者占71.9%，早期病变患者占绝大多数。

为了进一步改善经食管裂孔途径的淋巴结清扫效率，Mori等发展了机器人辅助经食管裂孔结合颈部切口纵隔镜辅助的非经胸食管切除术（nontransthoracic esophagectomy, NTTE）。对比22例采取该项术式与139例传统腔镜辅助的经胸食管切除术患者的短期结果，研究者发现，与传统经胸手术组比较，NTTE组平均手术时间较长（524 min vs 428 min），术中出血量无统计学差异（385 mL vs 490 mL），术后住院时间较短（18 d vs 24 d，P = 0.001 3）。两组间其他主要术后并发症无显著差异，纵隔淋巴结清扫总数也无统计学差异（30个 vs 29个）。研究者认为，该项术式可以在明显降低术后肺部并发症的同时，获得与经胸途径相同的淋巴结清扫效果。日本的另一组研究者Nakauchi等首次尝试全机器人辅助下充气纵隔镜食管切除术（robotic assisted mediastinoscopic esophagectomy, RAME），顺利完成6例患者的操作，中位总手术操作时间为805 min（593～1 145 min），术中出血量为179 mL（118～409 mL）；中位总淋巴结清扫数为46枚（22～55枚），其中胸部淋巴结数量为20.5枚（10～36枚）；2例（33.3%）患者出现轻度暂时性的声音嘶哑，1例（16.7%）患者合并吻合口瘘。这些技术为机器人辅助经食管裂孔食管切除术提供了新的发展方向，但仍需大样本量的积累来验证其安全性和可行性。

2. 经胸路径

相比于经食管裂孔路径，经胸路径是食管外科经常采用的另一类手术入路。在微创食管切除中主要包括右胸—上腹入路（Ivor-Lewis术）和左颈—右胸—上腹入路（Mckeown术）。这两种手术入路各有优缺点，通常认为Ivor-Lewis术式能降低术后吻合口瘘和喉返神经损伤的发生率，但一旦术后出现吻合口瘘，处理相对困难，病死率也会增加；同时，由于需要将吻合口在胸部完成，增加了肿瘤R1切除可能。另一方面，规范、顺利地在微创胸腔镜辅助下完成胸部吻合口操作也是目前该项术式的难点。相对而言，Mckeown术可以保证肿瘤R0切除并且规范地在颈部完成吻合操作，即使发生吻合口瘘，也易于处理，极少发生严重并发症；但同时部分文献也报道了该项术式有更高的吻合口瘘和喉返神经损伤的发生率。

Luketich等在2012年较早报道了微创Ivor-Lewis术和Mckeown术的回顾性研究结果，两组最终入组的患者分别为530例和481例，在术后ICU入住时间、住院时间以及30 d病死率方面均无统计学差异；两组吻合口瘘发生率分别为4%和5%，也无统计学差异。喉返神经损伤的发生率在Ivor-Lewis组为1%，显著低于Mckeown组的8%。van Workum等采用荟萃分析的方法回顾分析了两种术式的短期临床结果，他们也发现，微创Ivor-Lewis术术后喉返神经损伤的发生率更低（1.2% vs 8.8%，$P < 0.001$），术中出血量较少，术后住院时间也更短，但吻合口瘘的发生率在两组之间没有统计学差异（4.7% vs 52%，$P = 0.14$）。随后，他们联合荷兰四家中心进行了一项回顾性倾向性评分配对研究，研究结果提示微创Ivor-Lewis组术后吻合口瘘发生率更低（12.4% vs 23.3%，$P = 0.003$）。以上均为回顾性研究，并没有前瞻性随机对照研究的证据，所以van Workum等在2016年注册开始了一项对比微创经胸术后胸内吻合和颈部吻合间的多中心随机对照研究，期待这项研究能给大家带来食管癌微创手术方式选择的建议。

随着机器人技术应用于微创食管切除术，微创Ivor-Lewis和Mckeown术也得到了发展。传统腔镜辅助下Ivor-Lewis术时，由于受器械角度限制，手工缝合费时费力，多采用器械吻合的方式完成；在吻合效果不满意时，追加缝合也难以达到确切满意的效果。机器人技术借助3D高清视野，"内手腕"器械的使用以及震颤过滤使胸内食管胃手工吻合成为可能并且更容易完成。机器人辅助胸内吻合方式主要有吻合器吻合、吻合器结合手工吻合及手工吻合。如采用吻合器吻合，取出标本后置入吻合器钉，上提管状胃，从前壁打开管状胃，置入吻合器主体，用管状胃后壁与上段食管做吻合，直线切割器关闭管状胃残端。

Hodari 等采用吻合器加手工吻合方式,后壁用45 mm的直线吻合器吻合后,前壁采用3-0 Vicryl及3-0 V Loc 缝线间断缝合,最后用2-0的丝线加固吻合口,平均手术时间362 min,吻合口瘘发生率为5.5%。手工缝合有单层缝合及双层缝合的区别。单层缝合可采用3.0的 PDS 缝线连续或间断缝合前壁及后壁全层。Cerfolio等则报道了采用双层缝合的方式完成吻合,先采用 3-0 的丝线将吻合口后壁的食管和胃黏膜层间断缝合,再用2根3-0 PDS 缝线连续缝合吻合口内层,最后用3-0 丝线间断缝合吻合口前壁外层。早期16例采用这种方式吻合的手术中位时间为6.1 h,术后总并发症发生率仅6.3%,无吻合口瘘发生。上海交通大学医学院附属瑞金医院Zhang等也报道了部分采用双层手工缝合方法完成机器人辅助下 Ivor-Lewis术的经验,26例患者平均手术时间为302 min,术后吻合口瘘发生率为7.7%,术后30 d无患者死亡。

　　机器人技术对于提高淋巴结清扫效率也有一定优势,特别是在Mckeown术时。传统腔镜在完成上纵隔淋巴结清扫时受限于器械及操作空间,难以完整局部区域清晰暴露,机器人技术的进步弥补了这些不足。在完成上纵隔淋巴结清扫时,术者可以清晰地暴露胸顶部局部解剖,操作过程也在机器人技术的帮助下更加精细安全。多项针对机器人辅助与传统腔镜辅助下完成的Mckeown术对比研究均发现,机器人辅助下可获得更多的淋巴结清扫数量,特别是上纵隔淋巴结的数量。Park等于2016年首先报道了研究结果,他们对比了62例机器人辅助下食管切除术和43例传统腔镜辅助下食管切除术的患者,机器人辅助组的淋巴结清扫总数明显多于传统腔镜组(37.3枚 vs 28.7枚, P = 0.003),并且上纵隔清扫的淋巴结数量也存在明显差异(10.7枚 vs 6.3枚, P = 0.032)。Deng等采取倾向性评分配对的方法对机器人辅助微创食管切除术和传统腔镜辅助微创食管切除术做对比研究。在完成52对患者的匹配后,他们发现机器人辅助食管切除术可以获得更多的总淋巴结数(21.5枚 vs 17.3枚, P = 0.006)和腹部淋巴结数量(9.7枚 vs 7.3枚, P = 0.042)。此外,机器人辅助食管切除术还获得了更多的左侧喉返神经旁淋巴结[(1.0 ± 1.8)枚 vs(0.4 ± 0.8)枚, P = 0.033]而不增加喉返神经麻痹的风险。

　　在面对机器人辅助下微创Ivor-Lewis术和Mckeown术的选择时,术者首先更多的是参考既往开放和传统腔镜辅助下微创手术的经验。文献报道完成Ivor-Lewis术的患者病变多位于食管下段及胃食管交界区。Cerfolio等报道食

管下段及胃食管交界区病变的比例占94%。Luketich等在传统腔镜辅助下行
Ivor-Lewis术的患者中食管下段及胃食管交界区病变的比例占93%，所以van
Workum等在开展随机对照研究时，也把患者的入选标准限定在隆突下食管中
下段及胃食管交界区病变，这与欧美国家食管下段胃交界区腺癌高发的流行病
学特点有关。

四、Trocar的位置设置

Trocar的位置设置主要依据术者的经验以及个人偏好。根据各中心机器
人配置以及术者经验，一般会选择3～4个机械臂操作。根据文献报道，所有机
器人辅助下Ivor-Lewis术均选择了四臂的操作模式，其中1个机械臂控制观察
镜，其余3个臂作为手术操作臂。腹部操作时机器人观察孔一般设置在脐下，左
腹部设置1个操作臂，右腹部分布2个操作臂，各操作臂间为防止互相干扰应间
隔12 cm以上。有一些术者会在右腹部设置1个助手腔镜器械辅助孔，协助组
织暴露及术中操作。胸部操作时，Ivor-Lewis术常设置4个机械臂，3个机器人
操作臂的模式更有利于食管游离以及胸部吻合的完成。Mckeown术胸部操作
时大部分中心采用三臂的操作模式，借助1～2个助手辅助孔也能安全有效地
完成胸部食管游离及纵隔淋巴结清扫。Chao等在胸部操作时采用四臂模式，他
们认为，借助术者控制的第3个机械臂，能完成良好的稳定暴露，最终完成安全
容易的淋巴结清扫，特别是在清扫左喉返神经旁淋巴结时更具优势。胸部操作
时观察孔一般设置在肩胛下角附近，2～3个操作机械臂分布在下胸部及腋下区
域。上海交通大学食管中心沿用传统腔镜胸部操作习惯，在肩胛间区设置食管
悬吊穿刺线，在清扫左喉返神经旁淋巴结时协助牵拉食管。

五、学习曲线

机器人辅助食管切除术需要医师具有扎实的基本功，熟悉胸腹腔器官的
解剖结构，熟练掌握手术的具体流程，需要具有一定的常规开胸或者传统腔镜
手术经验。一般来说，机器人辅助食管切除术的学习曲线包括 3 个时期：① 基
础阶段：了解达芬奇机器人系统的原理，学习手术器械的配合使用，在训练器

上进行模拟操作,进行动物实验练习,以熟练掌握机器人手术基本操作。② 成长阶段:由基础阶段转向临床实践阶段,在这一阶段初学者容易由于手术操作困难常导致中转开放,甚至造成医源性损伤。③ 稳定阶段:经过一定例数的手术后,学习曲线相关评价指标明显提高,操作水平提高并且进入相对稳固阶段。在此之后,随着手术操作数量的不断增加,医师的手术技术和解决术中复杂情况的能力也会得到较为明显的提高,经验日益丰富,在技术上产生质的飞跃,从而超越了学习曲线。对于所有开展机器人辅助食管切除术的医师来说,学习曲线都会经历以上3个阶段,具有一定的普遍性。

1. 机器人辅助食管切除术的学习曲线

传统的学习曲线主要通过比较部分围术期指标的变化以达到评估手术熟练程度的目的,评价指标既能反映外科医师的手术水平及手术治疗效果,又便于术中记录以及术后随访。众所周知,随着微创技术的不断发展,外科医师的手术技巧也在不断提高。首先表现在手术速度和准确性上,手术速度加快意味着每例手术时间缩短及单位时间内手术例数增加;手术精准性提高表现为正确操作例数的增多,术中出血量、损伤及中转开放手术的概率减少,术后并发症发生率也降低。此外,在恶性肿瘤手术中,系统的淋巴结清扫数目及阳性率也是判断学习曲线处于哪个阶段的重要指标。因此,目前文献中对于微创肿瘤手术使用较多的指标包括手术时间、中转开放率、术中出血量、淋巴结清扫数、术后并发症发生率和术后住院时间等。

虽然机器人手术系统已广泛应用于心脏外科、泌尿外科、妇科及普外科手术中,但是其在食管外科领域起步较晚,针对机器人辅助食管切除术学习曲线的相关报道较少,对于学习曲线的评价指标也主要集中在装机时间、手术时间、淋巴结清扫率、术后并发症发生率、术后住院时间等方面。2013年,Hernandez等回顾性分析了52例机器人辅助食管切除术,认为对于具有微创食管切除术操作经验的胸外科医师,经过20例机器人辅助Ivor-Lewis食管切除术的操作后平均手术时间从514 min缩短到397 min,可以达到熟练操作程度,完成学习曲线。此外,术后并发症发生率及中转开放率在10例后显著降低,且维持稳定。Abbott等报道,在一项134例接受机器人辅助Ivor-Lewis食管切除术的患者中,经过20例手术操作后总体手术时间显著缩短,术后总体并发症发生率在经过29例手术后显著降低。Sarkaria等对连续100例接受机器人辅助食管癌根治术的患者进行学习曲线的分析，发现在第30～45例患者的时候，平均手术时间显著降低并在后续患者中维持稳定，完成学习曲线。近期又有几篇关于机器人辅助食管切除术学习曲线的文献报道。Grimminger等认为，胸外科医师从部分微创食管切除术转换至完全微创食管切除术或者RAMIE仅需要很短的学习曲线即可完成。2017年，韩国延世大学团队报道，将连续完成的33例RAMIE患者分为前组（20例）和后组（13例），两组的喉返神经链淋巴结清扫时间、数目无明显差异，但后组喉返神经麻痹发生率低于前组，认为20例RAMIE后术者便可完成双侧喉返神经淋巴结安全、彻底地清扫。在韩国的另一项回顾性研究中，Park等对140例接受RAMIE的患者进行学习曲线分析，结果发现30例手术后淋巴结清扫数从25枚增加至45枚；经过60例手术后喉返神经损伤发生率从36%降至17%；经过80例后总体手术时间从496 min减少至437 min，平均住院时间从24 d减少至14 d，吻合口瘘发生率从15%降低至2%。这是目前为止针对机器人辅助食管切除术的学习曲线评价指标最为详细的研究报道。国际机器人手术领域著名学者 van der Sluis 等最近在美国《胸外科年鉴》（The Annals of Thoracic Surgery）上发表的文章回顾性分析了312接受RAMIE患者的临床资料，发现在55个月内进行70例RAMIE手术后达到学习曲线的平台期；该研究还创新性地分析了规范化督导对于提高年轻医师手术技能的意义，结果表明在具有丰富经验的上级医师的规范化、结构化的受训督导下（structured proctoring），年轻医师可以显著缩短自己的手术学习曲线。国内关于RAMIE学习曲线的报道较少。2016年，杨煜等总结了75例机器人辅助食管癌根治术患者资料，发现在经过20例左右学习曲线后术者可熟练掌握胸部机器人手术操作和纵隔淋巴结清扫，尤其是对双侧喉返神经链淋巴结的清扫效果可获得明显改善。四川大学华西医院Zhang等对连续实施的72例机器人辅助Mackeown术患者进行回顾性分析，发现具有丰富的开放和腔镜食管癌手术经验的外科医师经过26例手术操作后能够达到机器人手术的熟练操作水平。其团队对胸腹部操作时间、助手装机时间分别进行了分析，发现胸部操作时间在26例手术后显著缩短，腹部操作时间在14例手术后显著缩短，总体手术时间在26例手术后显著缩短；另外，淋巴结清扫数在经过32例手术后显著增加。由于机器人手术中装机及变换体位的复杂性，使得研究手术助手的学习曲线也有必要。该研究首次报道了机器人辅助食管切除术助手操作的学习曲线，其中胸部操作的装机时间在9例手术后显著缩短,而腹部操作的装机时间在16例手术后显著缩短。刘小龙等对60例接受机器人辅助食管切除术的患者进行学习曲线分析,结果显示装机时间、胸腹腔游离时间及总手术时间在经过20例学习后均显著缩短并趋于稳定。

2. 机器人辅助食管切除术手术医师培训

同传统腔镜手术相比,机器人外科系统整合多种模拟训练模式,初学者通过模拟训练,能够比较迅速地掌握机器人外科的基本技术,缩短学习曲线。目前,尚无标准的机器人外科培训计划和行业协会颁发的正式指南,理想的培训模式主要包括临床前期培训和临床期培训两个方面。

(1)临床前期培训:受训者(多数是1名外科医师和1名助手)首先参加理论知识培训,了解机器人系统的技术原理和紧急故障的处理等,学习机器人的摆放、器械的插入和更换,同时适应在三维视野中,通过操作台控制各机械臂的活动。随后进入模拟培训阶段,包括系统软件程序的模拟操纵和动物实验。虚拟现实(virtual reality, VR)外科模拟器能够为受训者提供更安全的方式来提高其临床操作能力,迅速掌握一种新的外科技术,缩短学习曲线,其作用在腔镜微创外科的培训中已经得到了证实,但由于价格昂贵并没有得到广泛应用。目前,用于机器人外科培训的VR外科模拟器主要包括RoSS、SEP、ProMIS、MdVT和dVSS等。Kelly等对38例不同水平外科医师在dVSS上的模拟训练情况进行研究,结果表明dVSS不仅能够提供全面的机器人相关技能的培训,而且可以对操作能力进行评估,区分不同受训者的水平。Abboudi等总结了2011年之前的19篇关于机器人模拟培训的文献,同样证实了VR模拟器在机器人外科医师早期培训中的作用。另外一个重要的临床前期培训是动物实验。许多机器人手术都是在动物模型上首先开展的,使得受训者可以将学习的基本技术运用到类似活体的手术操作中,从而获得更加真实的视觉和空间感受,进一步提高机器人外科的操作技能,适用于机器人手术的早期学习。Rashid等比较了机器人与传统腔镜的动物实验培训,观察到使用机器人辅助操作更快、更准确,对于没有经验的初学者,掌握机器人操作技术的时间更短。

(2)临床期培训:当临床前期培训结束后,所谓的新"机器人外科医师"进入临床期培训,主要包括现场观摩和录像回顾,在有经验的医师受训督导下完成手术。现场观摩机器人手术可以让培训者有机会熟悉完整的手术过程,加上同术者的现场交流，可以初步了解患者的选择和适应证、手术过程中的注意事项和操作小技巧以及术后并发症的处理等，更有利于将来独立开展机器人手术。随后，培训者开始在有经验的医师受训督导下完成手术。一般来说，培训者参与机器人手术可以从担任第一助手开始，下一步坐在控制台亲自操作才是学习曲线飞跃阶段的开始，它能够帮助培训者快速提高操作技能，在操作过程中尤其需要重视上述与学习曲线相关的评价指标。例如，喉返神经的暴露、纵隔淋巴结清扫、胃部游离及管胃制作等部分的操作。如果在有经验医师的受训督导下，培训者可以反复强化机器人控制下各种操作技术，直至独立完成手术，以缩短学习曲线。研究证实受过规范化督导培训后机器人手术成功率显著增加。Van der Sluis 等研究同样证实了规范化督导对于提高年轻医师手术技能、缩短机器人手术学习曲线的重要性。因此，早在 2009 年 Intuitive Surgical 公司就推出了双操作台（Dual Console）机器人系统，指导者和培训者同时坐在操作台前，共享相同的三维视野，指导者可以通过第 3 臂来标记关键性的解剖，协助术野的暴露，减少失误和缩短手术时间，受训者也因此增加了学习操作的信心，进一步缩短学习曲线。笔者认为这将是一种很有前景的机器人手术培训工具。

第三节　机器人手术展望

一、机器人单孔手术

与传统的开放手术相比，腹腔镜手术具有几个优点：腹腔镜手术显著有助于减少术后疼痛，缩短住院时间，并有效放大手术视野。根据腹腔镜手术的操作，通常使用 3～6 个 Trocar。然而，多个 Trocar 的使用导致 Trocar 部位疝，出血和内部器官损伤发病率的可能性增加。单孔或单切口腹腔镜手术是新兴概念之一（见图 5-3-1）。在单孔手术中，所有腹腔镜操作通过相同的切口进入腹壁或胸壁。这种手术有助于提高美容效果，甚至于几乎看不到手术瘢痕。特别当它隐藏在肚脐内时，似乎没有瘢痕。最近，从肿瘤学预后来看，单孔手术用于癌症外科治疗的潜在优势包括与传统腹腔镜手术和开放手术相当的结果。

在单孔手术中，多个器械和腹腔镜在入口支点处争用相同的空间，特别是在高级手术的情况下。此外，在外部区域，外科医师的手的冲突极大地导致仪器尖端的内部操纵的限制。该问题的潜在解决方案之一是使用手术机器人系统。机器人系统可以在控制

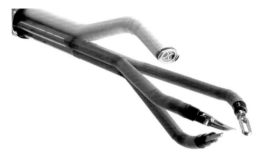

图5-3-1　单孔机器人辅助手术系统

面板上切换右手和左手仪器，并且它可使外科医师操纵控制台上的交叉仪器就像它们没有交叉一样。此外，与具有多个Trocar的腹腔镜手术相比，机器人系统提供诸如运动范围、三维可视化和运动缩放的优点，优于传统的腹腔镜手术。

机器人系统已经被引入单孔腹腔镜手术中。在接受根治性前列腺切除术、根治性肾切除术和肾盂成形术的泌尿科患者中报告了第1例机器人单口手术的临床病例。此外，采用机器人单孔手术进行了部分切除术，如子宫切除术和右侧结肠切除术。单孔腹腔镜手术和现有机器人系统的组合将提供手术益处，而不会增加并发症或转换为剖腹手术。然而，目前的机器人系统并非专门设计用于单孔手术。最近，Intuitive Surgical公司为机器人单孔手术开发了新版本的半刚性器械和套管针。这些器械通过弯曲的套管针插入，以避免机械臂之间的碰撞。虽然报道了针对单孔手术的机器人系统的进一步优化，但还需要进一步在全世界范围内扩展机器人单孔手术的前瞻性研究。

二、经自然腔道内镜手术

经自然腔道内镜手术（natural orifice transluminal endoscopic surgery, NOTES）是一种没有任何瘢痕的微创手术。在该过程中，内窥镜通过诸如口腔、阴道、肛门或尿道口的自然孔口插入。然后，该内窥镜穿透诸如胃、结肠、直肠、阴道或囊泡壁的腔壁以移动到腹腔中用于诊断或目标内部器官的手术治疗。2004年，Kalloo等报道了第一项动物研究中使用NOTES和Rao等在印度完成了第一个人类NOTES案例。NOTES似乎比传统的腹腔镜手术的侵入性更小，并且可能有助于比传统腹腔镜手术更快的术后康复和恢复正常活动。由于NOTES在腹

部没有留下术后瘢痕,所以减少了与腹壁切口相关的并发症发生率,包括感染、出血和术后切口疝。但是,NOTES仍处于临床试验阶段。在NOTES中,为了执行外科手术,外科医师必须单独通过传统的柔性内窥镜通道操纵内窥镜钳,但提供切除腹部器官如阑尾和胆囊所需的可操作性并不容易。

机器人技术的应用是解决该问题的方法之一,可以应用机器人系统以在窄视野和小腔中实现内窥镜钳的通用操纵。据报道,机器人系统被用于诊所的NOTES。当开发可以通过紧密、小直径、柔性内窥镜通道操纵的钳子时,机器人NOTES将是更有前景的方法。在日本九州大学,Suzuki教授团队正在开发与NOTES一起使用的机器人系统,其中一个项目在开发小型多关节臂方面取得进展。他们还在开发配备超声诊断/治疗设备的NOTES专用内窥镜系统。这种机器人NOTES系统设计为具有大的钳子通道,以允许更好的操作,具有比传统的柔性内窥镜系统更高分辨率的显示器。NOTES的主从手术机器人也在九州大学开发。因此,期望这种机器人技术的应用可显著促进NOTES的广泛使用。

------------------------------ **参 考 文 献** ------------------------------

[1] Abbott A, Shridhar R, Hoffe S, et al. Robotic assisted Ivor Lewis esophagectomy in the elderly patient[J]. J Gastrointest Oncol, 2015, 6(1): 31−38.

[2] Abboudi H, Khan M S, Aboumarzouk O, et al. Current status of validation for robotic surgery simulators — a systematic review[J]. BJU Int, 2013, 111(2): 194−205.

[3] Ajani J A, D'amico T A, Almhanna K, et al. Esophageal and esophagogastric junction cancers, version 1. 2015[J]. J Natl Compr Canc Netw, 2015, 13(2): 194−227.

[4] Amodeo A, Linares Quevedo A, Joseph J V, et al. Robotic laparoscopic surgery: cost and training[J]. Minerva Urol Nefrol, 2009, 61(2): 121−128.

[5] Arata J, Kenmotsu H, Takagi M, et al. Surgical bedside master console for neurosurgical robotic system[J]. Int J Comput Assist Radiol Surg, 2013, 8(1): 75−86.

[6] Biere S S, Van Berge Henegouwen M I, Maas K W, et al. Minimally invasive versus open oesophagectomy for patients with oesophageal cancer: a multicentre, open-label, randomised controlled trial[J]. Lancet, 2012, 379(9829): 1887−1892.

[7] Brown A M, Pucci M J, Berger A C, et al. A standardized comparison of peri-operative complications after minimally invasive esophagectomy: Ivor Lewis versus McKeown

［J］. Surg Endosc, 2018, 32(1): 204−211.

［ 8 ］ Cerfolio R J, Bryant A S, Hawn M T. Technical aspects and early results of robotic esophagectomy with chest anastomosis［J］. J Thorac Cardiovasc Surg, 2013, 145(1): 90−96.

［ 9 ］ Cerfolio R J, Wei B, Hawn M T, et al. Robotic esophagectomy for cancer: early results and lessons learned［J］. Semin Thorac Cardiovasc Surg, 2016, 28(1): 160−169.

［10］ Chao Y K, Hsieh M J, Liu Y H, et al. Lymph Node Evaluation in robot-assisted versus video-assisted thoracoscopic esophagectomy for esophageal squamous cell carcinoma: a propensity-matched analysis［J］. World J Surg, 2018, 42(2): 590−598.

［11］ Cowley G. Introducing "Robodoc". A robot finds his calling — in the operating room ［J］. Newsweek, 1992, 120(21): 86.

［12］ Davies A R, Sandhu H, Pillai A, et al. Surgical resection strategy and the influence of radicality on outcomes in oesophageal cancer［J］. Br J Surg, 2014, 101(5): 511−517.

［13］ de La Fuente S G, Weber J, Hoffe S E, et al. Initial experience from a large referral center with robotic-assisted Ivor Lewis esophagogastrectomy for oncologic purposes ［J］. Surg Endosc, 2013, 27(9): 3339−3347.

［14］ Deng H Y, Huang W X, Li G, et al. Comparison of short-term outcomes between robot-assisted minimally invasive esophagectomy and video-assisted minimally invasive esophagectomy in treating middle thoracic esophageal cancer［J］. Dis Esophagus, 2018, 31(8).

［15］ Deng H Y, Luo J, Li S X, et al. Does robot-assisted minimally invasive esophagectomy really have the advantage of lymphadenectomy over video-assisted minimally invasive esophagectomy in treating esophageal squamous cell carcinoma? A propensity score-matched analysis based on short-term outcomes［J］. Dis Esophagus, 2019, 32(7).

［16］ Dunn D H, Johnson E M, Anderson C A, et al. Operative and survival outcomes in a series of 100 consecutive cases of robot-assisted transhiatal esophagectomies［J］. Dis Esophagus, 2017, 30(10): 1−7.

［17］ Dunn D H, Johnson E M, Morphew J A, et al. Robot-assisted transhiatal esophagectomy: a 3-year single-center experience［J］. Dis Esophagus, 2013, 26(2): 159−166.

［18］ Grimminger P P, Tagkalos E, Hadzijusufovic E, et al. Change from Hybrid to Fully Minimally Invasive and Robotic Esophagectomy is Possible without Compromises ［J］. Thorac Cardiovasc Surg, 2019, 67(7): 589−596.

［19］ Gurusamy K, Aggarwal R, Palanivelu L, et al. Systematic review of randomized controlled trials on the effectiveness of virtual reality training for laparoscopic surgery ［J］. Br J Surg, 2008, 95(9): 1088−1097.

[20] Haber G P, Crouzet S, Kamoi K, et al. Robotic NOTES (Natural Orifice Translumenal Endoscopic Surgery) in reconstructive urology: initial laboratory experience [J]. Urology, 2008, 71(6): 996−1000.

[21] Hashizume M, Konishi K, Tsutsumi N, et al. A new era of robotic surgery assisted by a computer-enhanced surgical system [J]. Surgery, 2002, 131(1 Suppl): S330−S333.

[22] Hernandez J M, Dimou F, Weber J, et al. Defining the learning curve for robotic-assisted esophagogastrectomy [J]. J Gastrointest Surg, 2013, 17(8): 1346−1351.

[23] Hodari A, Park K U, Lace B, et al. Robot-assisted minimally invasive Ivor Lewis esophagectomy with real-time perfusion assessment [J]. Ann Thorac Surg, 2015, 100(3): 947−952.

[24] Horgan S, Berger R A, Elli E F, et al. Robotic-assisted minimally invasive transhiatal esophagectomy [J]. Am Surg, 2003, 69(7): 624−626.

[25] Hulscher J B, Tijssen J G, Obertop H, et al. Transthoracic versus transhiatal resection for carcinoma of the esophagus: a meta-analysis [J]. Ann Thorac Surg, 2001, 72(1): 306−313.

[26] Hulscher J B, Van Sandick J W, De Boer A G, et al. Extended transthoracic resection compared with limited transhiatal resection for adenocarcinoma of the esophagus [J]. N Engl J Med, 2002, 347(21): 1662−1669.

[27] Kalan I, Turgut D, Aksoy S, et al. Clinical and pathological characteristics of breast cancer patients with history of cesarean delivery [J]. Breast, 2010, 19(1): 67−68.

[28] Kalloo A N, Singh V K, Jagannath S B, et al. Flexible transgastric peritoneoscopy: a novel approach to diagnostic and therapeutic interventions in the peritoneal cavity [J]. Gastrointest Endosc, 2004, 60(1): 114−117.

[29] Kelly D C, Margules A C, Kundavaram C R, et al. Face, content, and construct validation of the da Vinci Skills Simulator [J]. Urology, 2012, 79(5): 1068−1072.

[30] Kernstine K H, Dearmond D T, Karimi M, et al. The robotic, 2-stage, 3-field esophagolymphadenectomy [J]. J Thorac Cardiovasc Surg, 2004, 127(6): 1847−1849.

[31] Kim M C, Jung G J, Kim H H. Learning curve of laparoscopy-assisted distal gastrectomy with systemic lymphadenectomy for early gastric cancer [J]. World J Gastroenterol, 2005, 11(47): 7508−7511.

[32] Kunisaki C, Makino H, Yamamoto N, et al. Learning curve for laparoscopy-assisted distal gastrectomy with regional lymph node dissection for early gastric cancer [J]. Surg Laparosc Endosc Percutan Tech, 2008, 18(3): 236−241.

[33] Kwoh Y S, Hou J, Jonckheere E A, et al. A robot with improved absolute positioning accuracy for CT guided stereotactic brain surgery [J]. IEEE Trans Biomed Eng, 1988, 35(2): 153−160.

[34] Luketich J D, Pennathur A, Awais O, et al. Outcomes after minimally invasive esophagectomy: review of over 1000 patients [J]. Ann Surg, 2012, 256(1): 95−103.

[35] Marengo F, Larrain D, Babilonti L, et al. Learning experience using the double-console da Vinci surgical system in gynecology: a prospective cohort study in a University hospital [J]. Arch Gynecol Obstet, 2012, 285(2): 441−445.

[36] Marescaux J, Leroy J, Gagner M, et al. Transatlantic robot-assisted telesurgery [J]. Nature, 2001, 413(6854): 379−380.

[37] Markar S R, Wiggins T, Antonowicz S, et al. Minimally invasive esophagectomy: Lateral decubitus vs. prone positioning; systematic review and pooled analysis [J]. Surg Oncol, 2015, 24(3): 212−219.

[38] Mirheydar H, Jones M, Koeneman K S, et al. Robotic surgical education: a collaborative approach to training postgraduate urologists and endourology fellows [J]. JSLS, 2009, 13(3): 287−292.

[39] Mori K, Yamagata Y, Aikou S, et al. Short-term outcomes of robotic radical esophagectomy for esophageal cancer by a nontransthoracic approach compared with conventional transthoracic surgery [J]. Dis Esophagus, 2016, 29(5): 429−434.

[40] Nakauchi M, Uyama I, Suda K, et al. Robot-assisted mediastinoscopic esophagectomy for esophageal cancer: the first clinical series [J]. Esophagus, 2019, 16(1): 85−92.

[41] Orringer M B, Marshall B, Chang A C, et al. Two thousand transhiatal esophagectomies: changing trends, lessons learned [J]. Ann Surg, 2007, 246(3): 363−372.

[42] Palanivelu C, Prakash A, Senthilkumar R, et al. Minimally invasive esophagectomy: thoracoscopic mobilization of the esophagus and mediastinal lymphadenectomy in prone position — experience of 130 patients [J]. J Am Coll Surg, 2006, 203(1): 7−16.

[43] Park S, Hwang Y, Lee H J, et al. Comparison of robot-assisted esophagectomy and thoracoscopic esophagectomy in esophageal squamous cell carcinoma [J]. J Thorac Dis, 2016, 8(10): 2853−2861.

[44] Park S, Hyun K, Lee H J, et al. A study of the learning curve for robotic oesophagectomy for oesophageal cancer [J]. Eur J Cardiothorac Surg, 2018, 53(4): 862−870.

[45] Park S Y, Kim D J, Son T, et al. Extent of mediastinal lymphadenectomy and survival in superficial esophageal squamous cell carcinoma [J]. J Gastrointest Surg, 2017, 21(10): 1584−1590.

[46] Park S Y, Kim D J, Yu W S, et al. Robot-assisted thoracoscopic esophagectomy with extensive mediastinal lymphadenectomy: experience with 114 consecutive patients with intrathoracic esophageal cancer [J]. Dis Esophagus, 2016, 29(4): 326−332.

[47] Patel H R, Linares A, Joseph J V. Robotic and laparoscopic surgery: cost and training [J]. Surg Oncol, 2009, 18(3): 242−246.

[48] Rashid T G, Kini M, Ind T E. Comparing the learning curve for robotically assisted and straight stick laparoscopic procedures in surgical novices [J]. Int J Med Robot, 2010, 6(3): 306−310.

[49] Salem A I, Thau M R, Strom T J, et al. Effect of body mass index on operative outcome after robotic-assisted Ivor-Lewis esophagectomy: retrospective analysis of 129 cases at a single high-volume tertiary care center [J]. Dis Esophagus, 2017, 30(1): 1−7.

[50] Sarkaria I S, Rizk N P, Finley D J, et al. Combined thoracoscopic and laparoscopic robotic-assisted minimally invasive esophagectomy using a four-arm platform: experience, technique and cautions during early procedure development [J]. Eur J Cardiothorac Surg, 2013, 43(5): e107−e115.

[51] Sarkaria I S, Rizk N P, Grosser R, et al. Attaining proficiency in robotic-assisted minimally invasive esophagectomy while maximizing safety during procedure development [J]. Innovations (Phila), 2016, 11(4): 268−273.

[52] Sarkaria I S, Rizk N P. Robotic-assisted minimally invasive esophagectomy: the Ivor Lewis approach [J]. Thorac Surg Clin, 2014, 24(2): 211−222.

[53] Schachner T, Bonaros N, Wiedemann D, et al. Training surgeons to perform robotically assisted totally endoscopic coronary surgery [J]. Ann Thorac Surg, 2009, 88(2): 523−527.

[54] Schreuder H W, Wolswijk R, Zweemer R P, et al. Training and learning robotic surgery, time for a more structured approach: a systematic review [J]. BJOG, 2012, 119(2): 137−149.

[55] Straatman J, Van Der Wielen N, Cuesta M A, et al. Minimally invasive versus open esophageal resection: three-year follow-up of the previously reported randomized controlled trial: the TIME trial [J]. Ann Surg, 2017, 266(2): 232−236.

[56] Suzuki N, Hattori A, Ieiri S, et al. Tele-control of an endoscopic surgical robot system between Japan and Thailand for tele-NOTES [J]. Stud Health Technol Inform, 2009, 142: 374−379.

[57] Trugeda S, Fernandez-Diaz M J, Rodriguez-Sanjuan J C, et al. Initial results of robot-assisted Ivor-Lewis oesophagectomy with intrathoracic hand-sewn anastomosis in the prone position [J]. Int J Med Robot, 2014, 10(4): 397−403.

[58] Van Der Sluis P C, Ruurda J P, Van Der Horst S, et al. Learning curve for robot-assisted minimally invasive thoracoscopic esophagectomy: results from 312 cases [J]. Ann Thorac Surg, 2018, 106(1): 264−271.

[59] Van Workum F, Berkelmans G H, Klarenbeek B R, et al. McKeown or Ivor Lewis totally minimally invasive esophagectomy for cancer of the esophagus and

gastroesophageal junction: systematic review and meta-analysis［J］. J Thorac Dis, 2017, 9(Suppl 8): S826−S833.

［60］ Van Workum F, Bouwense S A, Luyer M D, et al. Intrathoracic versus cervical anastomosis after minimally invasive esophagectomy for esophageal cancer: study protocol of the ICAN randomized controlled trial［J］. Trials, 2016, 17(1): 505.

［61］ Van Workum F, Slaman A E, Van Berge Henegouwen M I, et al. propensity score-matched analysis comparing minimally invasive Ivor Lewis versus minimally invasive Mckeown esophagectomy［J］. Ann Surg, 2020, 271(1): 128−133.

［62］ Wang H, Shen Y, Feng M, et al. Outcomes, quality of life, and survival after esophagectomy for squamous cell carcinoma: A propensity score-matched comparison of operative approaches［J］. J Thorac Cardiovasc Surg, 2015, 149(4): 1006−1014.

［63］ Wang W P, Chen L Q, Zhang H L, et al. Modified Intrathoracic Esophagogastrostomy with minimally invasive robot-assisted Ivor-Lewis esophagectomy for cancer［J］. Dig Surg, 2018: 1−8.

［64］ Zhang X, Su Y, Yang Y, et al. Robot assisted esophagectomy for esophageal squamous cell carcinoma［J］. Thorac Dis, 2018, 10(6): 3767−3775.

［65］ Zhang Y, Han Y, Gan Q, et al. Early Outcomes of robot-assisted versus thoracoscopic-assisted Ivor Lewis esophagectomy for esophageal cancer: a propensity score-matched study［J］. Ann Surg Oncol, 2019, 26(5): 1284−1291.

［66］ 韩丁培, 项捷, 高涛涛, 等. 机器人辅助与传统Ivor-Lewis食管癌根治术近期疗效的比较［J］. 中国微创外科杂志, 2016, 16(5): 404−407.

［67］ 刘小龙, 熊磊, 丛壮壮, 等. 达芬奇机器人在食管癌根治术中学习曲线的研究［J］. 医学研究生学报, 2018, 31(8): 831−834.

［68］ 杨煜, 张晓彬, 孙益峰, 等. 机器人辅助食管癌的微创外科切除: 上海市胸科医院75例临床报道［J］. 中华胸部外科电子杂志, 2016, 3(3): 151−155.

［69］ 张亚杰, 韩宇, 项捷, 等. 机器人微创Ivor Lewis食管癌根治术的应用［J］. 中国胸心血管外科临床杂志, 2018, 25(9): 735−741.

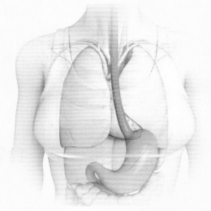

第六章

食管组织工程

张　浩　丁芳宝

　　组织工程是利用生物活性物质，通过体外培养或构建的方法，再造或者修复器官及组织的技术，是一门将细胞生物学和材料科学相结合，进行体外或体内构建组织或器官的新兴学科。食管组织工程技术为食管的修复和重建提供了一条崭新的道路。近20年，食管组织工程的研究取得了多项令人鼓舞的进展，本章将介绍国际研究者在食管组织工程领域迄今为止所做的努力。尽管该技术仍然存在关键的科学问题有待解决，但随着食管组织工程研究的不断深入，这些问题将被逐步解决，食管组织工程技术将具有广阔和令人激动的应用前景。

[**通信作者**]　张浩，Email：zhanghao@smmu.edu.cn

第一节　食管组织工程概述

对受损组织或器官进行修复和功能重建，仍然是现代医学面临的一个难题。目前最常用的手段就是组织或器官移植，不过这种方案存在着供体来源不足、免疫学排斥等问题。很久以来人们一直梦想能够像工厂生产机器零件一样，大量生成移植所需的组织或器官，在机体出现问题时进行更换。组织工程学（tissue engineering）的提出、建立和发展，为实现这一梦想提供了可能。在快速发展的再生医学领域中，组织工程被 Langer 和 Vacanti 定义为：应用工程和生命科学原理开发生物替代物，以恢复、维持或改善组织功能的跨学科领域。在实践中，利用组织重塑为所需器官表型所必需的成分构成替代器官并植入体内。大多数情况下，通过组织活检方法获取自体细胞（如上皮细胞、肌肉细胞或骨髓间充质干细胞等），然后，用这些细胞接种在无细胞基质中进行体外扩增，再在组织培养器中培养替代器官，或者在体内或离体的背阔肌、大网膜中进行培养；最后使用培养的替代器官进行器官替换手术。这种方法已经用于人类取代膀胱、尿道、心脏瓣膜以及阴道重建中。

目前，食管癌的治疗主要依靠手术切除加食管重建，重建所需的替代组织主要有两大类：一类是用自体其他组织或器官，另一类是用人工食管替代。自体组织如胃、空肠、结肠等是临床应用最多的重建方式，然而其手术创伤大、并发症多、病死率高，因此，学者们正积极寻找人工食管的替代材料。但这些替代材料大多为不可降解的高分子材料，组织相容性差，腔内无法完全内皮化，致使其临床应用受限。随着组织工程技术的迅速发展，使体外构建有活性的生物替代材料修复食管缺损成为可能，将为食管缺损的修复提供一条崭新的道路。

理想状态下，来自组织工程的食管替代物应具有以下特征：蠕动活性、弹性、润滑性和抗食管反流能力。在食管组织工程实践当中，需要从机体获取少量的活体组织，用特殊的酶或其他方法将细胞（又称种子细胞）从组织中分离，并在体外培养扩增，然后将扩增的细胞与具有良好生物相容性、可降解性和可吸收的生物材料（支架）按一定的比例混合，使细胞黏附在生物材料（支架）上形成细胞-材料复合物；进一步将该复合物植入机体的组织或器官病损部位，随着生物材料在体内逐渐被降解和吸收，植入的细胞在体内不断增殖并分泌细胞外基质，最终达到修复和重建食管结构功能的目的。目前，该领域主要的研究方向包括食管组织工程支架材料、去细胞技术和种子细胞的选择等几个方面。

第二节　食管组织工程发展现状

目前，组织工程食管的研究正在从单纯的人工食管替代转变为诱导自身食管组织再生，人工食管仅作为一个临时通道，通过提供一个合适的三维细胞外结构并维持足够长的吸收降解时间诱导自身食管组织爬行再生，最终新生食管完全替代人工食管。在材料的选择上，也应该从单一的生物惰性材料向可降解、可吸收的生物活性材料转变。达到食管组织的修复和再生的最佳途径是建立与食管组织相同的细胞支架，进而启动和促进组织种子细胞的迁移、增殖和分化。支架材料是构建组织工程食管的基础。由于食管结构的复杂性，以往常用的人工支架都过于简单，无法完全满足食管组织工程对支架材料的要求，也无法模拟食管组织相对复杂的细胞生长环境。因此，寻找可最大限度模拟细胞生长微环境的三维支架材料用于食管细胞的培养，保证食管细胞的数量、形态及相关功能的维持，是解决组织工程化食管构建的首要问题。去细胞化食管支架最大限度地保留了食管本身的三维组织架构，特别是其保留了血管结构，这解决了细胞生长所需营养物质的供给和代谢物排出的难题，从而有可能实现食管细胞的高密度生长。

目前，已经尝试的食管替代材料主要可以分为以下四类：合成假体植入物、同种异体食管移植物、组织自体移植物或同种异体移植物、金属支架和再生组织基质。

一、合成假体植入物

合成材料（如特氟隆、涤纶等）在早期研究中应用较多，但并没有得到足够多的重复性成功，主要原因包括异物排斥率高，植入后发生吻合口瘘或吻合口狭窄。此外，由于生物相容性不佳而常导致慢性感染和严重的纤维化，因而制约了这些材料在后续食管组织重建研究中的应用。

二、同种异体食管移植物

应用同种异体食管移植物的主要挑战在于血管性。由于食管的血液供应具有多源性，包括甲状腺下动脉、支气管动脉、肋间动脉等，使得移植物的血运重建非常困难。为了解决这一难题，有学者提出甲状腺气管食管联合移植术，通过将甲状腺下动脉-颈动脉吻合进行血运重建，但这种术式的复杂性和免疫抑制治疗限制了其临床应用。

三、非食管组织移植物

胸膜、心包、皮肤、肌肉筋膜、肋间肌和主动脉等非食管组织移植物都曾被用于食管重建的研究。在20世纪50年代，使用主动脉移植物在动物和人体中获得了令人鼓舞的结果。这一技术使实验动物或患者在术后早期可以正常进食，并且在动物体内取出的移植物上观察到马尔皮基氏上皮再生。然而，在绝大多数情况下，移植物会出现严重狭窄并迅速进展。最近，有学者研究了由食管腔内支架保护的主动脉同种异体移植物的小型猪模型的食管再生能力。动物实验显示，移植物内可以在6个月内形成一个潜在的腔，但是在12个月左右移植物会发生严重纤维化，并且不显示任何对食管表型的组织重塑。

四、金属支架和再生组织基质

Kulwinder等通过内镜技术将自膨式金属支架植入患者的食管，然后将再生组织基质覆盖支架，并用从患者自身血液中提取的生长因子产生的富血小板血浆凝胶喷涂。研究者原计划在食管重建后12周内拆除支架，但因种种原因手术推迟了3年半。在移除的支架上观察到分层鳞状上皮、正常5层壁食管的全层再生以及快速的蠕动。支架被拆除1年后，内镜超声图像显示纤维化（瘢痕）

区域和食管壁全层再生,且完全恢复了基本功能,食管肌肉能够在人处于直立和45°角坐姿情况下,将水和液体沿食管推进到胃中。

第三节 食管组织工程支架材料

食管组织工程支架材料的作用是为细胞提供支撑,并提供增强细胞整合、分化、存活、生长以及血管发生所需的生化信号,以引导组织再生。理想的组织工程支架材料应具备以下条件:① 良好的组织相容性;② 可降解和降解速率可控;③ 相对较低的免疫原性;④ 能够维持在其上生长的细胞形态和表型,并促进细胞黏附、增殖以及诱导组织再生;⑤ 有一定的孔隙率;⑥ 有一定的机械强度。目前,可用于食管组织工程支架的材料主要包括各种基质,并可以区分为3种类型:合成基质、天然基质(包括细胞外基质和胶原基质)和无细胞基质。

一、合成基质

用于组织工程的人工合成材料分为高分子降解材料和不降解材料。不降解材料(如聚氨酯、硅酮)只能作为暂时的支架内衬,外面必须复合可降解材料诱导组织再生,植入体内一段时间后取出。Takimoto等以硅酮外包裹胶原海绵作为食管支架,重建犬的长段颈部或胸段食管缺损。术后4周内取出硅酮,重建的食管会发生明显狭窄,特别是中段为甚;而4周后取出硅酮者狭窄明显改善。因此,作者认为内置硅酮放置4周以上可以抑制狭窄发生。但内置硅酮的存在阻碍管腔内上皮细胞化,术后3个月左右才能达到管腔内完全上皮化。

此外,现有多种可生物降解的合成聚合物,这对于组织工程具有重要的意义。主要包括聚酯基脂族聚合物,如聚乳酸(polylatic acid, PLA)、聚-L-乳酸(PLLA)、聚己内酯(PCL)、聚羟基乙酸(polyglycolic acid, PGA)、聚-DL-乳酸(PLGA)、聚-丙交酯-共聚-己内酯(PLLC)。一方面,它们的黏附能力通过其的无孔表面增强，为蛋白质提供了锚点。另一方面，它们的疏水性表面限制了蛋白质和聚合物的相互作用，并且构成了细胞黏附的障碍。在这些基质的表面引入天然蛋白质部分缓解了这一缺点。研究表明，将胶原蛋白和纤连蛋白添加到不同聚合物（PLLC、PLGA和PLLA）的表面，能显著提高食管上皮细胞、平滑肌细胞和成纤维细胞的黏附、存活和线粒体功能。其他因素如孔的大小和基质的钙浓度可能会影响细胞行为，增强增生和分化。它们的主要限制是其生物相容性较弱，经常导致身体反应产生瘘或狭窄。因此，这种材料的体内植入试验尚未确定。

人工合成可降解高分子材料如PLA、PGA等具有许多优点，如机械强度、降解时间、多孔性和超微结构可控，并可以通过化学处理或者被覆材料校正表面特性促进细胞黏附，而且这些合成聚合材料具有一定的生物相容性、生物可吸收性、低免疫原性，能诱导血管再生支持细胞的生长和新生组织的形成。

目前，人工合成的支架材料虽具有降解性和理化性质单一可控的优点，但没有特殊的器官结构和有利于细胞生长的微环境；并且人工合成的可降解材料在支架强度、韧度、与人体的排斥相容性、对细胞的黏附力、降解产物的不良反应等方面存在一些缺陷和不足，存在潜在的免疫原性，置入体内不利于细胞外基质的重构。故目前人工合成可降解高分子材料与临床应用的要求尚有较大距离。

二、天然基质

在组织工程天然材料的研究方面，小肠黏膜下层（small intestinal submucosa，SIS）研究较为广泛。SIS主要由 I 型、III 型胶原蛋白构成，含有少量IV型、V 型胶原、血管内皮生长因子及成纤维细生长因子等。SIS植入体内后，能逐渐降解，并能迅速诱导组织再生，刺激血管生长。SIS无免疫原性，有良好的生物相容性和抗微生物活性，含有天然的抗菌多肽，并有良好的生物力学性能，是较理想的组织工程支架材料。SIS在人体许多组织器官中进行了广泛的实验研究，并已有产品应用于临床，取得了较好的效果。Badylak等率先用猪SIS修复犬食管5 cm长的部分及完全缺损，结果术后35 d材料大部分吸收，残留少许材料在显微镜下可辨认，管腔内壁大部分上皮化，周缘束状肌肉延伸，中间有骨骼肌岛细胞再生,术后50 d材料完全吸收,腔壁完全上皮化,肌束塑形;而完全缺损食管于术后45 d出现明显的狭窄,周径收缩至周围正常的一半。目前,还有较多去细胞基质的天然材料应用于组织工程食管,包括去细胞基质主动脉、去细胞基质胃、去细胞基质食管、去细胞基质膀胱和去细胞皮肤等。

到目前为止,食管组织工程中的大部分实验取得的进展都是关于天然基质,即细胞外基质或由细胞外基质中的一种成分(如胶原基质)形成的天然基质。这种类型基质的普及主要是由于它们在减少炎症和纤维化中发挥调节剂的作用,以及增强组织重塑的能力。

1. 细胞外基质

这些基质是通过酶处理的器官或组织,如肠黏膜下层(SIS)、膀胱(尿白细胞介素)、食管(无细胞基质)、胃(无细胞基质)、胎盘(人羊膜)或真皮(脱细胞真皮基质)。每个基质通过其功能和结构蛋白质构成特定的三维环境,影响使基质结合的细胞的性质和功能。这些基质通过释放与宿主细胞相比具有促有丝分裂和化学作用能力的蛋白质(如隐性肽),在组织修复的机制中起着相当大的作用。总之,细胞外基质由结构(胶原和弹性蛋白)和黏附素(纤连蛋白和层粘连蛋白)组成,其与多糖(糖胺聚糖和蛋白多糖)相关,参与再生细胞的黏附。开发这种基质的主要困难是完全去细胞化而不干扰蛋白质结构及其成分。

2. 胶原基质

这些基质通常由从牛皮肤或跟腱提取的 I 型胶原制备,与人类胶原相似是其主要优点。此外,可以二维或三维形式进行制备。然而,由于它们仅有细胞外基质中的一种成分,因此性能不如细胞外基质理想。

三、无细胞基质

研究者单独或比较分析了这些合成和天然基质在体内植入后的功能,如促进血管生成、生物相容性和细胞再生能力等。基质的具体应用方式包括填充食管侧壁缺损的食管补片成形术,环状替代食管的替代。

这些基质中的大多数(无论是天然的还是合成的)在用作食管补片时在上皮再生方面给出类似的结果,即1~3个月内可形成分层上皮结构。另外,肌肉组织再生出现较早，并且当应用细胞外基质时，完全的肌肉组织再生更为常见，特别是那些来源于 SIS 的肌肉。Badylak 等认为肌肉再生是由于原生食管肌肉层的成肌细胞迁移，而其他人认为它与间充质干细胞去分化有关。血管形成的机制可以通过促血管生成因子的表达来解释，这一因子可以相当好地被基质相关细胞分泌。

在应用无细胞接种的基质进行环状食管替代研究中，胶原基质是在各种动物模型中使用最多的方法。Saito 等报道了使用胶原替代物植入背阔肌内 3 周，然后转移到颈部作为带蒂移植物，以桥接兔子颈部食管的环状缺损；然而没有一只动物存活超过 3 周，导致死亡的原因是移植区域狭窄。Komuro 等分析了在猪模型中切除来自颈-胸段食管后植入胶原基质替代物的效果。研究者认为这一方法避免了术后 2 个月时在对照组中观察到的食管假性囊肿扩张（肌层切除胶原基质替代物），在基质植入组中没有观察到狭窄的发生。植入部位的组织学分析表明，胶原基质被含有新生血管和新生神经的结缔组织替代，无肌肉再生。SIS 组织是替代食管环状缺损的第 2 位常被检验的基质。在 Doede 和 Lopes等的经验中，狭窄通常在 SIS 的无细胞基质移植部位出现，而在同一部位没有发生肌肉细胞定植。

因此，无论使用什么基质，应用无细胞基质进行环状食管替代都不会导致组织重塑，也不会出现食管表型。因此，使用上皮细胞、肌肉细胞和间充质干细胞获得细胞基质的研究已开展。

虽然有学者提出使用器官特异性来源基质的理论（例如，使用食管来源基质进行食管重建），但 Wolf 等已经在体外证实，无论基质是来自肌肉组织，还是SIS 组织，使用鼠成肌细胞接种后发展为肌肉表型的组织重塑能力没有差异。

第四节　食管组织工程去细胞技术

去细胞化就是使用物理、化学、生化酶等途径去除器官或组织细胞的内容物，从而只保留细胞外基质，同时不会改变细胞外基质的生物学性质和机械力学性质。尽管它可能改变细胞外基质的化学或结构组成，但是去细胞处理去除了高免疫原性的细胞，避免了异物炎症反应和移植排斥反应。而且细胞外基质中大部分蛋白质、黏多糖被较好地保留，这些都是种子细胞体内再生必须具备的条件。细胞外基质成分在胚胎的发育过程中具有调节组织生理生化性能、分子信号及空间构想等功能。目前，通过去细胞技术获得天然细胞外基质的成分已经获得了美国FDA的批准，并且部分已应用于临床。如去细胞真皮组织、去细胞瓣膜、去细胞骨组织等。此外，通过去细胞构建的细胞外基质支架在具有完整的三维支架结构的同时保留了完整的脉管系统。去细胞化方法主要有物理法、化学法及酶处理法。

一、物理去细胞法

物理法去细胞包括直接搅拌、超声波、直接压力、快速冻干等。例如，肌腱膜、神经组织、韧带的去细胞化过程应用的就是快速冰冻的方法，通过快速冰冻组织，使细胞内迅速形成冰晶，引起细胞膜破裂，从而破坏细胞膜。另外，在解剖学分层的器官或组织（如小肠黏膜下层、膀胱黏膜等）的去细胞过程中主要应用机械力法。尽管这些物理的处理方法能够使细胞之间的连接松解，但是去细胞化的效果依然有限，通常还需要进一步移除、破坏细胞的方法来辅助。

二、化学去细胞法

化学法去细胞即应用化学去垢剂（包括酸、碱、离子型去垢剂和非离子型去垢剂）去除细胞的方法。其中，非离子型去垢剂Triton X-100和离子型去垢剂十二烷基磺酸钠（sodium dodecyl sulfate, SDS）是目前应用最广泛的化学去垢剂。Triton X-100在去细胞化方法中是研究最广泛的非离子去污剂，它对组织的去细胞化效果有利有弊，虽然它能够破坏蛋白和脂质及脂质和脂质之间的相互作用力，但是蛋白质与蛋白质之间的相互作用却完整保留，无法破坏。有研究结果提示，Triton X-100并不能完全有效地从韧带、肌腱、血管等组织中将细胞移除。因此，应用Triton X-100去细胞的效果仍然有限，往往需要联合SDS或酶等去细胞方法进一步辅助完成脱细胞的过程。离子型去污剂中的SDS可以有效地溶解细胞质和细胞核膜，也能更有效地移除残余的细胞核和细胞质蛋白

（如波形蛋白等）。但是SDS的作用强烈，去细胞化的同时也可能会破坏组织本身的结构，时间过长、浓度过高的灌洗都可能会使酸性黏多糖的含量降低，导致组织胶原结构的破坏。脱氧胆酸钠是一种离子型去污剂，对细胞外基质超微结构影响较小，而应用脱氧胆酸钠联合DNase Ⅰ法脱细胞，可安全高效地去除细胞成分和DNA。

三、酶处理去细胞法

酶处理法包括蛋白酶消化法、Ca^{2+}螯合剂法、核酸酶法等。最常见的是蛋白酶消化法。胰蛋白酶是一种高度特异性酶，它可以水解蛋白质C端精氨酸和赖氨酸之间的肽键，从而破坏细胞膜及细胞内外的连接。由于胰蛋白酶强效的消化作用，过长时间接触胰蛋白酶/EDTA会大量损失细胞外基质中的纤维连接蛋白、层粘连蛋白、弹性蛋白和黏多糖的含量，从而导致正常细胞外基质结构的分解。有报道显示，虽然胰蛋白酶的处理方式破坏了细胞外基质的成分，但不会影响细胞在支架上的生长。缩短胰蛋白酶/EDTA作用的时间并降低其浓度可以减少对细胞超微结构和细胞外基质组分的破坏。

综合上述去细胞方法的优缺点，实际操作中常联合使用上述方法来提高去细胞化的效果。单纯应用去垢剂法处理后组织主要成分为胶原、纤维粘连素、弹性蛋白及层粘连蛋白等细胞外基质成分，与正常组织非常相似，而去垢剂、酶消化法处理后组织主要成分为弹性蛋白、紧密连接的糖性蛋白和非可溶性胶原。Xu等通过脱细胞方法构建了牛的黏膜固有层细胞外基质，并种植于人的声带成纤维细胞用于修复大鼠的声带损伤。Ott等单纯通过肺的血管网系统，用清洁剂联合DNase Ⅰ灌注大鼠的肺2 h即可达到脱细胞效果。Price通过联合应用脉管系统和气管内灌注，依次用蒸馏水、NaCl和胰酶灌注肺脏，得到理想的肺脏细胞外基质支架。Cortiella等通过气道系统灌注并在生物反应系统中进行气道的再细胞化培养。

在食管组织工程研究中，Totonelli等将上皮细胞与胶原支架复合材料与小鼠去细胞的食管支架共培养，结果检测到上皮细胞在复合支架内良好生长并增殖，这一研究表明去细胞的食管支架为细胞的生长提供了与体内生长环境相似的微环境，也为去细胞技术在食管组织工程研究中的应用奠定了基础。

第五节　食管组织工程种子细胞的选择

应用组织工程的方法再造组织与器官所用的各类细胞统称为种子细胞,是组织工程的基本要素。组织工程食管的种子细胞主要来源为自体、同种异体及异种组织的细胞等,只有获得足够数量并保持特定生物学活性的种子细胞才能保证组织构建的成功。

种子细胞研究的目的在于获取足够数量的接种细胞,同时保持细胞增殖、合成基质等生物学功能并防止细胞老化。组织工程的最初设想是通过切取一小块正常同源组织,经体外培养扩增的方法得到大量的目的细胞,进一步与材料复合后构建出新的组织。组织工程食管种子细胞的选择应满足以下要求:采用非侵袭或微创手段即可获得;分裂增殖能力强;功能旺盛;无或仅有极微弱的免疫排斥反应;能连续传代,并且传代培养后不发生形态、功能及遗传物质的改变,具有抗原性小、组织修复能力强等特性。

组织工程食管种子细胞的来源

1. 胚胎干细胞

胚胎干细胞(embryonic stem cell, ESC)具有自我更新、无限增殖、高度未分化以及发育全能性,在组织工程中的早期研究中有较多应用。应用诱导分化的小鼠ESC构建组织工程化血管以及诱导人ESC向表皮细胞分化的成功,证实了ESC作为组织工程食管种子细胞的可行性。但随着ESC研究的深入,带来了一系列相关的法律、伦理和道德等问题。例如,ESC体内移植可能导致肿瘤发生的潜在风险、ESC作为异体细胞存在抗原性等。这些问题虽然可以应用体细胞核转移技术或免疫隔离技术解决,但是会引发与克隆生殖相似的伦理和法律问题。目前,科研人员对如何使ESC分化为所要构建组织的目的细胞知之甚少,对其定向分化的研究刚起步,这些问题极大地限制了ESC作为种子细胞在组织工程食管中的研究及应用。

2. 肌细胞

使用食管组织工程的平滑肌细胞在食管补片成形术和环状食管替代中均显示有效。Marzaro等制造了一侧食管壁肌层的缺损，并保持黏膜管道完整。将有肌细胞接种的细胞外基质补片或没有肌细胞接种的细胞外基质补片固定在缺损部位。结果发现，肌细胞的存在导致更轻的炎症反应和增强的肌细胞再生。Badylak等使用来自猪膀胱的细胞外基质，去细胞化并制备成管状，消毒后用作食管重建的生物支架应用在食管环状切除的实验犬模型中。22只犬分为4组，其中第1组和第2组分别用单独的细胞外基质或肌肉组织修复，第3组和第4组用细胞外基质部分覆盖(30%)肌肉组织或完全覆盖(100%)肌肉组织。前2组由于形成了难治性食管狭窄而在3周内被处死，后2组动物存活26～230 d，并且显示食管组织的有效重塑，形成规则的食管组织层以及最轻程度的狭窄，食管壁具有蠕动性和正常的临床结果。来自后2组动物食管组织的力学测试显示，从相对僵硬的、非顺应性的细胞外基质管状结构向具有接近正常生物机械性能的组织的进展性重构。这一研究表明，细胞外基质生物支架结合自体肌组织，而不是单独的细胞外基质支架或肌组织，可以促进结构和功能上可接受的食管组织的原位重建。Poghosyan等最近的研究表明，对小型猪的颈部食管环状替代时，用骨髓成肌细胞接种SIS的复合替代物后可以在9个月内形成成束的条纹肌组织。

3. 上皮细胞

组织工程食管种子细胞的来源之一是食管上皮细胞，可以从患者自身直接获取正常的食管黏膜，经过体外分离、纯化、传代培养扩增得到大量可用于组织工程的食管上皮细胞。因取自自身组织，不会发生免疫排斥反应。相关基础研究表明，上皮细胞间以及与无细胞支架间的相互作用是维持上皮细胞生长增殖的重要因素，其中整合素起重要作用，另外，表皮生长因子(epidermal growth factor, EGF)、转化生长因子等因子也促进其生长增殖。Sato等的实验证实了人食管上皮细胞能够在生物支架上生长，植入体内后可形成类似正常食管的管状结构，功能良好。

上皮细胞在食管组织工程中的特殊优势与其对抗沙门氏菌和败血性侵袭的抵抗作用及其旁分泌功能有关。已有研究表明，食管黏膜切除术后应用自体上皮细胞可以加速愈合过程，并且可以减轻潜在的炎症反应。在食管补片成形术模型中,将上皮细胞添加到基质支架中增强肌肉再生,并减少潜在的炎症反应。此外,将上皮细胞添加到由聚乙醇酸基质与肌细胞组成的基质上,还可以防止食管环状置换后的狭窄。用于组织工程的食管来源的上皮细胞受到两个因素的限制。首先,获取足够大的食管标本会增加并发症的风险(穿孔和狭窄),尤其是当食管广泛病变、机体状况不佳或老年人时,不能保证可以获得状态良好的细胞,而且在临床上需通过内镜才能获取食管黏膜,对患者的损伤较大;其次,这些上皮细胞只具有较弱的增殖能力。研究发现终末期分化细胞的扩增能力有限,食管上皮细胞在培养超过5代后增殖能力明显下降,无法满足构建组织的需求,因而食管上皮细胞在组织工程食管中不能得到广泛的应用。因此,与食管上皮细胞具有相似结构和功能的口腔上皮细胞可能是未来研究和发展的重要方向。

4. 间充质干细胞

间充质干细胞(mesenchymal stem cell, MSC)来源广泛,存在于骨髓、血液、肝脏、肺、脂肪组织、毛囊、皮下组织、牙周韧带、胸腺、脾及胚胎、脐血等组织中,经诱导后能在体外定向生成软骨细胞等中胚层细胞,也是组织工程种子细胞的理想选择。

Sjöqvist等先获取大鼠的食管,然后将其表面的所有细胞去除,只留下支架结构,以保留食管的机械和力学特性。然后,他们将大鼠自体骨髓间充质干细胞(bone marrow stem cell, BMSC)体外诱导为成肌细胞及成上皮细胞,并种植在支架上。研究显示,这些附着在生物支架上的细胞能够在3周内表现出器官特异性。研究人员发现,这种技术生成的组织工程全层食管免疫原性低,可将免疫反应和移植排斥的风险最小化,不需要再服用免疫抑制药物。他们用这些体外培养的组织工程食管替代了大鼠体内受损的食管片段,结果所有大鼠存活,且2周后再生支架中出现了上皮细胞、肌肉细胞、血管、神经等主要成分。

Tan等利用骨髓MSC修复犬半周径食管缺损(长约5 cm),术后12周发现缺损修复处肌肉、上皮及血管生成。

BMSC在食管组织工程中应用的优势主要包括:① 取材时仅需简单的骨髓穿刺操作,易于获得;② 能分化为多种细胞系,具有多向分化的潜能,应用合适的微环境可以诱导向特定的细胞类型分化;③ 具有独特的免疫特性,允许同种异体基因的持续存在;④ 具有容易扩增的特点,可以通过密度梯度离心法获得,体外培养24～48 h后选择出来,培养30～40 d即可用于支架的种植。有研究表明，BMSC的分裂和增殖能力与供体的年龄有很大的相关性，即随着年龄增长，BMSC的分裂增殖能力下降。因此，选择鼠龄在4～6周的大鼠有利于获得状态良好的种子细胞。另外，大鼠成年后长骨骨髓腔内主要是黄骨髓，脂肪细胞比较多，24周龄大鼠与4周龄大鼠相比，其骨髓干细胞减少41%。幼年动物骨髓腔内主要以具有多向分化潜能的各种未分化幼稚细胞为主，故分离培养BMSC应以幼年大鼠的骨髓组织作为细胞来源。

MSC中还有一类特殊的干细胞，即人脐带MSC。它是存在于新生儿脐带组织中的一种多功能干细胞，具备干细胞的基本特点，细胞含量及增殖能力均优于BMSC，而免疫原性低于BMSC，并具有取材方便、无伦理学争议、易于分离及纯化等优点，近年来在组织工程领域倍受重视。随着细胞工程学和组织工程学的发展，利用人脐带MSC的多向分化性及其可在体外表达多种外源性目的基因的特性，已经将其作为种子细胞用于多种疾病的细胞治疗和基因治疗，未来可能应用于食管组织工程领域。

第六节　食管组织工程的发展趋势

一、生物反应器

应用生物反应器的目的是在移植前，促进在体外培育的组织工程食管的成熟过程。其作用是产生支持细胞代谢和增殖的环境条件，以及组织工程食管的结构发育。目前，研究者已经对多种类型的生物反应器进行了评估，其范围从封闭生物力学系统（因其结构复杂和效果较差而发展受限）到天然的体内生物反应器。天然生物反应器的优势之一是在实际植入体内之前促进组织工程食管的血管化过程。两种类型的天然生物反应器已被用于食管的组织工程：背阔肌和大网膜。

组织工程食管成熟后，将这种类型的生物反应器作为带蒂移植物一同植入移植部位。多个研究者报道了这一技术在加速组织成熟和血管发生方面相关的益处。例如，Hayashi等报道，在I型胶原基质上接种成纤维细胞、平滑肌和食管上皮细胞的多层结构，并植入裸鼠的背阔肌中，2周后发现多层上皮（10～13层），且具有明显的黏膜下层和肌层，而对照结构在孵育2周后只生产2～3层上皮，无任何特殊的分层结构。就可移动性而言，大网膜在食管置换中比背阔肌在解剖学上具有更明显的优势。

2015年，Todd等应用大鼠食管上皮细胞和平滑肌细胞接种到生物反应器中由电纺合成的PLGA和PCL/PLGA支架上。供体大鼠食管组织进行物理和酶消化，分离上皮细胞和平滑肌细胞，培养于上皮细胞培养基或平滑肌细胞培养基中，用免疫荧光法表征。将分离的细胞也接种到生理空心器官生物反应器中电纺合成的PLGA和PCL/PLGA支架上。经过2周的体外培养，组织工程化构件被原位移植到受体大鼠体内。结果显示，分离的细胞产生上皮、平滑肌和神经胶质细胞类型。培养14 d后，支架支持上皮、平滑肌和胶质细胞表型。整合到宿主天然组织中的移植结构和工程化组织的接受者表现出正常的摄食习惯。植入14 d后的表征显示，在接种和未接种的支架中，3种细胞表型都有不同程度存在。

二、无细胞的"智能基质"

在食管组织工程中，限制种子细胞使用的因素与其他细胞治疗中相同，即体内植入后相对较短的细胞存活周期以及生物反应的多样性。

在组织再生中涉及细胞分泌因子（cell-secreted factors）的发现，使得基质可以应用具有免疫应激和趋化性潜能的这些分子在体内募集宿主细胞，以便诱导最佳的组织再生，减少在愈合期有害的纤维化的炎症反应。

这种"智能基质"包含促进组织再生的因子，通过生成标准化替代器官的可能性从而获得相对细胞接种基质的优势，从而获得在体内可重复的生物反应。

在不远的将来，食管替代物可能由只包含组织再生所需的分子的无细胞的"智能基质"构成。

三、临床应用

Nieponice等报道了使用猪膀胱黏膜基质治疗的4例患者，其食管实际缺损

面积为 $10\sim15~mm^2$。术后所有患者平稳恢复，随访 $6\sim16$ 个月，4 例患者中只有 1 例出现食管狭窄而接受了 4 次内镜下扩张治疗。

另外，Badylak 等报道了在 5 例患者中通过腔内贴附无细胞 SIS 基质以避免巴雷特食管环状黏膜切除术后发生狭窄的可能性。其中 4 例患者出现术后食管狭窄，但都通过内镜扩张治疗后痊愈。

目前，还没有临床试验对组织工程食管植入人体的结果、无害性和可行性进行评估。

然而，随着大动物转化研究方案的开展和其他类型的组织工程替代品的临床应用，预示组织工程食管技术在不远的将来获得医疗机构和患者保护委员会的许可，开展临床试验的可能性。食管环状置换术首选的将是需要短节段置换的患者。如内镜扩张难以治愈的狭窄（创伤性、放射性、缺血性及医源性等）。可以预测的是，治疗成功的可能性与食管缺损的长度成反比。

对于食管闭锁患者，这种微创治疗手段似乎特别有吸引力。然而，这种治疗方式只有在成人临床试验中证明其有效性和无害性之后才能大规模开展。如果临床试验取得成功，这种技术可以用来替代食管更长的部分，如食管癌切除后。此外，组织工程也是那些多次尝试传统食管重建方法失败患者恢复经口进食的唯一希望。

由自体多能细胞组成的组织工程细胞外基质可能促使新生器官发生，但该项技术复杂，尚不能广泛应用于修复人类食管中的较大面积的缺损。Kulwinder 等使用容易获得的支架和细胞外基质在人体内再生食管以重新建立吞咽功能。研究者在内镜下向患者食管内放置一个容易获得的、完全覆盖的自膨胀金属支架（直径 18 mm，长度 120 mm），以连接一个 5 cm 长的全层食管节段，该段食管被纵隔脓肿破坏并导致直接沟通下咽部与纵隔。使用自体富血小板血浆凝胶喷涂在市售的细胞外基质，并覆盖在支架上。一侧的胸锁乳突肌覆盖于基质和富血小板血浆凝胶上。4 周后，由于支架移位而移除，并替换成 3 个套叠的支架以改善锚定。3.5 年后取出支架，通过内镜检查、活检、内镜超声检查和高分辨率阻抗测压法评估食管。在支架移除后，研究者观察到食管壁具有分层鳞状上皮，正常 5 层壁的食管全层再生以及快速运动的蠕动功能。支架移除 4 年后，患者可以正常饮食，并保持稳定的体重。

这项研究表明，人类食管的全厚度长节段缺陷可以用迄今为止仅在动物中测试过的再生医学方法治疗。依赖再细胞化支架的组织工程方法在多学科专业知识、时间、财政资源和监管方面都有很高的要求。因此，这一研究中使用现成产品的方法非常具有吸引力，特别是在临床上急需的情况下。

　　未来的食管组织工程技术可能使用肌肉干细胞接种到合成或天然的无细胞支架上，并在生物反应器中生长，直至其获得食管功能。上皮细胞的接种可以在移植前进行。

第七节　食管组织工程研究中存在的问题

一、食管狭窄

　　目前大部分食管管状缺损修复术后均存在食管狭窄的问题。可能的原因：① 上皮细胞再生延迟或不良。用单纯材料重建食管2.5 cm缺损，大约4周时间才能完全上皮化。Sakum等在内镜下将猪颈部食管黏膜切除，实验组用口腔黏膜修复，对照组不处理；2周后结果显示，实验组完全上皮化，而对照组瘢痕形成，管腔变窄。② Badylak认为食管在正常生理状态下处于负压，不像气管那样有软骨支持，也不像血管那样腔内有血流产生压力，所以人工食管替代物容易发生狭窄。③ 再生食管肌肉再生不良也是一个重要原因。

二、吻合口瘘

　　食管吻合口瘘是食管癌术后严重的并发症之一，有文献报道其发生率占所有食管癌术后并发症的20%～30%，可导致颈部、纵隔的严重感染，甚至发生胸骨后脓肿，如果不及时处理可导致死亡。目前，食管吻合口瘘是保守治疗的首选方法，但治疗失败率仍较高。二次手术治疗在一些文献中也有报道，其疗效并不令人满意。近些年，内镜被应用于食管吻合口瘘的治疗。例如，使用内镜释放血管夹闭合瘘口、注射纤维蛋白胶，或者使用自膨胀覆膜支架（self-expandable metallic stents, SEMS）等，但相关回顾性研究提示，内镜治疗方法存在食管狭窄、支架移位、出血及肿瘤复发等风险。综上，尽管食管吻合口瘘发生率及病死率高，然而目前缺乏有效的治疗手段，迫切需要一种安全、有效的治疗方法。

Zhang等应用自体间充质干细胞（MSC）和纤维蛋白胶联合移植治疗食管吻合口瘘的效果（见图6-7-1），为食管吻合口瘘的治疗寻找新的方法。

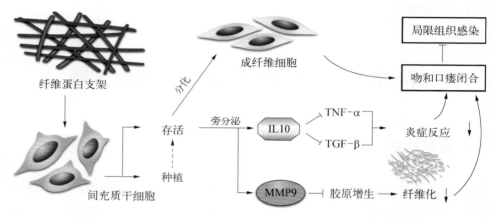

图6-7-1　自体干细胞-纤维蛋白胶联合移植治疗食管吻合口瘘的机制

研究者将21只成年健康新西兰大白兔完全随机分组，分为实验组（$n = 12$）和对照组（$n = 9$）。抽取实验组动物骨髓并培养纯化MSC。采用切开吻合置管造瘘法建立颈部食管吻合口瘘的动物模型。1周后，确定食管瘘口形成并测量，实验组使用0.2 mL含有2×10^6 GFP + MSC的纤维蛋白胶封闭瘘口，而对照组应用同体积、不含MSC的纤维蛋白胶。移植后5周行磁共振成像（MRI）检查，移植后7周为实验终点，获取食管瘘口部位的组织标本，分别行组织学及免疫组织化学等检测。MRI检查显示：实验组瘘口部位仅表现为炎性机化，而对照组多存在化脓性感染。至实验终点，实验组和对照组病死率差异无统计学意义，但实验组闭合率显著高于对照组（83.3% *vs* 11.1%，$P = 0.02$）。对瘘口部位标本的组织学研究提示：与对照组相比，实验组炎症反应较轻，胶原纤维增生规则。免疫荧光检测提示：自体移植的MSC在瘘口部位定植，且向成肌细胞分化。由此可见，自体干细胞-纤维蛋白胶联合移植可能通过MSC的免疫调控效应、细胞外基质重构以及纤维蛋白胶对MSC的抗迁移效应等机制提高颈部食管吻合口瘘的闭合率。

三、细胞与合成材料黏附力差

可通过在合成材料表面预涂某些蛋白提高细胞与支架的黏附力。纤维连接蛋白、层粘连蛋白、骨桥蛋白、Ⅳ型胶原和Ⅰ型胶原都能增强黏附力。Zhu等分别在PLLC上外涂纤维连接蛋白和胶原，将上皮细胞在材料上复合培养进行比较，研究证明外涂纤维连接蛋白比胶原更能促进上皮细胞增长。

四、蠕动功能差

单纯材料或支架修复的食管由于缺少肌纤维和神经支配，蠕动功能往往欠佳，而材料复合细胞则可明显改善蠕动功能。Grikscheit等将上皮细胞接种的支架材料植入鼠的腹段食管，术后第2、4周分别进行食管吞钡实验，并结合荧光显微镜观察，证实植入的细胞存活，且植入部位的扩张及收缩功能良好，术后组织学检查发现再生食管结构与正常食管相似。

食管组织工程技术为食管的修复和重建提供了一条崭新的道路。近20年来，食管组织工程的研究取得了多项令人鼓舞的进展，尽管仍然存在关键问题有待解决，但随着食管组织工程研究的不断深入，这些问题将被逐步解决，食管组织工程技术将具有广阔和令人激动的应用前景。

-------------------------------- 参 考 文 献 --------------------------------

［ 1 ］ Atala A, Bauer S B, Soker S, et al. Tissue-engineered autologous bladders for patients needing cystoplasty［ J ］. Lancet, 2006, 367(9518): 1241-1246.

［ 2 ］ Badylak S, Meurling S, Chen M, et al. Resorbable bioscaffold for esophageal repair in a dog model［ J ］. J Pediatr Surg, 2000, 35(7): 1097-1103.

［ 3 ］ Beckstead B L, Pan S, Branny A D, et al. Esophageal epithelial cell interaction with synthetic and natural scaffolds for tissue engineering［ J ］. Biomaterials, 2005, 26(31): 6217-6228.

［ 4 ］ Bhrany A D, Beckstead B L, Lang T C, et al. Development of an esophagus acellular matrix tis-sue scaffold［ J ］. Tissue Eng, 2006, 12(2): 319-330.

［ 5 ］ Cebotari S, Lichtenberg A, Tudorache I, et al. Clinical application of tissue engineered human heart valves using autologous progenitor cells［ J ］. Circulation, 2006, 1141(Suppl): 1132-I137.

［ 6 ］ Chirica M, Veyrie N, Munoz-Bongrand N, et al. Late morbidity after colon interposition for corrosive esophageal injury: risk factors, management, and outcome. A 20-years experience［ J ］. Ann Surg, 2010, 252(2): 271-280.

［ 7 ］ Ferrari G, Cusella-De Angelis G, Coletta M, et al. Muscle regeneration by bone marrow-derived myogenic progenitors［ J ］. Science, 1998, 279(5356): 1528-1530.

［ 8 ］ Freud E, Efrati I, Kidron D, et al. Comparative experimental study of esophageal wall regeneration after prosthetic replacement［ J ］. J Biomed Mater Res, 1999, 45(2): 84-91.

［ 9 ］ Gaujoux S, Le Balleur Y, Bruneval P, et al. Esophageal replacement by allogenic aorta in a porcine model［ J ］. Surgery, 2010, 148(1): 39-47.

［ 10 ］ Green N, Huang Q, Khan L, et al. The development and characterization of an organotypic tissue-engineered human esophageal mucosal model［ J ］. Tissue Eng Part A, 2010, 16(3): 1053-1064.

［ 11 ］ Komuro H, Nakamura T, Kaneko M, et al. Application of collagen sponge scaffold to muscular defects of the esophagus: an experimental study in piglets［ J ］. J Pediatr Surg, 2002, 37(10): 1409-1413.

［ 12 ］ Langer R, Vacanti J P. Tissue engineering［ J ］. Science, 1993, 260(5110): 920-926.

［ 13 ］ Le Baleur Y, Gaujoux S, Bruneval P, et al. Self-expanding removable plastic stents for the protection of surgical anastomoses after esophageal replacement in a porcine model［ J ］. Gastrointest Endosc, 2010, 72(4): 790-795.

［ 14 ］ MacArthur B D, Oreffo R O. Bridging the gap［ J ］. Nature, 2005, 433(7021): 19.

［ 15 ］ Macchiarini P, Mazmanian G M, de Montpreville V, et al. Experimental tracheal and tracheoesophageal allotransplantation［ J ］. J Thorac Cardiovasc Surg, 1995, 1104(Pt 1): 1037-1046.

［ 16 ］ Martinod E, Seguin A, Pfeuty K, et al. Long-term evaluation of the replacement of the trachea with an autologous aortic graft［ J ］. Ann Thorac Surg, 2003, 75(5): 1572-1528.

［ 17 ］ Marzaro M, Vigolo S, Oselladore B, et al. *In vitro* and *in vivo* proposal of an artificial esophagus［ J ］. J Biomed Mater Res A, 2006, 77(4): 795-801.

［ 18 ］ Ozeki M, Narita Y, Kagami H, et al. Evaluation of decellularized esophagus as a scaffold for cultured esophageal epithelial cells［ J ］. J Biomed Mater Res A, 2006, 79(4): 771-778.

［ 19 ］ Poghosyan T, Gaujoux S, Chirica M, et al. Functional disorders and quality of life afteresophagectomy and gastric tube reconstruction for cancer［J］. J Visc Surg, 2011, 1485(5): e327-e335.

［20］ Poghosyan T, Gaujoux S, Sfeir R, et al. Bioartificial oesophagus in the era of tissue engineering［J］. J Pediatr Gastroenterol Nutr, 2011, 52(Suppl 1): S16-S17.

［21］ Poghosyan T, Gaujoux S, Vanneaux V, et al. *In vitro* development and characterization of a tissue-engineered conduit resembling esophageal wall using human and pig skeletal myoblast, oral epithelial cells, and biologic scaffolds［J］. Tissue Eng Part A, 2013, 19(19-20): 2242-2252.

［22］ Raya-Rivera A, Esquiliano D R, Yoo J J, et al. Tissue-engineered autologous urethras for patients who need reconstruction: an observational study［J］. Lancet, 2011, 377(9772): 1175-1182.

［23］ Raya-Rivera A M, Esquiliano D, Fierro-Pastrana R, et al. Tissue-engineered autologous vaginal organs in patients: a pilot cohort study［J］. Lancet, 2014, 384(9940): 329-336.

［24］ Saito M, Sakamoto T, Fujimaki M, et al. Experimental study of an artificial esophagus using a collagen sponge, a latissimus dorsi muscle flap, and split-thickness skin［J］. Surg Today, 2000, 30(7): 606-613.

［25］ Saxena A K, Ainoedhofer H, Hollwarth M E. Esophagus tissueengineering: in vitro generation of esophageal epithe-lial cell sheets and viability on scaffold［J］. J Pediatr Surg, 2009, 44(5): 896-901.

［26］ Saxena A K, Kofler K, Ainodhofer H, et al. Esophagus tissue engineering: hybrid approach with esophageal epithelium and unidirectional smooth muscle tissue componentgeneration in vitro［J］. J Gastrointest Surg, 2009, 13(6): 1037-1043.

［27］ Smith R A, Raison J C. Excision of a carcinoma of the middle third of the oesophagus with aortic graft replacement; preliminary report［J］. Br J Surg, 1957, 44 (188), 566-569.

［28］ Takimoto Y, Nakamura T, Yamamoto Y, et al. The experimental replacement of a cervical esophageal segment with an artificial prosthesis with the useof collagen matrix and a silicone stent［J］. J Thorac Cardiovasc Surg, 1998, 116(1): 98-106.

［29］ Tessier W, Mariette C, Copin M C, et al. Replacement of the esophagus with fascial flap-wrapped allogenic aorta［J］. J Surg Res, 2015, 193(1): 176-183.

［30］ Tottey S, Corselli M, Jeffries E M, et al. Extracellular matrix degradation products and low-oxygen conditions enhance the regenerative potential of perivascular stem cells ［J］. Tissue Eng Part A, 2011, 17(1-2): 37-44.

［31］ Vert M. Aliphatic polyesters: great degradable polymers that cannot do everything ［J］. Biomacromolecules, 2005, 6(2): 538-546.

［32］ Voytik-Harbin S L, Brightman A O, Kraine M R, et al. Identification of extractable growth factors from small intestinal submucosa［J］. J Cell Biochem, 1997, 67(4): 478-491.

［33］ Wei R Q, Tan B, Tan M Y, et al. Grafts of porcine small intestinal submucosa with cultured autologous oral mucosal epithelial cells for esophageal repair in a canine model［J］. Exp Biol Med(Maywood), 2009, 234(4): 453-461.

［34］ Wolf M T, Daly K A, Reing J E, et al. Biologic scaffold com-posed of skeletal muscle extracellular matrix［J］. Biomaterials, 2012, 33(10): 2916-2925.

［35］ Yamamoto Y, Nakamura T, Shimizu Y, et al. Intrathoracic esophageal replacement in the dog with the use of an artificial esophagus composed of a collagen sponge with a double-layered silicone tube［J］. J Thorac Cardiovasc Surg, 1999, 118(2): 276-286.

［36］ Zhu Y, Chan-Park M B, Sin Chian K. The growth improvement of porcine esophageal smooth muscle cells on collagen-grafted poly(DL-lactide-co-glycolide) membrane ［J］. J Biomed Mater ResB Appl Biomater, 2005, 75(1): 193-199.

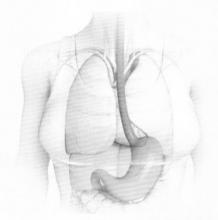

第七章

食管癌诱导或根治性放化疗后再分期——磁共振成像及其他检查进步

刘 慧

食管癌是全球常见的恶性肿瘤。早期患者多采用根治性手术治疗；但多数患者就诊时已达中晚期，多采用化疗、放疗、外科手术等多学科联合的综合治疗方法，术前同步放化疗联合手术被认为是目前最有前景的治疗模式。治疗前准确分期和治疗后及时进行疗效评估，对于个体化治疗方案的制订及调整至关重要。精准地评价肿瘤组织放化疗后的反应，有助于精准地进行疗效评价，合理选择治疗方案及判断预后。本章介绍食管癌的 TNM 分期标准、诱导或根治性放化疗情况，探讨影像学、内镜检查及临床疗效评价手段在食管癌放化疗后临床再分期中的作用，并对磁共振成像及其他检查进展进行了讨论。

[通信作者]　刘慧，Email: liuhuisysucc@sina.com

第一节　食管癌诱导或根治性放化疗后再分期

一、食管癌TNM分期

目前，国际上最权威、使用最广泛的食管癌分期标准是美国癌症联合委员会（American Joint Committeen Cancer, AJCC）与国际抗癌联盟（International Union Against Cancer, UICC）联合发布的，在判断患者病期、指导治疗决策、预测患者预后等方面发挥着极其重要的作用。AJCC第8版食管癌分期系统已于2016年10月颁布，并于2018年1月1日正式实施。AJCC第8版分期系统是统计分析了全球六大洲33家医疗中心共计22 654例患者的完整临床信息［包括北美（9 885例）、欧洲（5 849例）和亚洲（4 448例）］而制定的。该新版分期系统进一步完善了T、N、M、G分期及区域淋巴结的定义，提供了食管胃交界部癌"2 cm"原则，增加了临床分期及新辅助治疗后的病理分期，大大提高了该分期系统的临床实用性及合理性。

1. T、N、M、G分期的定义

AJCC第8版食管癌分期系统T、N、M、G分期定义如表7-1-1所示。

表7-1-1　AJCC第8版食管癌分期系统T、N、M、G分期的定义

分　期	定　义
T分期	原发肿瘤
Tx	原发肿瘤不能确定
T0	无原发肿瘤证据
T1	肿瘤侵犯食管黏膜或黏膜下层
T1a	肿瘤侵犯黏膜固有层或黏膜肌层
T1b	肿瘤侵犯黏膜下层
T2	肿瘤侵犯食管固有肌层

（续表）

分　期	定　义
T3	肿瘤侵犯食管纤维外膜
T4	肿瘤侵犯食管周围组织结构
T4a	肿瘤侵犯胸膜、腹膜、心包或膈肌，能够手术切除
T4b	肿瘤侵犯其他邻近结构，如主动脉、气管、支气管、椎体等，不能手术切除
N分期	区域淋巴结
Nx	区域淋巴结转移不能确定
N1	1～2枚区域淋巴结转移
N2	3～6枚区域淋巴结转移
N3	≥7枚淋巴结转移
M分期	远处转移
M0	无远处转移
M1	有远处转移
G分期	分化程度
Gx	分化程度不能确定（按G1分期）
G1	高分化
G2	中分化
G3	低分化

2. 肿瘤部位的定义

AJCC第8版食管癌分期系统肿瘤部位定义如图7-1-1所示。它是以内镜下测量的肿瘤上缘至上颌中切牙的距离（cm）对食管癌的部位进行解剖界定的。① 颈段食管：上接下咽（食管上括约肌）至食管胸廓入口（胸骨切迹），内镜下测量距上颌中切牙15～20 cm。② 胸上段食管：胸廓入口至奇静脉弓下缘水平，内镜下测量距上颌中切牙20～25 cm。③ 胸中段食管：奇静脉弓下缘水平至下肺静脉水平，内镜下测量距上颌中切牙25～30 cm。④ 胸下段食管：下肺静脉水平至食管下括约肌，内镜下测量距上颌中切牙30～40 cm。

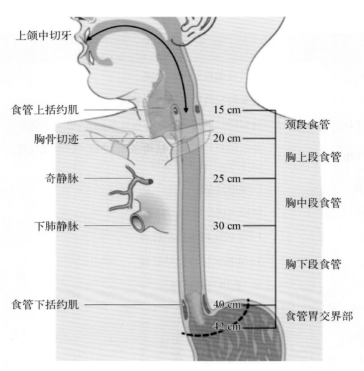

上颌中切牙

食管上括约肌 — 15 cm 颈段食管

胸骨切迹 — 20 cm 胸上段食管

奇静脉 — 25 cm 胸中段食管

下肺静脉 — 30 cm 胸下段食管

食管下括约肌 — 40 cm 食管胃交界部
42 cm

图7-1-1　AJCC第8版食管癌分期系统肿瘤部位定义

⑤ 食管胃交界部（esophagogastric junction, EGJ）：对于有争议的EGJ肿瘤，遵循EGJ肿瘤的2 cm原则：肿瘤中心位于食管胃解剖交界以下2 cm内（含2 cm），按食管癌进行分期；肿瘤中心位于食管胃解剖交界以下2 cm以远，则按胃癌进行分期。

3. 区域淋巴结定义

AJCC第8版食管癌分期系统区域淋巴结编码与名称如表7-1-2所示。

表7-1-2　AJCC第8版食管癌分期系统区域淋巴结编码与名称

编　码	名　　称	区　域
1L	左锁骨上淋巴结	颈区
1R	右锁骨上淋巴结	颈区
2L	左上气管旁淋巴结	上纵隔区
2R	右上气管旁淋巴结	上纵隔区

（续表）

编码	名　称	区　域
8U	上段食管旁淋巴结	上纵隔区
4L	左下气管旁淋巴结	上纵隔区
4R	右下气管旁淋巴结	上纵隔区
5	主肺动脉窗淋巴结	上纵隔区
6	前纵隔淋巴结	上纵隔区
7	隆突下淋巴结	下纵隔区
8M	中段食管旁淋巴结	下纵隔区
8Lo	下段食管旁淋巴结	下纵隔区
9L	左下肺韧带淋巴结	下纵隔区
9R	右下肺韧带淋巴结	下纵隔区
10L	左气管支气管淋巴结	下纵隔区
10R	右气管支气管淋巴结	下纵隔区
15	膈肌淋巴结	下纵隔区
16	贲门旁淋巴结	腹区
17	胃左动脉淋巴结	腹区
18	肝总动脉淋巴结	腹区
19	脾动脉淋巴结	腹区
20	腹腔干淋巴结	腹区

4. TNM分期定义

在AJCC第8版分期系统的制定过程中，国际食管癌协作项目（Worldwide Esophageal Cancer Collaboration, WECC）纳入了更多的患者资料，特别是来自亚洲的食管鳞状细胞癌患者，使AJCC第8版分期系统更具说服力及实用性。AJCC第8版食管癌分期系统包括了病理分期（pTNM分期）、新辅助治疗后病理分期（ypTNM分期）和临床分期（cTNM分期）。

（1）食管鳞状细胞癌pTNM分期如**图7-1-2**所示。

（2）食管腺癌pTNM分期如**图7-1-3**所示。

	N0		N1	N2	N3	M1
	L	U/M				
Tis	0					
T1a G1	IA	IA	IIB	IIIA	IVA	IVB
T1a G2-3	IB	IB	IIB	IIIA	IVA	IVB
T1b	IB		IIB	IIIA	IVA	IVB
T2 G1	IB	IB	IIIA	IIIB	IVA	IVB
T2 G2-3	IIA	IIA	IIIA	IIIB	IVA	IVB
T3 G1	IIA	IIA	IIIB	IIIB	IVA	IVB
T3 G2-3	IIA	IIB	IIIB	IIIB	IVA	IVB
T4a	IIIB		IIIB	IVA	IVA	IVB
T4b	IVA		IVA	IVA	IVA	IVB

图7-1-2　AJCC第8版食管癌分期系统鳞状细胞癌病理分期

	N0	N1	N2	N3	M1
Tis	0				
T1a G1	IA	IIB	IIIA	IVA	IVB
T1a G2	IB				
T1a G3	IC				
T1b G1	IB	IIB	IIIA	IVA	IVB
T1b G2	IB				
T1b G3	IC				
T2 G1	IC	IIIA	IIIB	IVA	IVB
T2 G2	IC				
T2 G3	IIA				
T3	IIB	IIIB	IIIB	IVA	IVB
T4a	IIIB	IIIB	IVA	IVA	IVB
T4b	IVA	IVA	IVA	IVA	IVB

图7-1-3　AJCC第8版食管癌分期系统腺癌病理分期

（3）食管癌ypTNM分期如图**7-1-4**所示。WECC通过分析全球33家医疗中心的7 773例接受新辅助治疗食管癌患者的资料，发现相同 pTNM 分期的两类患者其预后可能完全不一致。鉴于综合治疗（特别是新辅助治疗）在食管癌治疗模式中的重要地位，AJCC第8版分期系统新增了ypTNM分期。与pTNM分期比较，ypTNM 分期有以下几个特点。① 食管腺癌与食管鳞状细胞癌共用同一标准；② 有其独有的类别，如ypTisN1-3M0与ypT0N0-3M0；③ 与pTNM分期相比，各期由不同的亚类组成；④ 各期生存时间明显不同。

	N0	N1	N2	N3	M1
T0	I	ⅢA	ⅢB	ⅣA	ⅣB
Tis	I	ⅢA	ⅢB	ⅣA	ⅣB
T1	I	ⅢA	ⅢB	ⅣA	ⅣB
T2	I	ⅢA	ⅢB	ⅣA	ⅣB
T3	Ⅱ	ⅢB	ⅢB	ⅣA	ⅣB
T4a	ⅢB	ⅣA	ⅣA	ⅣA	ⅣB
T4b	ⅣA	ⅣA	ⅣA	ⅣA	ⅣB

图7-1-4　AJCC第8版食管癌分期系统鳞状细胞癌及腺癌新辅助治疗后病理分期

（4）食管癌cTNM分期如图**7-1-5**和图**7-1-6**所示。在AJCC第8版分期系统修订过程中，WECC分析了22 123例具有详细cTNM分期资料的食管癌患者，结果表明，使用pTNM分期标准进行的cTNM分期可能导致对患者预后及治疗决策的错误判断，尤其是临床早期肿瘤预后不如估计的那么乐观，而临床晚期肿瘤因多学科治疗的开展预后好于预期。因此，AJCC第8版食管癌分期系统增加了cTNM分期标准。食管鳞状细胞癌cTNM分期与pTNM分期相比：① 分期较为简单，亚期更少；仅与T、N与M分期相关，不涉及G分期与肿瘤部位；② cT1或cT2肿瘤，cN0与cN1的分期一致（为Ⅰ期或Ⅱ期）；而cT3肿瘤，cN0与cN1的分期不一致（为Ⅱ期或Ⅲ期）；③ 大多数晚期肿瘤归为ⅣA期，

	N0	N1	N2	N3	M1
Tis	0				
T1		I	I	III	IVA	IVB
T2		II	II	III	IVA	IVB
T3		II	III	III	IVA	IVB
T4a	IVA	IVA	IVA	IVA	IVB
T4b	IVA	IVA	IVA	IVA	IVB

图7-1-5　AJCC第8版食管癌分期系统鳞状细胞癌临床分期

	N0	N1	N2	N3	M1
Tis	0				
T1		I	IIA	IVA	IVA	IVB
T2	IIB	III	IVA	IVA	IVB
T3	II	III	IVA	IVA	IVB
T4a	II	III	IVA	IVA	IVB
T4b	IVA	IVA	IVA	IVA	IVB

图7-1-6　AJCC第8版食管癌分期系统腺癌临床分期

cM1归为ⅣB期。食管腺癌cTNM分期与pTNM分期相比：① 分期较为简单，亚期更少，仅与T、N与M分期相关，不涉及G分期与肿瘤部位；② cT1或cT2肿瘤，cN0与cN1的分期不一致，而cT3或cT4肿瘤，cN0与cN1的分期一致；③ 大多数晚期肿瘤归为ⅣA期，cM1归为ⅣB期。

二、食管癌诱导或根治性放化疗

Urba等对100例局限性食管癌（75例腺癌和25例鳞状细胞癌）给予了单一经裂孔食管切除术或同期放化疗后施以相同手术的随机临床试验研究。新辅助放化疗方案为CDDP［20 mg/(m²·d)，持续静脉滴注，d1～5，d17～21］+5-FU［300 mg/(m²·d)，持续静脉滴注，d1～4，d17～20］；放疗采用总剂量为45 Gy的三维适形放疗（1.5 Gy/次，2次/d，5 d/周）。接受同期放化疗治疗者的根治手术在放疗完成后第42 d进行。中位随访8年，结果显示术前联合治疗可明显提高肿瘤的局部控制率，但未能降低肿瘤的远处转移率。两组患者的3年存活率分别为30%与16%，中位生存期分别为16.9个月与17.6个月，差异均无统计学意义。然而，试验中完成术前放化疗患者的病理完全缓解率达28%，且完全缓解者的3年存活率为64%，显著高于残存病灶者的19%。

Urschel等对入组9项食管癌新辅助放化疗的随机临床试验（含同期与序贯放化疗）的1 116例食管癌病例资料进行荟萃分析。结果显示：新辅助治疗对于食管癌患者的3年总生存率具有显著意义，死亡危险比为0.66（P = 0.016），亚组分析表明这一生存率上的优势仅限于接受术前同期放化疗者，死亡危险比为0.45（$P = 0.005$）。此外，经术前联合治疗的患者更多的是接受了根治性手术切除，其中21%患者达病理完全缓解。另一项荟萃分析对6项随机临床研究进行了分析，其中4项采用了术前同期放化疗，且绝大多数患者的病理诊断为食管鳞状细胞癌。结果显示：术前新辅助放化疗能显著提高可手术切除食管癌患者的3年总生存率（死亡危险比为0.53，96% CI 0.31～0.93，$P = 0.03$），且新辅助治疗可降低患者的肿瘤分期。

　　欧洲的2项临床随机试验对局限性食管癌放化疗后继以手术切除与联合放化疗的疗效进行了比较。法国的FFCD9102研究，对455例临床分期为（T3，T4；N0，N1；M0）的食管鳞状细胞癌或腺癌患者给予新辅助同期放化疗［5-FU + CDDP方案化疗，联合同期总剂量为46 Gy的常规放疗或2个疗程（剂量均为15 Gy），分割剂量为3 Gy的分段放疗］后进行影像学检查，部分或完全缓解者经随机分组后分别接受了根治性手术或继续放化疗（5-FU + CDDP方案化疗 + 剂量为30 Gy的常规放疗或剂量为15 Gy、分割剂量为3 Gy的大分割放疗）。结果显示：两组患者的生存期分别为19.3个月与17.7个月，2年总生存率分别为40%和34%，差异均无统计学意义。该试验中对两组患者的生活质量进行分析，同样显示两种方案对治疗后远期生活质量无显著影响。Stahl等进行了另一项研究，在给予172例食管鳞状细胞癌患者诱导化疗（5-FU/CF + VP-16 + CDDP方案）继以同期放化疗（总剂量为40 Gy的常规放射）后，随机分组并分别施以根治手术或继续完成常规放疗（放疗总剂量至少达65 Gy）。该试验的中位随访期为6年，结果显示：手术组与放化疗组的局部肿瘤无进展存活率分别为64.3%和40.7%（$P = 0.03$）。虽然手术组在肿瘤的局部控制率方面具一定优势，但患者的3年总生存率与中位生存期均无显著差异，且手术组患者的治疗相关病死率为12.8%，显著高于联合放化疗组的3.5%。

三、食管癌诱导或根治性放化疗后再分期

　　局部晚期食管癌多采用化疗、放疗、外科手术等多学科联合的综合治疗，尤其是术前同期放化疗联合手术被认为是目前最有前景的治疗模式。多个荟萃分析结果显示，肿瘤组织对放化疗的不同反应与患者的预后密切相关，术前同

期放化疗能明显提高患者的术后生存率。

精准地评价肿瘤组织放化疗后的反应，有助于精准地进行疗效评价，合理选择治疗方案及判断预后。术前诱导治疗已证实能改善部分患者的远期生存，但仍有部分患者不能从术前治疗中获益，如何区别这些患者是当务之急。确定术前再分期指标并用于寻找优势人群指导治疗是临床亟待解决的问题。下面将探讨影像学、内镜检查及临床疗效评价手段对食管癌放化疗后的临床再分期。

1. 肿瘤病理退缩分级后的临床再分期

肿瘤退缩分级（tumor regression grade，TRG），最早由 Mandard 于 1994 年首次提出并应用于评估食管鳞状细胞癌放化疗效果。Mandard 等将食管癌分为 TRG 1 级（肿瘤细胞全部消失）至 TRG 5 级（肿瘤组织无改变）共 5 级，根据残留癌细胞及纤维化程度，病理缓解被定义为术后标本镜下评估 TRG 1～3 级，并认为可作为无疾病生存的独立预测因素。Chirieac 等在 235 例食管癌回顾性研究中尝试 4 分法评估体系，根据残留癌细胞的比例分为 4 级（0、1%～10%、11%～50%、＞50%），认为分级与生存率呈负相关，但中间两组生存差异无统计学意义，因而统归为预后中危组。基于上述研究结果，Wu 等又提出了 3 分法评估体系，同样根据残留癌细胞的比例分 3 级（0、1%～50%、＞50%）。此法经 4 家研究中心 6 名病理学家验证认为，观察者间一致性优异（k 值＞0.75），最终结果表明，3 分法评估体系操作更加简易并且可重复性强，对于预后的量化分级性能也不逊于 4 分法评估体系。TRG 是从病理学角度评估原发灶的残留肿瘤细胞数量、纤维化程度以及包括细胞核多形性、细胞质空泡征在内的细胞形态学变化，对于放化疗后淋巴结是否适合 TRG 尚存在较大争议。由于 TRG 仅评估原发病灶本身而未能包含转移淋巴结，所以 AJCC 推荐的临床分期体系中未将 TRG 纳入其中。

2. X 线钡餐造影

X 线钡餐造影是一种简单易行的非侵入性检查，可对食管癌放化疗前后的病变范围、管壁的充盈缺损、蠕动情况及僵硬程度进行对比观察，对治疗后的形态及功能恢复、患者临床症状缓解的分析有重要意义。另外，食管双重对比造影对食管黏膜的显示效果佳，可用于疗效的早期评估。Tsurumaru 等利用食管钡餐造影对肿瘤的长度、体积及食管狭窄百分比进行测量，放疗和化疗的疗效评价指标为食管狭窄百分比下降 18.8%，其敏感度和特异度分别为 91% 和

75%；而食管双重对比造影的敏感度和特异度均为91%。证明食管钡餐造影尤其是食管双重对比造影对食管癌放化疗疗效评估是有明确价值的。然而，食管钡餐造影并不能直接判断肿瘤的轴向关系、局部侵犯以及远处转移情况，在一定程度上限制了它的价值。

3. 食管超声内镜（EUS）在食管癌临床再分期中的作用

EUS不仅有助于食管癌分期，还可用来评价放化疗及新辅助治疗等综合治疗的效果及预后。Giovanni等对32例术前诱导治疗（FP方案×2，联合30 Gy放疗）的食管癌患者进行了研究，其中6例因管腔狭窄内镜未通过，未行诱导前EUS，诱导治疗后全部行EUS评估。EUS疗效评价标准如下：T0，完全缓解；Tw，显微镜下残留（显著反应）；T2～T4，无反应或微小反应（取决于原发灶诱导治疗前分期）。若切除术后病理提示无肿瘤（完全缓解）或pT1期（部分缓解），此类病例被判定为诱导治疗有反应者。结果显示：26例T3或T4期患者治疗后EUS结果与切除后病理结果一致。Kroep等对13例术前诱导治疗（GP方案×2）的食管癌患者，通过EUS比较：未探及肿瘤即为完全缓解；根据TNM分期标准降期即为部分缓解；TNM分期升级即为进展；TNM分期不变即为稳定。病理学评估依照Mandard标准，病理证实有反应者12例，特异度为100%，敏感度为100%。1例发生肝转移，另1例由于EUS未能通过食管狭窄处故而未能评估。Mesenas等对食管胃交界腺癌诱导治疗进行了评估，其中99例行手术治疗并获取标本及病理资料。应用EUS与CT对诱导疗效进行评估，结果显示：对于诱导后再分期，EUS与CT准确性之间的差异无统计学意义；EUS测量最大肿瘤厚度缩小超过50%与长期生存相关（$RR = 0.48$，$P < 0.05$）；EUS评估有效者与无效者的中位生存期分别为38个月和30个月（$P < 0.05$）。

Isenberg等利用EUS测算瘤体大小变化以评估诱导放化疗疗效（PF方案同步放疗30 Gy，$n = 31$），EUS标准为肿瘤最大横截面积缩小50%。此研究未能定义病理学评估标准，无法重复验证。Chak等以相似的方式进行研究（PF方案同步放疗50 Gy，$n = 50$），最大面积缩小超过50%者被定义为EUS有反应。认为EUS评估有反应者有生存优势，中位生存期分别为17.6个月和14.5个月（$P < 0.05$），但也无病理学评估。Hirata等应用EUS对34例行诱导治疗的食管癌患者进行了研究（诱导治疗方案并不统一：有BLM或MP或联合放疗30 Gy或热疗），其中17例术前由于食管管腔狭窄，胃镜无法通过因而未对病变最大

横截面积进行EUS评估，仅对近端病变面积进行了测量。评估标准分为面积缩小15%～30%以及30%以上。其中27例患者行手术切除获得了病理资料。病理学评估根据病灶中存活癌细胞数量进行分级，癌细胞残留超过2/3瘤体者被认为诱导治疗无效。根据面积缩小程度不同分为三组（＜15%、15%～30%、＞30%），三组总体生存率的差异具有统计学意义（$P = 0.05$）。Willis等对Mandard标准病理学评估提示诱导治疗有效的41例食管癌患者进行了EUS探究（诱导治疗包括DDP或CBP + 5-FU方案化疗以及50 Gy剂量放疗）。定义EUS测量病变最大横截面积缩小超过50%为诱导治疗有效。结果表明EUS评估疗效与病理学退缩之间相关性较强。由于放化疗会引起肿瘤组织及淋巴结的变性坏死和纤维化形成，而影响超声图像的识别；且EUS易受操作者主观因素的影响，使其准确性降低。

4. CT在食管癌临床再分期中的应用

CT检查不受病变部位的限制，可显示肿瘤的浸润深度、范围、与邻近组织的关系及淋巴结转移情况，可为临床提供更为丰富的信息。CT灌注扫描能更好地反映病变的血供情况，可根据其动态增强特点分析阶段性治疗效果；并可通过与既往旧片比较，直观地获得治疗前后病变的变化情况。CT灌注扫描是指在静脉注射对比剂的同时对选定层面进行连续多次动态扫描，以获得该层面每一体素的时间密度曲线（time-density curve, TDC），然后根据TDC利用不同的数学模型计算病灶的血流量（blood flow, BF）、血容量（blood volume, BV）、峰值时间（time to peak, TTP）、对比剂平均通过时间（mean transit time, MTT）、表面通透性（permeability surface, PS）等参数，以了解其血流动力学信息，评价组织器官的灌注状态。Hayano等对放化疗后的食管癌患者进行灌注参数分析，发现放化疗应答组比无应答组的BF、BV大，MTT短，经多因素统计学分析得出BF可作为食管癌放化疗疗效的独立预测因素。

5. PET在食管癌临床再分期中的作用

应用PET对术前诱导治疗初期的食管癌患者进行评估是有临床意义的。无效者可改换其他化疗方案，以避免无效治疗所致不良反应。Kato等回顾了10例接受诱导治疗（5-FU + NDP联合40 Gy放疗）的食管癌患者的术后病理结果，并与治疗后PET评估结果进行对比。根据日本食管癌学会病理评估标准，治疗后病理分级与SUV及FDG摄取病灶长度缩短密切相关。Downey等也对17例术前诱导治疗（PTX + DDP 联合 50.4 Gy 放疗）的食管癌患者术后进行了研究。以 FDG 摄取量减少 60% 为阈值将患者分为两组，发现组间 2 年无病生存率差异具有统计学意义（高于 60% 组为 67%，低于 60% 组为 38%，$P = 0.055$）。Brucher 等开展的类似研究中共入组 27 例患者，以诱导治疗方案 5-FU 单药化疗联合放疗，病理学评估标准参考 Mandard 标准。根据基线值确定 FDG 摄取量减低 52% 为阈值，对于疗效预测敏感度为 100%，特异度为 55%；其阳性及阴性预测值分别为 72% 和 100%。FDG-PET 评估诱导治疗有反应者与无反应者中位生存期分别为（22.5 ± 2.4）个月和（6.7 ± 5.0）个月，$P < 0.001$。Flamen 等回顾了 36 例 T4 期食管癌患者，术前接受同期放化疗（化疗方案 FP 联合放疗），将诱导治疗后经 FDG-PET 评估 FDG 摄取明显降低者定为显著有效。此外，通过术后病理评估将 ypT0-ypT2 或 ypT3（特指化疗后仅残留少量癌巢者）并且原发灶以外区域无任何活性癌细胞证据定为病理学评价有效者。诱导治疗结束后的结果显示，按 FDG-PET 评估标准其显著有效率为 71%（10/14），特异度为 82%（18/22），其中位生存期明显优于非显著有效者（16.3 个月 *vs* 6.4 个月，$P = 0.005$）。

第二节　磁共振成像及其他检查进步

一、各种检查在食管癌治疗前后的应用

食管癌是全球常见的恶性肿瘤之一，其发病率和病死率分别占世界恶性肿瘤的第 9 位和第 6 位。随着食管癌早期诊断和个体化、综合化治疗方案的应用，其 5 年生存率由 15% 提高至 25%。早期患者多采用根治性手术为主，但多数患者就诊时已达中晚期，多采用同步放化疗或新辅助放化疗联合手术为主要治疗方案。因此，治疗前精准分期、治疗后及时进行疗效评估，对个体化治疗方案的制订及调整至关重要。EUS 常用于食管癌的术前诊断，但超声探测范围小、操作复杂，不易通过狭窄的食管，且检测结果受操作者经验影响较大，不能准确地进行食管癌术前分期。CT 检查软组织分辨率低，不能准确评价食管癌对食管壁的浸润深度，且具有辐射损伤，在食管肿瘤的术前分期诊断中应用受

限。MRI具有软组织分辨率高、无辐射、无创伤等优势，可多角度、多方位及多参数成像，清晰地显示食管壁的组织学结构，区分食管壁病理解剖层次，精准评价食管癌对管壁的浸润深度，常用于食管癌的治疗前分期诊断。

Liu等选取了2011—2015年病理诊断为食管鳞状细胞癌Ⅰ～ⅣB期的接受根治性放化疗的患者，其中有67例局部晚期食管鳞状细胞癌患者入选，采用AJCC（第6版）TNM分期系统进行分期。治疗方案为根治性放化疗，放疗技术采用三维适形放射治疗（3-dimensional conformal radiation therapy, 3D-CRT）或调强适形放射治疗（intensity-modulated therapy, IMRT），剂量为60 Gy/30f；同期化疗方案为：① 奈达铂 + S1：奈达铂25 mg/m^2，静脉滴注给药d1、d8、d22、d29和S1 80 mg/m^2，d1～14、d22～35；② 每周方案奈达铂25 mg/m^2 + 多西他赛25 mg/m^2，4～6个疗程）。治疗结束后2个月后进行肿瘤反应的评估。评定标准根据建立MRI、内镜和CT的联合标准与以CT和内镜检查为基础的传统标准。PFS ≥ 12个月作为参考标准，并且分析了两种评定标准在疗效评价中的精准性。结果发现，按联合标准和传统标准进行评估，分别有37例（55.2%）和10例（14.9%）患者表现为完全缓解（complete response, CR）。以PFS ≥ 12个月作为CR的标准，联合标准的敏感度和特异度分别为82.4%和88.9%，而传统标准分别为20.6%和92.6%。采用联合标准（CR *vs* 非CR）评估肿瘤反应能在单变量和多变量分析中预测PFS（log-rank，$P < 0.000\ 1$；Cox回归分析，$HR = 0.114$，95% CI $0.048～0.272$）。得出结论，MRI、内镜检查和CT联合标准对治疗反应的精准评估及预测生存率和评估治疗方案至关重要，而且比传统标准更好。MRI对食管癌的定量研究越来越多，主要集中在用磁共振扩散加权成像（diffusion weighted imaging, DWI）、灌注成像或动态增强扫描对食管癌分期及放化疗疗效进行评估，其应用价值日益凸显。

二、MRI检查技术在食管癌分期和疗效评估中的应用

1. MRI在食管癌TNM分期中的应用

（1）食管壁外侵犯（T分期）：CT、EUS是食管癌影像学T分期中最常用到的检查手段，CT软组织对比度差，只能从肿瘤浸润食管壁的厚度来判断肿瘤情况，很难判定肿瘤与正常食管壁的分界及肿瘤浸润深度，对肿瘤T分期判断很

差。EUS对T分期精准率较高，可以到达82%～92%。早期研究发现，低场强MRI使用表面线圈对食管癌T分期准确性与CT相当。Dave等应用0.5T MRI腔内MR线圈可以分清食管的3层结构：黏膜及黏膜肌层呈中等信号，黏膜下层呈高信号，固有肌层呈低信号。MRI对肿瘤浸润深度判断的准确率为86%，与EUS相当。然而，在食管狭窄明显，线圈无法通过时，与EUS一样仍不能准确判断浸润的深度，而且其属于有创检查，因此一直没有广泛应用于临床。如今，高场强MRI已经普遍使用于临床，其具有更高的软组织分辨率和更先进的序列。薄层高分辨率MRI可精准测量食管肿瘤对管壁的侵犯程度。Yamada等采用高分辨率三维稳态构成干扰（three-dimensional constructive interference in steady-state, 3D-CISS）序列在体外可以清晰地显示并区分正常食管壁8层不同信号强度的组织结构，与组织病理解剖对应较好，但是其忽略了在活体中受到呼吸、心跳等因素影响。因此，这种序列也没有得到广泛应用。近年来，研究者们试图通过表面线圈来分清活体内食管壁各层结构，从而准确评价肿瘤浸润的深度，Ridel等报道用表面线圈在MRI高分辨T2WI序列上可辨别食管的3层结构：最内层中等信号为黏膜层，中间高信号为黏膜下层，最外层低至中等信号为肌层。它们与组织学分层基本相对应，研究显示对T1、T2、T3、T4评价的准确率分别为50%、71%、100%、100%，总体准确率达到81%。Hou等报道，采用MRI弥散加权成像（DWI）对食管进行扫描，b值为400、600、800 s/mm^{2}时，MRI显示食管癌大体肿瘤靶区（gross tumor volume, GTV）长度与组织病理结果的差异分别为（0.73±6.09）mm、（-0.54±6.03）mm、（-1.58±5.71）mm。

（2）淋巴结转移（N分期）：食管癌淋巴结转移是食管癌术后重要的预后因素，术前准确评价淋巴结转移范围关系到手术及术后放疗，淋巴结未转移患者术后5年生存率可达到70%～92%，而淋巴结转移者5年生存率只有18%～47%。目前，CT及EUS主要根据淋巴结直径≥10 mm来判断有淋巴结转移，然而，炎性肿大的淋巴结和直径<10 mm的淋巴结与转移性淋巴结鉴别很困难。PET-CT虽然能够较好地发现转移淋巴结，但假阳性较高且检查价格昂贵，临床应用受到限制。早期MRI仍根据形态大小来评价食管癌的淋巴结状态，直径≥10 mm淋巴结确定为转移，其精准率与CT相当，甚至低于CT。Alper等根据淋巴结在短时间反转恢复（short time inversion recovery, STIR）序列结合快速自旋回波序列（turbo spin echo sequence, TSE）信号与正常食管信号

强度的比率来区分良性及恶性淋巴结，良性淋巴结信号与正常食管组织信号强度比为 0.73 ± 0.3，恶性则为 2.03 ± 0.4，敏感度为 81.3%，特异度为 98.3%。秦永春等对 35 例食管癌患者行大范围 DWI 扫描，发现其中淋巴结转移 23 例，病理结果转移 18 例；无淋巴结转移 12 例，病理结果无转移 9 例；大范围 DWI 扫描、病理结果欠符 8 例，总符合率 80%；锁骨上和纵隔淋巴结符合率达 82.8%，腹部淋巴结符合率 55.6%。张倩倩等应用 CT 及 DWI 评价食管癌术前淋巴结转移及 N 分期对比研究，发现 DWI 评价淋巴结转移状态的敏感度、特异度、准确度分别为 89.3%、93.9%、93.1%，明显高于 CT 的 54.2 %、92.8%、86.3%，认为转移淋巴结的 ADC 值 $[(1.7 \pm 0.12) \times 10^{-3}\ mm^2/s]$ 低于非转移淋巴结 $[(2.61 \pm 0.15) \times 10^{-3}\ mm^2/s]$，于是认为 DWI 能更准确地预测食管癌淋巴结转移情况。但也有研究发 DWI 在诊断淋巴结转移方面作用有限。MRI 超顺磁性氧化铁（superparamagnetic iron oxide, SPIO）增强检查为新型的检查技术，成像原理：根据正常淋巴结内有巨噬细胞，而转移的淋巴结内吞噬细胞明显减少，吞噬 SPIO 能力减弱，表现为高信号。Nishimura 等对 16 例食管癌患者行 SPIO 增强检查，结果显示其敏感度为 100%，特异度为 95.4%，准确度为 96.2%，在诊断直径 < 5 mm 的转移淋巴结时比 PET-CT 更具有优势。一项荟萃分析发现，MRI 的 SPIO 增强判断淋巴结的总体敏感度为 0.88%，总体特异度为 0.96%；若 MRI 平扫时敏感度和特异度仅分别为 63%、93%。DWI 及 SPIO 增强评价食管癌淋巴结状态的准确度较高，但 MRI 扫描并不能显示全部的淋巴结情况。因此，对于淋巴结阴性的病例要慎重对待。

（3）远处转移（M 分期）：PET-CT 评估恶性肿瘤远处转移在临床上已经得到广泛应用和认同，但当恶性肿瘤低代谢或良性病变高代谢时就会出现假阴性或假阳性，且 PET-CT 检查费用高，难以广泛应用于肿瘤患者的早期全身筛查。全身弥散技术是日本学者 Takahara 等于 2004 年首次将 DWI 与 STIR 及单次激励平面回波成像（echo planar imaging, EPI）等技术相结合进行三维全身扩散加权成像，即背景抑制弥散加权成像（diffusion weighted imaging with background body suppression, DWIBS）。DWIBS 在自由呼吸状态下即可完成薄层、无间隔、全身成像，并得到高信噪比、高分辨率和高对比度的图像；经过拼接重建，黑白反转等技术处理后形成全身类 PET 图像，可以直观、立体地显示全身转移灶分布情况。Komori 等对 16 例恶性肿瘤患者同时行 DWIBS 及全身 PET-CT 检查，发现 DWIBS病变检出率（92.6%）高于PET-CT（81.5%）。Cafagna等研究发现，DWIBS能确定36例恶性肿瘤患者的255个病灶，然而PET-CT只能发现184个病灶；DWIBS对实性肿瘤的评价较好，而PET-CT对于淋巴结转移及骨转移灶仍是最优检查，DWIBS结合常规序列图像能提高诊断的准确率。康厚艺及Wang等同样发现，DWIBS比PET能检测出更多的病灶，DWIBS对骨转移灶检测率高于PET-CT，且DWIBS是一种无电离辐射、较经济的检查手段。一项荟萃分析纳入13项研究共1 067名患者发现，WBDWI、PET-CT集合敏感度和特异度分别为0.897、0.895和0.954、0.975，认为DWIBS与PET-CT对病灶都有较高的检测率，DWI联合MRI常规序列能提高病变显示率。DWIBS与PET-CT在转移病变的显示方面具有较高的一致性，准确率甚至高于 PET-CT，DWIBS联合常规序列可能具有更高的准确率，因此，DWIBS在评估肿瘤患者转移病变筛查方面极具潜能。

2. MRI在食管癌疗效评价中的应用

食管钡餐造影是食管癌非手术治疗疗效评价最简单和直观的手段。但是食管造影只能评价食管局部病变情况，对引流区淋巴结治疗效果无法评价。韩春等应用食管钡餐造影结合CT评价食管癌近期放疗疗效，结果显示放疗后造影评价CR，CT最大管壁厚度 ≤ 1.20 cm，且放疗后残存淋巴结体积 ≤ 1.0 m^3 者为CR；造影评价部分缓解（partial response, PR）或CT最大管壁厚度 > 1.20 cm，造影评价CR且CT最大管壁厚度 ≤ 1.20 cm但放疗后残存淋巴结体积 > 1.0 cm^3 者为PR；造影评价病情稳定（stable disease, SD）或放疗末CT有新发病灶者为无缓解或SD。但是食管癌放疗后往往会引起食管黏膜发生充血、水肿、糜烂及炎细胞浸润，同时局部肉芽组织、结缔组织、胶原纤维组织增生，使食管壁增厚，因而无法从形态学上评价肿瘤的消退情况。但这些变化DWI大多并不表现为高信号，当有肿瘤残留时表现为高信号，ADC图像信号减低。然而利用DWI评价食管癌根治性放化疗疗效的研究很少。王澜等研究发现放疗末DWI高信号消失患者，1、2年生存率分别为82.6%、68.5%；放疗后 1～3 个月DWI高信号消失组，1、2年生存率分别为74.5%、49.2%；始终末DWI高信号消失组，1年生存率9.1%。放疗末ADC值/正常食管ADC值 ≤ 90%组与 > 90%组，1、2年生存率分别为56.4%、28.2%和83.1%、75.7%（$P < 0.05$）。认为放疗末肿瘤区域ADC值为独立预后影响因素（$OR = 0.060, P < 0.05$）。Imanishi等应用DWI预测及

评价食管癌放化疗反应，放化疗有反应的肿瘤ADC值在放疗20 Gy时高于无反应组。把ADC值设定为1.00×10^{-3} mm²/s界值时预测肿瘤反应的敏感度、阳性预测值及准确度分别为79%、73%和74%，肿瘤放疗20 Gy时反应组ADC值上升比率（ΔADC）明显高于无反应组，以15%ΔADC为界值点预测肿瘤的反应敏感度、阳性预测值、准确度分别为71%、100%和85%。Aoyagi等分析80例食管癌同步放化疗患者，治疗前高ADC值对放化疗反应高于低ADC值，高ADC值（1.10×10^{-3} mm²/s）预后较好。陈伟等探讨DWI在预测及早期评价食管癌同期放化疗近期疗效中的可行性及应用价值，发现缓解组在治疗第1周末ADC值升高程度高于未缓解组（$P < 0.001$）。缓解组、未缓解组治疗1周末肿瘤最大径与治疗前均相近（66.10 mm *vs* 62.63 mm，$P = 0.407$；70.90 mm *vs* 68.30 mm，$P = 0.552$）。肿瘤治疗前ADC值与肿瘤最大径缩小率之间呈负相关（$r = -0.680$，$P = 0.000$）。肿瘤治疗后第1周末受试者操作特征曲线（receiver operator characteristic curve, ROC）曲线下面积最大为0.783，ADC值变化率为15.5%作为判断治疗是否有效的敏感度为86.7%，特异度为70.0%，阳性预测值为89.7%，阴性预测值为63.6%。但是这几项研究并没有治疗后病理学的支持，只是以肿瘤消退大小来评价治疗反应。新辅助放化疗联合手术治疗食管癌与单纯手术相比能明显提高患者的生存率，然而对治疗无病理学缓解反应者不能从中受益，所以鉴别两者间的差异影响治疗方案的选择。应用DWI评价食管癌新辅助治疗疗效评价的临床研究报道不多，Aoyagi等报道ADC值与肿瘤间质胶原蛋白及VEGF呈负相关，从病理学证实ADC值与肿瘤组织的关系。Cobelli等通过ADC值评价食管-胃交界癌与新辅助放化疗的病理缓解反应的关系，研究发现对治疗有缓解反应的肿瘤与无缓解反应相比，治疗前病变ADC值（$1.32 : 1.63 \times 10^{-3}$ mm²/s，$P = 0.02$）较低，治疗后ADC值（$2.22 : 1.51 \times 10^{-3}$ mm²/s，$P = 0.001$）较高。治疗前后ADC值的变化分数（ΔADC）较无反应组明显升高（ΔADC，85.45%和-8.21%，$P = 0.005$），ΔADC与肿瘤治疗的病理反应分级呈负相关（$r = -0.71$，$P = 0.004$）；而治疗前后肿瘤体积（ΔV）与治疗反应及反应分级无相关关系，于是认为ADC值可以作为肿瘤新辅助治疗反应的可靠指标。借助DWI和ADC图像，通过测量ADC值可取得病变组织扩散的量化指标，对食管癌放化疗疗效评价方面有较大的应用价值，尤其是在预测食管癌新辅助放化疗后病理缓解反应方面的价值有待进一步研究。

　　动态对比增强MRI（dynamic contrast enhanced MRI, DCE-MRI）也可应用于食管癌放疗疗效评估中，基于恶性肿瘤具有高血管通透性及低血管外容积分数特征。二乙三胺五乙酸钆双葡甲胺（Gd-DTPA）为细胞外间隙非特异性分布造影剂，DCE-MRI通过示踪剂进入肿瘤动脉、毛细血管，渗入血管外组织间隙，最终回流静脉的过程，采集组织T1弛豫时间动态变化数据进行定量或半定量分析。但半定量分析仅反映信号强度的改变，不能定量反映病灶内造影剂浓度的变化，不能准确评估病变的生物学特性。DCE-MRI定量分析是在半定量分析基础上建立的，精准评估病变组织生物学特性的方法，通过建立多种生物学模型，充分考虑药物动力学的影响，研究组织中造影剂浓度随时间变化的规律及造影剂在血管内外的交换过程，进而定量描述肿瘤微血管生成及通透性等血流动力学信息。目前较为常用的是"两室模型"，主要定量参数包括容量转移常数、再分布常数、血管外细胞外间隙。传统放疗效果评定多在放疗后3～4周行CT检查，观察肿瘤体积大小的改变。但由于放疗后瘤周细胞水肿等效应，肿瘤体积变化并不明显，放疗疗效常无法准确评价。DCE-MRI现已用于乳腺癌、前列腺癌、胰腺癌、肝细胞癌、肾癌等肿瘤化疗疗效的评估。Chang等应用DCE-MRI评价食管癌放疗疗效，发现放疗后有效组容量转移常数明显降低，而无效组容量转移常数变化不明显。目前，虽然DCE-MRI在食管癌放疗疗效评估方面应用较少，但其在评估食管癌放疗疗效中的作用不可忽视。

三、其他检查在食管癌疗效评估中的应用

　　PET-CT是将正电子发射体层显像（PET）和CT整合成PET-CT系统，将PET的功能成像和CT的解剖成像融为一体。这样，既利用了CT图像定位的优势，又结合了PET图像反映组织代谢和功能的特点，从而提高了诊断的准确性。临床肿瘤显像通常采用[18]F-FDG作为示踪剂，不仅有助于对肿瘤分型、分期、复发和转移的早期诊断，还可分辨坏死与存活组织，从而在肿瘤生物学特性的预测及治疗反应的监测中发挥重要作用。另外，在食管癌的临床分期及治疗计划的制订方面也有一定的优势。Atsumi等的研究显示经放化疗后患者的标准化摄取值（standard uptake value, SUV）下降，且高SUV值组对放化疗更加敏感。Suzuki等证明，高SUV值患者经放疗后较低SVU值者总生存期短。由此可

见，*SUV*值可作为评价食管癌放化疗效果的指标，但是对于在治疗后行检查的间隔时间、疗效评价的标准参数以及定量测量的标准等，尚未达成共识。

------------------------------ 参 考 文 献 ------------------------------

[1] Alper F, Turkyilmaz A, Kurtcan S, et al. Effectiveness of the STIR turbo spin-echo sequence MR imaging in evaluation of lymphadenopathy in esophageal cancer [J]. Eur J Radiol, 2011, 80(3): 625−628.

[2] Amin M B, Edge S, Greene FL, et al. AJCC Cancer Staging Manual [M]. 8ᵗʰ ed. New York: Springer, 2017: 185−202.

[3] Aoyagi T, Shuto K, Okazumi S, et al. Apparent diffusion coefficient correlation with oesophageal tumour stroma and angiogenesis [J]. Eur Radiol, 2012, 22(6): 1172−1177.

[4] Aoyagi T, Shuto K, Okazumi S, et al. Apparent diffusion coefficient values measured by diffusion-weighted imaging predict chemoradio therapeutic effect for advanced esophageal cancer [J]. Dig Surg, 2013, 28(4): 252−257.

[5] Atsumi K, Nakamura K, Abe K, et al. Prediction of outcome with FDG-PET in definitive chemoradiotherapy for esophageal cancer [J]. J Radiat Res, 2013, 54(5): 890−898.

[6] Bedenne L, Michel P, Bouche O, et al. Randomized Phase III trial in locally advanced esophageal cancer: radio-chemotherapy followed by surgery versus radiochemotherapy alone (abst.) [J]. Proc Am Soc Clin Oncol, 2002, 21(1): 130.

[7] Bonnetain F, Bouche O, Michel P, et al. A comparative longitudinal quality of life study using the Spitzer quality of life index in a randomized multicenter phase III trial(FFCD 9102): Chemoradiation followed by suegery compared with chemoradiation alone in locally advanced squamous repectable thoracic esophageal cancer [J]. Ann Oncol, 2006, 17(5): 827−834.

[8] Brücher B L, Weber W, Bauer M, et al. Neoadjuvant therapy of esophageal squamous cell carcinoma: response evaluation by positron emission tomography [J]. Ann Surg, 2001, 233(3): 300−309.

[9] Cafagna D, Rubini G, Iuele F. et al. Whole-body MR-DWIBS *vs* [18F]-FDG-PET/CT in the study of malignant tumors: a retrospective study [J]. Radiol Med, 2012, 117(2): 293−231.

[10] Chak A, Canto M I, Cooper G S, et al. Endosonographic assessment of multimodality

therapy predicts survival of esophageal carcinoma patients［ J ］. Cancer, 2000, 88(8): 1788−1795.

［11］ Chang E Y, Li X, Jerosch-Herold M, et al. The evaluation of esophageal adenocarcinoma using dynamic contrast-enhanced magnetic resonance imaging［ J ］. J Gastrointest Surg, 2008, 12 (1): 166−175.

［12］ Chirieac L R, Swisher S G, Ajani J A, et al. Posttherapy pathologic stage predicts survival in patients with esophageal carcinoma receiving preoperative chemoradiation［ J ］. Cancer, 2005, 103(7): 1347−1355.

［13］ Dave U R, Wiliams A D, Wilson J A, et al. Esophageal cancer staging with endoscopic MR imaging: pilot study［ J ］. Radiology, 2004, 230(1): 281−286.

［14］ De Cobelli F, Giganti F, Orsenigo E. et al. Aparent diffusion coefficient modifications in assessing gastro-oesophageal cancer response to neoadjuvant treatment: comparison with tumour regression grade at histology［ J ］. Eur Radiol, 2013, 23(8): 2165−2174.

［15］ Ditrick G W, Weber J M, Shridhar R, et al. Pathologic nonresponders after neoadjuvant Chemo-radiation for esophageal cancer demonstrate no survival benefit compared with patients treated with primary esophagectomy［ J ］. An Surg Oncol, 2012, 19(5): 1678−1684.

［16］ Downey R J, Akhurst T, Ilson D, et al. Whole body 18FDG-PET and the response of esophageal cancer to induction therapy: results of a prospective trial［ J ］. J Clin Oncol, 2003, 21(3): 428−432.

［17］ Edge S B, Byrd D R, Compton C C, et al. AJCC Cancer Staging Manual［ M ］. 7th ed. New York: Springer-Verlag, 2010: 103−115.

［18］ Fiorica F, Di Bona D, Schepis F, et al. Preoperative chemoradiotherapy for esophageal cancer: a systematic review and meta-analysis［ J ］. Gut, 2004, 53(7): 925−930.

［19］ Flamen P, Van Cutsem E, Lerut A, et al. Positron emission tomography for assessment of the response to induction radiochemotherapy in locally advanced oesophageal cancer［ J ］. Ann Oncol, 2002, 13 (3): 361−368.

［20］ Gebski V, Bermeister B, Smithers B M, et al. Survival benefits from neo-adjuvant chemoradiotherapy or chemo-therapy in oesophagel carcinoma : a meta-analysis［ J ］. Lancet Oncol, 2007, 8(3): 226−234.

［21］ Giovannini M, Seitz J F, Thomas P, et al. Endoscopic ultrasonography for assessment of the response to combined radiation therapy and chemotherapy in patients with esophageal cancer［ J ］. Endoscopy, 1997, 29(1): 4−9.

［22］ Global Burden of Disease Cancer Collaboration, Fitzmaurice C, Dicker D, et al. The Global Burden of Cancer 2013［ J ］. JAMA Oncol, 2015, 1(4): 505−527.

[23] Hayano K, Okazumi S, Shuto K, et al. Perfusion CT can predict the response to chemoradiation therapy and survival in esophageal squamous cell carcinoma: initial clinical results[J]. Oncol Rep, 2007, 18(4): 901-908.

[24] Hirata N, Kawamoto K, Ueyama T, et al. Using endosonography to assess the effects of neoadjuvant therapy in patients with advanced esophageal cancer[J]. AJR Am J Roentgenol, 1997, 169(2): 485-491.

[25] Hou D L, Shi G F, Gao X S, et al. Improved longitudinal length acuracy of gros tumor volume delineation with difusion weighted magnetic resonance imaging for esophageal squamous cell carcinoma[J]. Radiat Oncol, 2013, 8: 169.

[26] Hsu C Y, Shen Y C, Yu C W, et al. Dynamic contrast-enhanced magnetic resonance imaging biomarkers predict survival and response inhepatocellular carcinoma patients treated with sorafenib and metronomic tegafur/uracil[J]. J Hepatol, 2011, 55(4): 858-865.

[27] Huang B, Wong C S, Whitcher B, et al. Dynamic contrast- enhanced magnetic resonance imaging for characterising nasopharyngeal carcinoma: comparison of semiquantitative and quantitative parameters and correlation with tumour stage[J]. Eur Radiology, 2013, 23(6): 1495-1502.

[28] Imanishi S, Shuto K, Aoyagi T, et al. Difusion-weighted magnetic resonance imaging for predicting and detecting the early response to chemoradiotherapy of advanced esophageal squamous cell carcinoma[J]. Dig Surg, 2013, 30(3): 240-248.

[29] Isenberg G, Chak A, Canto M I, et al. Endoscopic ultrasound in restaging of esophageal cancer after neoadjuvant chemoradiation[J]. Gastrointest Endosc, 1998, 48(2): 158-163.

[30] Kato H, Kuwano H, Nakajima M, et al. Usefulness of positron emission tomography for assessing the response of neoadjuvant chemoradiotherapy in patients with esophageal cancer[J]. Am J Surg, 2002, 184(3): 279-283.

[31] Kayani B, Zacharakis E, Ahmed K. et al. Lymphnode metastases and prognosis in oesophageal carcinoma: a systematic review[J]. Eur J Surg Oncol, 2011, 37(9): 747-753.

[32] Komori T, Narabayashi I, Matsumura K, et al. 2-[Fluorine-18]-fluoro-2-deoxy-D-glucosepositron emission tomography/computed tomography versus whole-body difusion-weighted MRI for detection of malignant lesions: initial experience[J]. Ann Nucl Med, 2007, 21(4): 209-215.

[33] Kroep J R, Van Groeningen C J, Cuesta M A, et al. Positron emission tomography using 2-deoxy-2-[18F]-fluoro-D-glucose for response monitoring in locally advanced gastroesophageal cancer; a comparison of different analytical methods[J].

Mol Imaging Biol, 2003, 5 (5): 337-346.

[34] Li B, Li Q, Nie W, et al. Diagnostic value of whole-body diffusion weighted magnetic resonance imaging for detection of primary and metastatic malignancies: a meta-analysis[J]. Eur J Radiol, 2014, 83(2): 38-34.

[35] Li X, Arlinghaus L R, Ayers G D, et al. DCE-MRI analysis methods for predicting the response of breast cancer to neoadjuvant chemotherapy: pilot study findings[J]. Magn Reson Med, 2014, 71(4): 1592-1602.

[36] Mandard A M, Dalibard F, Mandard J C, et al. Pathologic assessment of tumor regression after preoperative chemoradiotherapy of esophageal carcinoma. Clinicopathologic correlations[J]. Cancer, 1994, 73 (11): 2680-2686.

[37] Mesenas S, Vu C, McStay M, et al. A large series, resection controlled study to assess the value of radial EUS in restaging gastroesophageal cancer following neoadjuvant chemotherapy[J]. Dis Esophagus, 2008, 21 (1): 37-42.

[38] Moureau-Zabotto L, Touboul E, Leronge D, et al. Impact of CT and 18F-deoxyglucoso positron emission tomography image fusion for conformal radiotherapy in esophageal carcinoma[J]. Int J Radiat Oncol Biol Phys, 2005, 63(2): 340-345.

[39] Nishimura H, Tanigawa N, Hiramatsu M, et al. Preoperative esophageal cancer staging: magnetic resonance imaging of lymphnode with ferumoxtran-10, an uhrasmall super-paramagnetic iron oxide[J]. J Am Coll Surg, 2006, 202(4): 604-611.

[40] Pennathur A, Gibson M K, Jobe B A, Luketich J D. Oesophageal carcinoma[J]. Lancet, 2013, 381(9864): 400-412.

[41] Puli S R, Reddy J B, Bechtold M L, et al. Staging accuracy of esophageal cancer by endoscopic ultrasound: a meta-analysis and systematic review[J]. World J Gastroenterol, 2008, 14(10): 1479-1490.

[42] Qiu B, Wang D, Yang H, et al. Combined modalities of magnetic resonance imaging, endoscopy and computed tomography in the evaluation of tumor responses to definitive chemoradiotherapy in esophageal squamous cell carcinoma[J]. Radiother Oncol, 2016, 121(2): 239-245.

[43] Quint L E, Glazer G M, Orringer M B, et al. Esophageal imaging by MR and CT: study of normal anatomy and neoplasms[J]. Radiology, 1985, 156(3): 727-731.

[44] Rice T W, Apperson-Hansen C, DiPaola L M, et al. Worldwide Esophageal Cancer Collaboration: clinical staging data[J]. Dis Esophagus, 2016, 29(7): 707-714.

[45] Rice T W, Chen L Q, Hofstetter W L, et al. Worldwide Esophageal Cancer Collaboration: pathologic staging data[J]. Dis Esophagus, 2016, 29(7) : 724-733.

[46] Rice T W, Lerut T E, Orringer M B, et al. Worldwide Esophageal Cancer

Collaboration: neoadjuvant pathologic staging data［J］. Dis Esophagus, 2016, 29(7): 715-723.

［47］ Riddel A M, Alum W H, Thompson J N, et al. The apearances of oesophageal carcinoma demonstrated on high-resolution, T2-weighted MRI, with histopathological corelation［J］. Eur Radiol, 2007, 17(2): 391-399.

［48］ Riddel A M, Hilier J, Brown G, et al. Potential of surface-coil MRI for staging of esophageal cancer［J］. AJR, 2006, 187(5): 1280-1287.

［49］ Sobin L H, Gospodarowicz M K, Wittekind C. TNM Classification of Malignant Tumours［M］. 7th ed. Oxford: Wiley-Blackwell, 2009: 63-65.

［50］ Song T, Shen Y G, Jiao N N, et al. Esophageal squamous cell carcinoma: assessing tumor angiogenesis using multi-slice CT perfusion imaging［J］. Dig Dis Sci, 2012, 57(8): 2195-2202.

［51］ Stahl M, Stuschke M, Lehmann N, et al. Chemoradiation with and without surgery in patients with locally advanced squamous cell carcinoma of the esophagus［J］. J Clin Oncol, 2005, 23(10): 2310. 2317.

［52］ Subasinghe D, Samarasekera D N. A study comparing endoscopic ultrasound (EUS) and computed tomography (CT) in staging oesophageal cancer and their role in clinical decision making［J］. J Gastrointest Cancer, 2010, 41(1): 38-42.

［53］ Suzuki A, Xiao L, Hayashi Y, et al. Prognostic significance of baseline positron emission tomography and importance of clinical complete response in patients with esophageal or gastroesophageal junction cancer treated with definitive chemoradiotherapy［J］. Cancer, 2011, 117(21): 4823-4833.

［54］ Takahara T, Imai Y, Yamashita T, et al. Diffusion weighted whole body imaging with background body signal suppression(DWIBS): technical improvement using free breathing, STIR and high resolution 3D display［J］. Radiat Med, 2004, 22(4): 275-282.

［55］ Talbot J N, Montravers F, Grahek D, et al. FDG PET and its impact on patient's management in oncology［J］. Presse Med, 2006, 35(9 Pt 2): 1339-1346.

［56］ Tsurumaru D, Hiraka K, Komori M, et al. Role of barium esophagography in patients with locally advanced esophageal cancer: evaluation of response to neoadjuvant chemoradiotherapy［J］. Radiol Res Pract, 2013, 2013: 502690.

［57］ Urba S G, Orringer M B, Turrisi A, et al. Randomized trial of preoperative chemoradiation versus surgery along in patients with locoregional esophageal carcinoma［J］. Clin Oncol, 2001, 19(2): 305-313.

［58］ Urschel J D, Vasan H. A meta-analysis of randomized controlled trials that compared neoadjuvant chemoradiation and surgery to surgery alone for respectable esophageal cancer［J］. Am J Surg, 2003, 185(6): 538-543.

［59］van Zoonen M, van Oijen M G, van Leuwen M S, et al. Low impact of staging EUS for determining surgical respectability in esophageal cancer［J］. Surg Endosc, 2012, 26(10): 2828-2834.

［60］Wang N F, Zhang M J, Sun T, et al. A comparative study: diffusion weighted whole body imaging with background body signal supresion and hybrid positron emision computed tomography on detecting lesions in oncologic clinics［J］. Eur J Radiol, 2012, 81(7): 162-116.

［61］Waterman T A, Hagen J A, Peters J H, et al. The prognostic importance of immune histochemicaly detected node metastases in resected esophageal adenocarcinoma［J］. Ann Thorac Surg, 2004, 78(4): 1161-1169.

［62］Willis J, Cooper G S, Isenberg G, et al. Correlation of EUS measurement with pathologic assessment of neoadjuvant therapy response in esophageal carcinoma［J］. Gastrointest Endosc, 2002, 55(6): 655-661.

［63］Wil O, Purkayastha S, Chan C. Diagnostic precision of nanoparticle- enhanced MRI for lymph-node metastases: ameta-analysis［J］. Lancet Oncol, 2006, 7(1): 52-60.

［64］Wu L F, Wang B Z, Feng J L, et al. Preoperative TN staging of esophageal cancer: Comparison of miniprobe ultrasonography, spiral CT and MRI［J］. World J Gastroenterol, 2003, 9(2): 219-224.

［65］Wu T T, Chirieac L R, Abraham S C, et al. Excellent interobserver agreement on grading the extent of residual carcinoma after preoperative chemoradiation in esophageal and esophagogastric junction carcinoma: a reliable predictor for patient outcome［J］. Am J Surg Pathol, 2007, 31(1): 58-64.

［66］Yamada I, Hikishima K, Miyasaka N, et al. Esophageal carcinoma: *ex vivo* evaluation with difusion-tensor MR imaging and tractography at 7T［J］. Radiology, 2014, 272(1): 164-173.

［67］Yamada I, Izumi Y, Kawano T, et al. Esophageal carcinoma: evaluation with high-resolution three-dimensional constructive interference in steady slate MR imaging in vitro［J］. J Mag Res Imag, 2006, 24(6): 1326-1332.

［68］陈伟,周胜利,苗重昌,等. DWI在食管癌同期放化疗早期疗效评价中的初步研究［J］.中华放射肿瘤学杂志,2014,23（4）: 312-316.

［69］韩春,任雪姣,王澜,等.钡餐造影结合CT评价食管癌放疗近期疗效究［J］.中华放射肿瘤学,2013,2（1）: 26-29.

［70］康厚艺,张伟国,金榕兵,等.肿瘤MR全身弥散加权成像与PET成像初步对比［J］.中国医学影像技术,2010,26（4）:748-751.

［71］康晓征,陈克能.食管癌的分期与诱导治疗后再分期［J］.食管外科电子杂志,

2013,1(4): 161-167.

[72] 刘祥治,黄宏辉,洪瑞,等.食管癌MRI表现与手术切除的可食管癌MRI表现与手术切除的可行性研究行性研究[J].中国医学影像技术,2004,20(1): 46-48.

[73] 秦永春,费立聪,李成立,等.大范围MRI扩散加权成像在食管、贲门癌淋巴结微转移中的应用[J].中国临床实用医学,2010,4(4): 28-30.

[74] 苏伟,任基伟,陈超旭,等.螺旋CT对胸段食管癌淋巴结转移的诊断价值[J].肿瘤研究与临床,2012,24(6): 395-397.

[75] 王澜,韩春,祝淑钗,等.磁共振弥散加权成像在食管癌放疗疗效评价中的应用价值探讨[J].中华放射医学与防护杂志,2014,34(2): 120-124.

[76] 王旭广,陈哲.CT和MRI检查对食管癌术前TN分期的价值[J].肿瘤,2005,25(3): 281-283.

[77] 袁勇,陈龙奇.AJCC第8版食管癌分期系统更新解读[J].中华外科杂志,2017,55(2): 109-113.

[78] 张倩倩,徐亮,申洪明,等.CT及DWI评价食管癌术前淋巴结转移及N分期对比研究[J].实用放射学杂志,2013,29(7): 1075-1078.

[79] 张云亭,于兹喜.医学影像检查技术学[M].北京：人民卫生出版社,2010: 78.

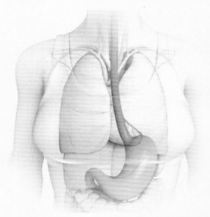

第八章

吲哚菁绿荧光示踪在胃肠食管外科手术中的应用

姜皓耀

近红外荧光成像技术的发展，使得其在各种外科手术中发挥出重要作用。吲哚菁绿（indocyanine green, ICG）是一种新型示踪剂，术中可近红外荧光成像。使用ICG做荧光示踪剂，可以无创探测淋巴脉管系统，从而进行术中功能的诊断和评估。本章探讨ICG荧光示踪在胃肠食管外科中的应用，主要包括术中前哨淋巴结（sentinel lymph node, SLN）活检，重建手术中血管造影对循环血流状况的评估。由于ICG荧光示踪仍在萌芽阶段，因此仍需更多的研究来评估其潜在的应用价值。

[通信作者] 姜皓耀，Email: starsjo123@163.com

第一节　吲哚菁绿的显像原理

吲哚菁绿（ICG）是最近兴起的荧光示踪剂，其流体动力学直径为1.2 nm，与血浆蛋白亲和性高，可以很好地进入脉管系统和肿瘤组织，当有波长为760 nm的激发光照射时，ICG可以产生波长为820 nm的近红外光（**见图8-1-1**）。因为其穿透性好，即便在深部组织中，其发出的信号也可被探测到。ICG荧光成像清晰且灵敏度高，易于探测，无传统显像方法的电离辐射，并且静脉注射ICG几无不良反应，仅个例报道有过敏性休克发生。因此，ICG在外科手术中已得到广泛应用。回顾以往研究，笔者主要探讨ICG荧光示踪在胃肠食管外科手术中的应用价值与前景，借以帮助实现更为有效、微创的食管癌手术，让患者最大限度地从中获益。

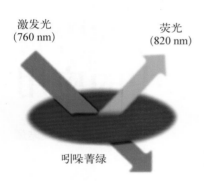

激发光
(760 nm)

荧光
(820 nm)

吲哚菁绿

图8-1-1　吲哚菁绿荧光性质

第二节　吲哚菁绿的应用

一、术中SLN活检辅助ICG荧光示踪

SLN概念最早由Cabanas于1977年提出，是指引流肿瘤淋巴液并最先发生转移的淋巴结。SLN活检早已常规应用于恶性淋巴瘤和乳腺癌的手术。SLN活检可有效地避免不必要的手术切除，在不影响患者术后生存的情况下尽可能保留足够多的组织。常用的示踪方法有2种：注射亚甲蓝或放射性胶体。也有研究称合用2种示踪剂可以获得更高的SLN阳性率。但是亚甲蓝注射后显影淋巴结边界不清，易向周围组织扩散，因在食管癌等胃肠手术中效果欠佳而未能得到普

及;利用放射性探针虽然提高了检测灵敏度,但操作较为烦琐,且具有电离辐射危害患者与医师的健康。最近,电荷耦合器件(charge coupled device, CCD)和发光二极管(light emission diode, LED)联合ICG作为新型SLN活检中的示踪技术,已应用于乳腺癌、胃癌、结肠癌、头颈部鳞状细胞癌及食管癌的治疗中。

ICG荧光示踪主要涉及3个主要步骤:首先在术前或术中定位标记原发肿瘤;在肿瘤周围黏膜下或浆膜下注射ICG或ICG与血浆蛋白混合液,数分钟后可转移至SLN;利用荧光腔镜系统探测ICG荧光信号。本中心目前已试验国外主流荧光系统Novadaq PINPOINT及2种国产荧光腔镜(苏州国科美润达和广州欧谱曼迪),术中可以清晰地看到淋巴管道及显影淋巴结,通过对比发现国产荧光系统在白光与红外荧光混合处理方面效果优于Novadaq PINPOINT,可在荧光探测模式下实施手术而不必切换正常白光。

近年来,多学科治疗在胃肠道肿瘤治疗中展现了巨大的优势,但对于可切除的病灶手术根治仍是主要的治疗手段。淋巴结转移状况一直是肿瘤预后的一个关键性因素,即便是在早期食管癌中淋巴结转移率也高达25%。有学者指出利用免疫组织化学分析淋巴结病理可以发现微小肿瘤转移灶,因此在胃肠道肿瘤根治术中,系统性淋巴结清扫是常规步骤,淋巴结分期既关系到术后病理分期,也决定了患者的下一步治疗方案。据此,很多学者提倡根治性扩大范围淋巴结清扫,而日本学者则对于食管癌手术推荐常规行三野淋巴结清扫。虽然随着微创食管癌根治术广泛开展,心肺并发症显著降低,但是广泛淋巴结廓清所带来的诸如术后乳糜胸、喉返神经麻痹、气道坏死等并发症大为增加,严重者甚至会威胁生命。个体化识别食管癌淋巴转移规律,尽可能做到精准淋巴结廓清尤为重要。因此,ICG显影指导SLN清扫逐渐在胃肠道手术中成为热门话题。表8-2-1统计了胃肠消化道肿瘤手术中应用ICG荧光示踪探查活检SLN的结果。

Hiratsuka等首次在74例早期胃癌(T1和T2期)开放手术中应用ICG荧光示踪探查SLN。其中73例患者检测出SLN,假阴性率10%。Tajima等做了腔镜与开放手术中ICG显影效果的比较,试验纳入77例T1～T2期胃癌患者,分为开放组($n=39$)和腔镜组($n=38$),其中开放组中SLN荧光显影率、平均个数和假阴性率分别为94.8%、7.2%和23.5%,而腔镜组为94.7%、7.9%和25.0%,两组患者的SLN显影率和假阴性率比较差异均无统计学意义($P>0.05$)。由此可

表8-2-1　ICG荧光示踪在胃肠手术中应用情况

作　者	样本量	肿瘤类型	手术方式	ICG剂量	注射部位	显影SLN病例数[*n/N*(%)]	平均SLN个数	假阴性[*n/N*(%)]
Hiratsuka等	74	胃癌	开放	5 mL	环周浆膜下	73/74(98.6)	2.6	1/10(10.0)
Tajima等	56	胃癌	未知	2 mL	术前黏膜下、术中浆膜下	54/56(96.4)	7.2	6/17(35.3)
Miyashiro等	10	胃癌	腹腔镜	2～4 mL	环周黏膜下	10/10(100.0)	3.1	未知
Hironori等	6	胃癌	腹腔镜	0.5 mL	环周黏膜下	6/6(100.0)	7	未知
Tummers	22	胃癌	开放	1.6 mL	环周浆膜下	21/22(95.5)	3.1	未知
Kusano等	48	胃癌22例,结肠癌26例	腹腔镜、开放	2 mL	环周浆膜下	20/22(90.9);23/26(88.5)	3.6;2.6	6/10(60.0);4/6(66.7)
Noura等	25	结肠癌	腹腔镜	1 mL	未知	23/25(92.0)	2.1	未知
Chand等	10	结肠癌	腹腔镜	1 mL	环周浆膜下	8/10(80.0)	未知	未知
Hachey等	9	食管癌	胸腔镜	1 mL	环周黏膜下	6/9(66.7)	3	未知

见，ICG荧光示踪在微创手术中同样可以适用。Chand等报道在10例结肠癌患者采用ICG荧光示踪，其中8例有荧光显影SLN，2例在非常规清扫区域出现显影SLN，并且病理证实有肿瘤转移。

　　还有不少研究发现，在早期患者中应用ICG示踪效果优于晚期患者。Tummers等报道，在22例结肠癌患者应用ICG示踪，其中21例有荧光显影SLN，准确率为95.5%，并且随着T分期的升高，准确率逐渐降低，在Tx、T1、T2、T3、T4期肿瘤中准确率分别为100%、100%、100%、90%和0。Tajima等报道在T1期患者中应用ICG荧光示踪效果明显优于T2～T3期患者（97.2% *vs* 72.2%，*P* = 0.012 7）；同时还比较了术前注射ICG与术中注射ICG的差异，术前组中T1期患者比例更高（87.1% *vs* 40.0%，*P* = 0.000 4），荧光显影SLN个数更多（9.9 *vs* 5.0，*P* = 0.000 1），准确率更高（100% *vs* 73.9%，*P* = 0.003 9），假阴性更低（0 *vs* 60.0%，*P* = 0.034 5），但由于两组患者T分期有明显差异，所以无法判定术前注射ICG效果是否优于术中注射。Noura等报道了25例结肠癌患者，其中6例T1～T2期患者均有荧光显影SLN，19例T3期患者中17例显示。在23例显影SLN中，冷冻切片显示3例有肿瘤转移，这3例均做了系统性淋巴结清扫，其中1例发现有肿瘤转移；在SLN未转移患者中，3例做了系统性淋巴结清扫，皆无肿瘤转移。

在食管癌根治术中，既往研究主要利用亚甲蓝与放射性探针探查SLN。最早报道的是在1982年，Terui等在内镜下于食管黏膜下注射放射性探针探查食管纵隔淋巴结。试验共纳入9名食管癌患者，术中共清扫106枚纵隔淋巴结，转移淋巴结共有9枚，其中6枚为术前显影的"热结节"；术前显影的"热结节"中36.4%为转移淋巴结，而在未显影的"冷结节"中仅3.8%为转移淋巴结。从此掀起食管癌SLN研究的热潮。最新一篇荟萃分析发现，纳入23篇食管癌SLN研究，总体检测率为0.93（95% *CI*：0.894～0.950），敏感度为 0.87（95% *CI*：0.811～0.908），阴性预测值为0.77（95% *CI*：0.568～0.890）及准确率为0.88（95% *CI*：0.817～0.921）；对于食管腺癌，检测率为0.98（95% *CI*：0.923～0.992），敏感度为0.84（95% *CI*：0.743～0.911）及准确率为0.87（95% *CI*：0.796～0.913）。对于食管鳞状细胞癌，检测率为0.89（95% *CI*：0.792～0.943），敏感度为0.91（95% *CI*：0.754～0.972）及准确率为0.84（95% *CI*：0.732～0.914）。

与结肠癌相似，许多研究结果表明在早期食管癌中应用SLN活检效果优于晚期食管癌。迄今一项样本量最大的临床试验中，Uenosono等共纳入134例食管癌患者，该试验也采用放射性探针。结果表明，对于cT1、cT2、cT3期及接受新辅助治疗的患者，各组检测率分别为93.3%、100%、87.5%及 45.5%。在120例检测出SLN患者中，cT1、cT2、cT3期及接受新辅助治疗的各组患者中有淋巴结转移的例数分别为12、18、24、3；各组准确率分别为98.2%、80.6%、60.7%和40%。研究者认为cT3期患者SLN活检准确率较低的原因可能是大量肿瘤细胞堵塞淋巴管道造成；对于接受新辅助治疗的患者，SLN活检准确率较低的原因可能是放疗破坏了原有的淋巴管道。因此，并不推荐cT3期及接受新辅助治疗的患者进行SLN活检。

上述试验都是应用传统显影技术,但食管癌纵隔淋巴结着色深,不易探测,在亚洲人群中尤为明显。而新兴的ICG荧光显影技术可以完美地显示纵隔淋巴结,为食管癌SLN活检提供了有效手段。

表8-2-2统计了食管癌手术中应用ICG荧光示踪探查SLN活检的结果。2012年,日本学者Yuasa等报道了术前使用放射性探针结合术中ICG荧光显影确定食管癌SLN。在20例患者中,术前放射性探针SLN检测率为100%,术中ICG荧光示踪SLN检测率为95%,ICG平均显影数为2个。可能尚处于探索阶段,在4例淋巴结转移患者中有2例患者的转移区域无ICG显影。在随后的研究中,Schlottmann和Helminen等单独应用ICG荧光示踪检测食管癌SLN。在Schlottmann等开展的试验中,纳入5例腺癌,1例鳞状细胞癌患者,其中只有1例为cT3期,其余均为cT1早期食管癌;6例患者中均检测出显影淋巴结,检测率为100%,且假阴性率为0(0/3)。有意思的是,在Helminen等开展的试验中也取得了相似的结果,检测率为100%和假阴性率为0(0/3),但是他们纳入的均是cT3期接受过新辅助治疗的食管腺癌或鳞状细胞癌患者。与既往研究结果不同,他们在接受过新辅助治疗的cT3期患者中取得了优异的结果,但是由于样本量仅有6例,尚不能说明ICG荧光示踪可应用于cT3期或接受过新辅助治疗的患者,未来仍需更大样本量的试验予以验证。

表8-2-2　ICG荧光示踪在食管癌根治术中应用情况

作　者	样本量	肿瘤类型	手术方式	ICG剂量	注射部位	显影SLN病例数[n/N(%)]	平均SLN个数	假阴性[n/N(%)]
Yuasa等	20	食管鳞状细胞癌	胸腔镜	0.5 mL	环周黏膜下	19/20(95.0)	2	2/4(50.0)
Hachey等	9	食管腺癌	胸腔镜	1 mL	环周黏膜下	6/9(66.6)	2	未知
Helminen等	6	食管腺癌与鳞状细胞癌	胸腔镜	1 mL	环周黏膜下	6/6(100.0)	6.5	0/3(0)
Schlottmann等	9	食管腺癌	胸腔镜	2 mL	环周黏膜下	9/9(100.0)	未知	0/3(0)

Hachey 等报道了 10 例食管癌患者应用 ICG 荧光示踪显影。将患者分成两组，每组各 5 例，一组采用 ICG 和人血清白蛋白（human serum albumin, HSA）混匀注射，另一组单纯注射 ICG。ICG + HSA 组排除 1 例 T4 期患者，其他 4 例全部显影，平均显影 SLN 数为 3.25 个；而 ICG 组 5 例患者中只有 2 例显影成功，平均显影 SLN 数为 1 个。但据 Schaafsma 等报道，在 18 例头颈部鳞状细胞癌患者术中应用 ICG 荧光示踪，其中 9 例注射 ICG + HAS，9 例注射单纯 ICG，比较发现 SLN 平均显影个数无统计学差异（2.9 vs 2.7，$P = 0.84$）。但由于样本量过小，尚不能得出明确结论。

近年来，随着患者的生活质量越来越受到重视，微创与内镜技术得到迅猛发展。Takeuchi 等提出，对于早期胃癌患者可以联合腹腔镜下局限性胃切除（楔切、段切）与 SLN 活检术来提高患者术后的生活质量；并设想是否可以联合胃镜下黏膜剥离术与 SLN 活检术更大程度地减小早期胃癌患者的创伤。

尽管 ICG 荧光示踪在 SLN 活检术中有许多优势，但使其成为"金标准"仍需要解决很多的问题。首先需要确认何种患者适合采用 SLN 活检术。尽管大部分研究表明在肿瘤分期很高的患者中（T3 期及以上），造影剂显影效果不佳，但是 Helminen 等利用 ICG 荧光示踪成功地探测了晚期且接受过新辅助治疗的食管癌患者的 SLN。其次是 ICG 的注射位点，胃结肠手术 ICG 的注射点采用黏膜下层、肌层和浆膜下层都有被报道过，但并未得到一致的结果，所以仍需要更多的研究来验证。对于食管癌来说，由于先前已有报道验证食管的淋巴脉管网络广泛地分布于食管黏膜层及黏膜下层，因此注射位点都采用内镜下食管黏膜下层环周注射。最后，学习曲线也是 SLN 活检术中很重要的因素。利用 ICG 荧光示踪或许可以缩短传统 SLN 活检术的学习时间，比较公认的是经历 30 例后可以达到平台期，在日本的一项胃癌 SLN 研究表明，经历 26 例手术后可达平台期。

二、血管造影

在食管癌和结肠癌手术中都要涉及消化道重建，胃和结肠是最常见的移植物。移植物血流运行状况在重建手术中至关重要。围术期最严重的并发症就是吻合口瘘，而瘘的最主要原因是吻合口处血供不足。因此，术中有效探测移植物的血供十分重要，并且已有许多报道在胃肠吻合术中应用ICG荧光来监测移植物血流循环状况。表8-2-3统计了胃肠消化道肿瘤手术中应用ICG荧光血管造影的结果。

表8-2-3　胃肠消化道肿瘤手术中应用ICG荧光血管造影

作　者	年份	样本量	类型	ICG剂量（mg）	给药途径	成功显影（%）	改变术式（n）	瘘[n（%）]	改变术式瘘[n（%）]
Ris等	2014	30	结肠	25	静脉	96.7	3	0	0
Mehraneh等	2015	139	结肠	3.75～7.5	静脉	99.0	11	2（1.4）	0
Rino等	2014	33	食管	2.5	静脉	100.0	0	5（15.2）	0
Koyanagi等	2016	40	食管	1.25或2.5	中心静脉	100.0	0	7（17.5）	0
Kubota等	2013	10	食管	5	静脉	100.0	0	0	0
Ohi等	2017	59	食管	2.5	静脉	100.0	未做荧光61例	1（1.7）	9（14.7）

ICG荧光血管造影的主要步骤：在准备好移植物、准备吻合前，于中心静脉导管注入2 mg ICG，术者将荧光摄像机置于移植物上方20 cm，大约30 s后移植物血管即可显影。目前市场上的体外荧光探测仪已经支持软件即时分析术中ICG显影效果，主要参考指标包括ICG充盈的时间、各个血管摄取ICG的浓度等。

Ris等报道了30例接受结肠切除重建手术的患者，其中29例成功显影，显影时间在注射ICG后35 s左右，术后无吻合口瘘的发生。Jafari等报道了139例结肠癌患者术中应用ICG血管造影探测移植物血供，其中98.6%成功显影；2例由于术中机器故障未显影；11例患者在ICG显影观测血流状况后改变手术方案，包括未吻合和已做好吻合。这11例中术后无吻合口瘘发生。Rino等报道了33例食管癌患者术中接收ICG血管造影，其中11例管状胃血供来自大弯侧血管，22例管状胃血供来自脾门区血管。保留脾门区血管可维持管胃顶部的血供。术后5例吻合口瘘患者中，4例是脾门区路径，1例是大弯侧路径。吻合口瘘原因除了血供不足，其他危险因素还包括静脉回流、管胃充血和吻合部位的张力，而ICG荧光造影只能评估术中管胃血供。

　　Ohi等回顾性研究120例食管癌患者，其中59例术中接受ICG血管造影。术中管胃做好后注射ICG，注射后15～60 s血管开始显影。将管胃分为高灌注、低灌注、差灌注3种区域，其中高、低灌注区域为安全吻合区域，差灌注为不安全吻合区域。当术中探测管胃血流充足时，行端侧器械吻合，而当判断管胃血流灌注不足时行端端手工吻合；术后10例患者发生吻合口瘘。ICG造影组中1例（1.7%）发生吻合口瘘，未行ICG造影组中9例（14.7%）发生吻合口瘘，术中应用ICG血管造影可显著降低瘘的发生率。Koyanagi等分析了40例接受ICG血管造影的食管癌患者，其中7例发生吻合口瘘，发现瘘的发生与ICG从幽门流到管胃顶部的速度有关。

第三节　总结与展望

　　ICG荧光示踪在胃肠食管手术中发挥着重要作用，其中包括SLN活检术和消化道重建手术中血管造影。SLN活检术早已在乳腺癌与恶性淋巴瘤中常规应用，但在胃肠道手术中，因淋巴回流复杂，如食管的淋巴回流涉及颈胸腹3处，因此SLN活检术并未在胃肠道手术中常规开展。然而根治性扩大淋巴结清扫范围会导致众多术后并发症，延长患者住院时间且术后生活质量差。ICG流体动力学直径仅为1.2 nm，可以很好地进入淋巴脉管；穿透性好，即使在深处组织中也可发出荧光。因此，应用ICG荧光示踪探索胃肠道术中SLN活检术具有十分广阔的前景。

　　在消化道重建术中，最常见也是最棘手的术后并发症就是吻合口瘘。已有许多研究在术中联合ICG荧光示踪观测移植物血流状况，根据血供进一步决定手术策略可以改善术后瘘的发生。目前，ICG荧光示踪还处在前期探索阶段，仍需要大量的大规模研究来证实其有效性，但我们相信它在胃肠食管手术中具有巨大的发展潜力。

---------------------------- 参 考 文 献 ----------------------------

［ 1 ］ Cabanas R M. An approach for the treatment of penile carcinoma［J］. Cancer, 1977, 39(2): 456-466.

［ 2 ］ Chand M, Keller D S, Joshi H M, et al. Feasibility of fluorescence lymph node imaging in colon cancer: FLICC［J］. Tech Coloproctol, 2018, 22(4): 271-277.

［ 3 ］ Escobedo J O, Rusin O, Lim S, et al. NIR dyes for bioimaging applications［J］. Curr Opin Chem Biol, 2010, 14(1): 64-70.

［ 4 ］ Fujita H, Kakegawa T, Yamana H, et al. Mortality and morbidity rates, postoperative course, quality of life, and prognosis after extended radical lymphadenectomy for esophageal cancer. Comparison of three-field lymphadenectomy with two-field lymphadenectomy［J］. Ann Surg, 1995, 222(5): 654-662.

［ 5 ］ Hachey K J, Gilmore D M, Armstrong K W, et al. Safety and feasibility of near-infrared image-guided lymphatic mapping of regional lymph nodes in esophageal cancer［J］. J Thorac Cardiovasc Surg, 2016, 152(2): 546-554.

［ 6 ］ Helminen O, Mrena J, Sihvo E. Near-infrared image-guided lymphatic mapping in minimally invasive oesophagectomy of distal oesophageal cancer［J］. Eur J Cardiothorac Surg, 2017, 52(5): 952-957.

［ 7 ］ Hiratsuka M, Miyashiro I, Ishikawa O, et al. Application of sentinel node biopsy to gastric cancer surgery［J］. Surgery, 2001, 129(3): 335-340.

［ 8 ］ Hulscher J B, Van Sandick J W, De Boer A G, et al. Extended transthoracic resection compared with limited transhiatal resection for adenocarcinoma of the esophagus［J］. N Engl J Med, 2002, 347(21): 1662-1669.

［ 9 ］ Izbicki J R, Hosch S B, Pichlmeier U, et al. Prognostic value of immunohistochemically identifiable tumor cells in lymph nodes of patients with completely resected esophageal cancer［J］. N Engl J Med, 1997, 337(17): 1188-1194.

［10］ Jafari M D, Wexner S D, Martz J E, et al. Perfusion assessment in laparoscopic left-sided/anterior resection (PILLAR II): a multi-institutional study［J］. J Am Coll Surg, 2015, 220(1): 82-92, e81.

［11］ Jewell E L, Huang J J, Abu-Rustum N R, et al. Detection of sentinel lymph nodes in minimally invasive surgery using indocyanine green and near-infrared fluorescence imaging for uterine and cervical malignancies［J］. Gynecol Oncol, 2014, 133(2): 274-277.

［12］ Kitai T, Inomoto T, Miwa M, et al. Fluorescence navigation with indocyanine green for detecting sentinel lymph nodes in breast cancer［J］. Breast Cancer, 2005, 12(3): 211-215.

[13] Koyanagi K, Ozawa S, Oguma J, et al. Blood flow speed of the gastric conduit assessed by indocyanine green fluorescence: New predictive evaluation of anastomotic leakage after esophagectomy[J]. Medicine (Baltimore), 2016, 95(30): e4386.

[14] Krag D N, Weaver D L, Alex J C, et al. Surgical resection and radiolocalization of the sentinel lymph node in breast cancer using a gamma probe[J]. Surg Oncol, 1993, 2(6): 335−340.

[15] Kubota K, Yoshida M, Kuroda J, et al. Application of the HyperEye Medical System for esophageal cancer surgery: a preliminary report[J]. Surg Today, 2013, 43(2): 215−220.

[16] Kusano M, Tajima Y, Yamazaki K, et al. Sentinel node mapping guided by indocyanine green fluorescence imaging: a new method for sentinel node navigation surgery in gastrointestinal cancer[J]. Dig Surg, 2008, 25(2): 103−108.

[17] Lee J H, Ryu K W, Lee S E, et al. Learning curve for identification of sentinel lymph node based on a cumulative sum analysis in gastric cancer[J]. Dig Surg, 2009, 26(6): 465−470.

[18] Lerut T, Nafteux P, Moons J, et al. Three-field lymphadenectomy for carcinoma of the esophagus and gastroesophageal junction in 174 R0 resections: impact on staging, disease-free survival, and outcome: a plea for adaptation of TNM classification in upper-half esophageal carcinoma[J]. Ann Surg, 2004, 240(6): 962−972.

[19] Miyashiro I, Kishi K, Yano M, et al. Laparoscopic detection of sentinel node in gastric cancer surgery by indocyanine green fluorescence imaging[J]. Surg Endosc, 2011, 25(5): 1672−1676.

[20] Morton D L, Wen D R, Wong J H, et al. Technical details of intraoperative lymphatic mapping for early stage melanoma[J]. Arch Surg, 1992, 127(4): 392−399.

[21] Noura S, Ohue M, Seki Y, et al. Feasibility of a lateral region sentinel node biopsy of lower rectal cancer guided by indocyanine green using a near-infrared camera system [J]. Ann Surg Oncol, 2010, 17(1): 144−151.

[22] Ogawa M, Kosaka N, Choyke P L, et al. *In vivo* molecular imaging of cancer with a quenching near-infrared fluorescent probe using conjugates of monoclonal antibodies and indocyanine green[J]. Cancer Res, 2009, 69(4): 1268−1272.

[23] Ohdaira H, Yoshida M, Okada S, et al. New method of indocyanine green fluorescence sentinel node mapping for early gastric cancer[J]. Ann Med Surg (Lond), 2017, 20: 61−65.

[24] Ohi M, Toiyama Y, Mohri Y, et al. Prevalence of anastomotic leak and the impact of indocyanine green fluorescein imaging for evaluating blood flow in the gastric conduit following esophageal cancer surgery[J]. Esophagus, 2017, 14(4): 351−359.

[25] Olsen T W, Lim J I, Capone A Jr, et al. Anaphylactic shock following indocyanine

green angiography[J]. Arch Ophthalmol, 1996, 114(1): 97.

[26] Rino Y, Yukawa N, Sato T, et al. Visualization of blood supply route to the reconstructed stomach by indocyanine green fluorescence imaging during esophagectomy[J]. BMC Med Imaging, 2014, 14: 18.

[27] Ris F, Hompes R, Cunningham C, et al. Near-infrared (NIR) perfusion angiography in minimally invasive colorectal surgery[J]. Surg Endosc, 2014, 28(7): 2221-2226.

[28] Schaafsma B E, Van Der Vorst J R, Gaarenstroom K N, et al. Randomized comparison of near-infrared fluorescence lymphatic tracers for sentinel lymph node mapping of cervical cancer[J]. Gynecol Oncol, 2012, 127(1): 126-130.

[29] Schlottmann F, Barbetta A, Mungo B, et al. Identification of the lymphatic drainage pattern of esophageal cancer with near-infrared fluorescent imaging [J]. J Laparoendosc Adv Surg Tech A, 2017, 27(3): 268-271.

[30] Tachibana M, Kinugasa S, Shibakita M, et al. Surgical treatment of superficial esophageal cancer[J]. Langenbecks Arch Surg, 2006, 391(4): 304-321.

[31] Tajima Y, Murakami M, Yamazaki K, et al. Sentinel node mapping guided by indocyanine green fluorescence imaging during laparoscopic surgery in gastric cancer [J]. Ann Surg Oncol, 2010, 17(7): 1787-1793.

[32] Tajima Y, Yamazaki K, Masuda Y, et al. Sentinel node mapping guided by indocyanine green fluorescence imaging in gastric cancer[J]. Ann Surg, 2009, 249(1): 58-62.

[33] Takeuchi H, Kitagawa Y. Minimally invasive function-preserving surgery based on sentinel node concept in early gastric cancer[J]. Transl Gastroenterol Hepatol, 2016, 1: 23.

[34] Terui S, Kato H, Hirashima T, et al. An evaluation of the mediastinal lymphoscintigram for carcinoma of the esophagus studied with 99mTc rhenium sulfur colloid[J]. Eur J Nucl Med, 1982, 7(3): 99-101.

[35] Tummers Q R, Boogerd L S, De Steur W O, et al. Near-infrared fluorescence sentinel lymph node detection in gastric cancer: A pilot study [J]. World J Gastroenterol, 2016, 22(13): 3644-3651.

[36] Uenosono Y, Arigami T, Yanagita S, et al. Sentinel node navigation surgery is acceptable for clinical T1 and N0 esophageal cancer [J]. Ann Surg Oncol, 2011, 18(7): 2003-2009.

[37] Yuasa Y, Seike J, Yoshida T, et al. Sentinel lymph node biopsy using intraoperative indocyanine green fluorescence imaging navigated with preoperative CT lymphography for superficial esophageal cancer[J]. Ann Surg Oncol, 2012, 19(2): 486-493.

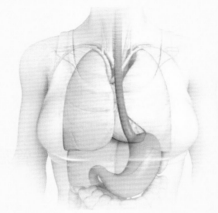

第九章

内镜在早期食管癌
诊断和治疗中的应用

孙益峰　苏瑜琛

　　早期食管癌是指局限于食管黏膜和黏膜下层的肿瘤，不伴淋巴结转移，包括黏膜内癌和黏膜下癌。随着内镜技术的发展，食管癌的早期诊断率不断提高；应用内镜下微创技术治疗早期食管病变，不仅能获得与传统外科手术同样的治疗效果，而且操作简单、安全、风险小，明显提高患者的术后生活质量，代表了早期食管癌和癌前病变的诊疗方向。本章将着重介绍早期食管癌内镜诊断和治疗技术，探讨早期食管癌内镜下诊治前景和面临的问题。

[通信作者]　孙益峰，Email: sunyifeng1121@163.com

第一节　胃-食管癌前病变及早期癌共识

　　胃-食管正常黏膜发生癌变是一个长期慢性的过程，需经历癌前病变等发展阶段。异型增生作为癌前病变的一种，是癌变的必经之路，分为轻度、中度、重度3个级别。世界卫生组织（Worth Health Organization, WHO）建议用上皮内瘤变代替异型增生和原位癌，分为低级别上皮内瘤变（low grade intraepithelial neoplasia, LGIN）和高级别上皮内瘤变（high grade intraepithelial neoplasia, HGIN）。LGIN相当于轻度和中度异型增生，HGIN相当于重度异型增生和原位癌。1999年，日本食管癌分型将早期食管癌定义为局限于黏膜层及黏膜下层并无淋巴结转移的癌。但随后的研究发现，当肿瘤局限于黏膜层时淋巴结转移率几乎为零，而当肿瘤侵犯到黏膜下浅层时淋巴结转移率为21%～29%，侵犯到黏膜下深层时淋巴结转移率为50%～76%。因此，目前认为仅局限于黏膜层的食管鳞状细胞癌为早期食管鳞状细胞癌，而侵犯到黏膜下层的鳞状细胞癌则归于浅表食管癌（superficial esophageal cancer）范畴。

　　近年来，亚洲国家尤其是日本与西方国家在胃食管癌及癌前病变的病理学分级标准上存在极大的分歧。为了解决这一病理学诊断上的差异，2000年由日本和西方病理学家共同发表了《消化道肿瘤维也纳分类》，使东西方在消化道肿瘤病理学诊断方面达成了一致，并在2002年进行了修订。早期食管癌根据病变在黏膜层和黏膜下层内浸润的最大深度可进一步分期：局限于黏膜层者称为M期，浸润至黏膜下层未达固有肌层者称为SM期；对M期及SM期癌又进行细分：病变局限于黏膜上皮表层者为M1期，浸润至黏膜固有层者为M2期，浸润至黏膜肌层但未突破黏膜肌层者为M3期，肿瘤浸润至黏膜下层的上、中、下1/3者分别称为SM1、SM2及SM3期（见图9-1-1）。

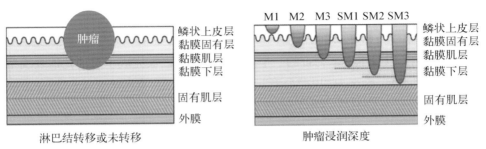

图 9-1-1　表浅型食管癌的定义和分期

第二节　早期食管癌内镜诊断技术

随着内镜技术的不断提高，食管癌的内镜下诊断也取得了长足进展，本节介绍早期食管癌的内镜诊断技术。

一、普通白光内镜

正常的食管鳞状上皮呈淡橙色或泛白色，表面光滑有反光，白光下可见黏膜下树枝状血管形态。

1. 食管黏膜病灶分类

食管黏膜病灶有以下几种：① 红区，即边界清楚的红色灶区，底部平坦；② 糜烂灶，多为边界清楚、稍凹陷的红色糜烂状病灶；③ 斑块，多为类白色、边界清楚、稍隆起的斑块状病灶；④ 结节，直径≤1 cm，隆起的表面黏膜粗糙或糜烂状的结节病灶；⑤ 黏膜粗糙，指局部黏膜粗糙不规则、无明确的边界状态；⑥ 局部黏膜上皮增厚的病灶，常遮盖其下的血管纹理，显示黏膜血管网紊乱、缺失或截断等特点。内镜医师应提高对上述特点的认识，在检查时注意观察黏膜的细微变化，锁定可疑区域是开展后续精查的基础。在普通白光内镜下观察表浅型食管癌：黏膜色泽发红（与正常黏膜相比）及分支血管网消失是表浅型食管癌最常见的内镜下表现。导致黏膜发红色的主要原因是肿瘤区域的血管密度增大，而分支血管网消失则是因为肿瘤上皮细胞核质比高、肿瘤细胞拥挤、排列紊乱，导致光线无法穿透。

2. 食管癌的巴黎分型

2002年，以日本专家为首的一个国际合作组在巴黎完成了对消化道表浅型肿瘤病变的分型，命名为"巴黎分型"，并得到广泛应用（**见图9-2-1**）。由于进展型的肿瘤被分为5型（1～5型），表浅型的肿瘤就被划为0型。0型病变又被分为3型：0～Ⅰ型（浅表隆起型）、0～Ⅱ型（浅表平坦型）和0～Ⅲ型（浅表凹陷型）。其中0～Ⅰ型又分为0～Ⅰp型（息肉型）和0～Ⅰpl型（丘状型）。0～Ⅱ型又分为0～Ⅱa型（轻度隆起型）、0～Ⅱb型（平坦型）和0～Ⅱc型（轻度凹陷型）。在同一病灶的描述中可以同时存在2个分型，如0～Ⅱa＋Ⅱc型。在鳞状上皮类型的食管病变中，突起高度＞1 mm的丘状型病变定义为0～Ⅰs型，凹陷深度＞0.5 mm的病变定义为0～Ⅲ型，而在两者之间的则为Ⅱ型。之所以要对表浅型食管癌进行形态学分型，是因为肿瘤大体分型与浸润深度关系密切。Kodama统计了日本多个中心1990—1994年的1 853个手术或内镜下切除的表浅病变标本后发现，0～Ⅰ型表浅型食管癌有4%为M1～2期，17%为浸润M3和SM1，79%浸润深度＞SM2；0～Ⅱb型表浅型食管癌则有高达69%的比例局限于M1和M2层，仅有15%的SM2；0～Ⅲ型表浅食管癌仅有3%为M1～2期，13%为浸润M3和SM1，而高达83%的表浅型食管癌浸润深度＞SM2。故表浅型食管癌的大体形态对于判断肿瘤的浸润深度具有重要价值，也是决定该病变能否进行内镜下切除的重要依据。根据对手术切除的食管癌的病理分期进行大规模队列研究发现，当肿瘤局限于固有层（M2）时，淋巴结转移风险为1%～3%；当肿瘤累及黏膜下层1/3以上（SM1）时（即黏膜下层浸润深度＜200 μm），淋巴结转移风险为20%。

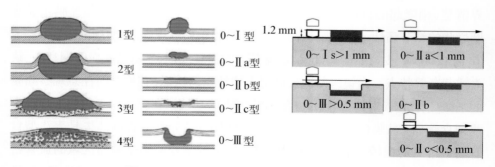

图9-2-1　巴黎分型及各亚型高度的计算标准

二、碘染色技术

1. 碘染色原理

正常的食管黏膜为成熟的非角化鳞状上皮,内含丰富的糖原,遇到碘液中的碘则呈棕褐色。当食管发生病变时,黏膜内糖原的含量发生变化。由于癌变组织的代谢异常旺盛,糖原的消耗量很大,使癌变组织内糖原的含量大大减少,甚至消失,遇碘后不能出现正常的着色反应,内镜下呈现出不同程度的淡染或不染。基于上述化学原理,临床上采用卢戈碘液喷染食管黏膜,黏膜中糖原的含量直接影响卢戈碘液染色的深浅程度。

2. 内镜下碘染色方法

复方碘溶液浓度为1.2%～2%,碘染色时先在内镜下用白光进行观察,并用清水或消泡剂清洁食管腔后通过钳道插入带有喷头的喷洒管将10 mL复方碘溶液进行直视下喷洒染色,由上向下均匀地喷洒在食管黏膜上。最佳持续时间为3～5 min,当染色效果不佳时可重复染色,在未染色或染色不良的黏膜处取活检组织行病理学检查。然后染色冲洗,吸净残液。染色结束后,用清水冲洗食管,及时吸净胃腔内存留的碘液。

3. 碘染色观察

食管黏膜的碘染色在内镜下一般表现为深着色、正常着色、浅着色和不着色几种。糖原含量少,着色浅;糖原含量多,着色深。当食管黏膜发生水肿、充血、萎缩、糜烂、溃疡、粗糙、角质化等损伤性疾病时,根据黏膜的损伤程度,染色后一般表现为浅着色或不着色;重度不典型增生、癌变的食管黏膜染色后一般表现为不着色;食管糖原棘皮症因细胞内糖原含量丰富,在染色后表现为深着色像。不着色或浅着色区域边缘的清晰度是区分食管癌和其他食管疾病的依据。若不着色区域边界锐利,表明从病变组织到正常食管上皮组织糖原含量变化剧烈,一般诊断为食管癌;若边界模糊,表明组织中糖原含量缓慢变化,则病灶一般由轻度或中度增生、黏膜萎缩、食管炎等疾病引起[见图9-2-2(A)]。

4. 碘染色的其他常见表现

(1)粉色征:如果不染区在喷洒后2～3 min出现了粉红色的褪色改变,称为粉色征阳性,其本质是食管黏膜上皮受碘液刺激后,碘液消退后的食管黏膜原本的颜色。多项研究提示粉色征的出现与HGIN及癌相关,而HGIN与癌的

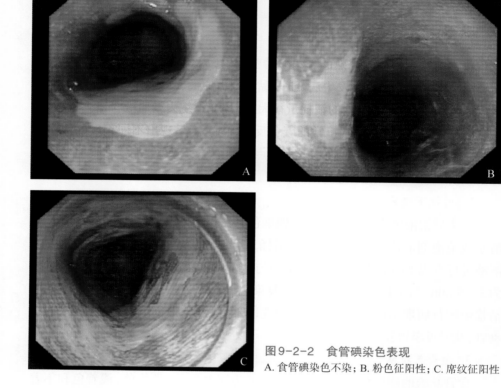

图9-2-2 食管碘染色表现
A. 食管碘染色不染；B. 粉色征阳性；C. 席纹征阳性

共同特征在于超过1/2的上皮被肿瘤细胞所取代，上皮层基本或全部被破坏，表皮屏障缺失，病变黏膜糖原含量少而无法着色呈现不染区。由于不同病变的黏膜上皮破坏程度不等，因此粉色征出现时间的快慢一定程度上与病灶深浅度相关。粉色征出现时间在60 s以内诊断价值更大，通过对粉色征最早出现的部位靶向活检，可提高病理学诊断的精准性。Ishihara等报道，在食管碘染粉色征出现区域进行活检可提高食管癌诊断的特异度为95%，敏感度为88%。而在粉色征出现时如果切换至窄带成像模式，白光下粉红色征区域会变成银白色，称为"银色征"［**见图9-2-2（B）**］。

（2）席纹征：席纹征是碘染色后判断表浅型食管癌浸润深度的一种方法。食管黏膜受到刺激后（多见于碘染后），食管黏膜肌蠕动形成的黏膜环（方向上与食管呈纵轴垂直）类似于中国传统草席纹路的外观，故称"席纹征"，日本学者将此命名为"Tatami-me" sign（榻榻米征）［**见图9-2-2（C）**］。如果黏膜肌层被肿瘤细胞累及，会蠕动不良，导致病变区域席纹征中断，称为"Tatami-no-me" sign，由此可判断肿瘤累及深度至少到了黏膜肌层。

5. 碘染色的不良反应及禁忌

由于碘对黏膜有一定的刺激性，部分患者常有烧灼感或轻微刺痛，少数病例有较明显的胸骨后或上腹痛，一般均能耐受，故应及时吸除残留碘液。对碘过敏及甲状腺功能亢进症患者禁用碘染色；碘影响婴儿及胎儿的甲状腺发育，因此孕妇及哺乳期妇女也禁用此方法。因碘有较强的刺激作用，个别患者会出现胸骨后疼痛、腹痛、恶心、呕吐等症状，染色后应及时吸净残液，必要时注入喷洒碘液量2倍的10%硫代硫酸钠。

三、窄带成像技术及放大内镜

1. 窄带成像技术原理

窄带成像(narrow band imaging, NBI)技术是近年来应用于临床的重要内镜下图像增强技术。其原理：常规白光内镜应用氙灯作为照明光，由波长400～800 nm 的宽带光谱白光组成。NBI内镜分别通过选择 415、540 nm 的蓝色和绿色窄带光，照射到黏膜表面，利用血红蛋白吸收蓝光、绿光的特性及不同的穿透能力，蓝光穿透黏膜表层，绿光穿透黏膜深层，从而能够提高黏膜表层终末端的毛细血管袢的对比度。内镜近距离观察黏膜表面时，NBI 观察黏膜表面的毛细血管呈褐色。血管壁较薄则电荷耦合器件(CCD)不能产生清晰图像，而是模糊的褐色斑点，黏膜层较深且相对较粗的血管呈青蓝色。所以NBI内镜观察的是病灶中的新生血管变化，而并非病灶本身。

2. NBI 与放大内镜表现

食管黏膜从LGIN逐渐发展成食管鳞状细胞癌的过程需要血管供应营养，所以黏膜表面的血管密度增高，表面可见特征性的扩张、生长弯曲的上皮乳头内毛细血管襻(intraepithlial papillary capillary loop, IPCL)，这些特征在 NBI 中远距离观察时呈褐色区域。放大内镜分析表面结构的重要性已经在结肠、食管和胃中建立。配有彩色CCD系统的高清内镜，具有物理放大功能，从距上皮表面2 mm距离可以产生至少45倍的光学放大率。与1.5倍数码变焦相结合，这些内镜能得到至少65倍的放大倍率(如 EXERA Ⅱ 或 Lucera, OLYMPUS)。

有可变焦放大内镜无论是使用序贯 RGB CCD 还是同步彩色 CCD，在景深 2～3 mm 下，可把图像放大至 120 倍。如果内镜镜头距离目标组织接近 2 mm 或 > 3 mm 时，观察到的图像非常模糊。因此，放大内镜使用远端帽，可以使镜头与目标组织之间保持一个精确的距离，以便获得清晰的图像。用聚焦内镜（如 EXERA Ⅲ 或 Lucera Elite, OLYMPUS），用户可以在标准模式和近距离模式之间切换，近距模式可以更近地精细观察（景深 2～6 mm）。放大内镜与 NBI 技术结合在一起，在食管中能清晰地观察到 IPCL 结构，根据 IPCL 的变化诊断食管炎症、上皮内瘤变及癌变的出现，并进一步观测癌变的浸润深度。黏膜上皮发生癌变时，随着树枝状血管数量和密度的增加，会出现 IPCL 的扩张和延长等改变，在恶性病变中 IPCL 主要呈不规则排列、扩张、蛇形、口径和形态不一等变化；而这些改变也可在炎症病灶中观察到，IPCL 具有规则间隙的扩张和延长等微小改变可提示食管炎症性改变。

3. NBI 技术下分型

图 9-2-3 所示为井上晴洋等将 NBI 结合放大内镜观察到的食管病变部位 IPCL 的微细结构分型及与病变性质的联系阐述如下：Ⅰ型呈蜂窝状，为正常黏膜；Ⅱ型呈蛇形分枝状，为炎性病变；Ⅲ型呈线圈状或细小蛇形曲线状，为慢性食管炎或低级别瘤变，应作为随访对象；Ⅳ型呈螺旋状或复杂的分支状，为高级别瘤变或上皮内癌，组织学发现Ⅳ型肠上皮化生最高，应作为治疗对象；Ⅴ型呈不规则而形状不均的异常血管，被认为是肿瘤的表型，其形态学变化与癌肿的浸润深度相关，可依据Ⅴ型病灶的 IPCL 形态学变化进一步分型来制订相应的治疗策略：V1 型 IPCL 扩张、蛇形、口径各不相同、形状不均一，V2 型较之 V1 型血管更延长，此 2 型是内镜下黏膜切除术（EMR）或内镜下黏膜剥离术（ESD）的绝对适应证；V3 型的正常结构被高度破坏，是 EMR 或 ESD 的相对适应证；Vn 型有新生的肿瘤血管出现，应主要考虑外科手术治疗。

井上分型较为复杂，故日本食管协会使用另外一种更为简单的 AB 分型用以指导食管表浅癌的治疗，该分型也被中国广大的内镜医师接受和使用。其分型方法：A 型为 IPCL 无明显变化或轻微变化，提示食管炎症；B1 亚型为扩张、迂曲、粗细不均、形态不一的襻状血管，提示 M1、M2 期早期食管癌；B2 亚型为襻形成较少的异常血管，提示 M3、SM1 期食管癌；B3 亚型为高度扩张、粗大、不规则的血管，提示 SM2 及以下各期食管癌。利用 ME-NBI 对于表浅型食管癌进

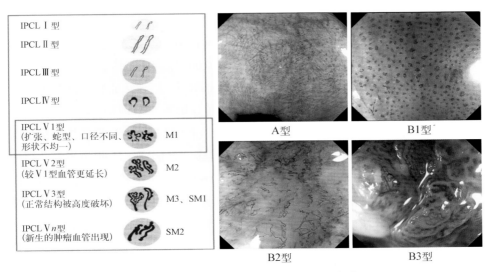

图9-2-3　井上晴洋IPCL分型和AB分型

行筛查具有较高的准确性。Muto等研究发现ME-NBI对早期食管癌的诊断精准率为88.9%。在判断早期食管癌浸润深度方面,ME-NBI有很好的应用价值。国内有学者对比卢戈碘染色结合内镜检查与ME-NBI在诊断早期食管癌的准确性,发现两者诊断的精准率相近,且均明显高于普通白光内镜。但显而易见的是,碘染色具有较为复杂的操作过程以及较多的不良反应,而ME-NBI操作简便,无明显不良反应。在判断表浅型食管癌的浸润深度上,ME-NBI也具有较高的精准率。Inoue等对250例食管病变进行ME-NBI观察,与病理学进行对比,ME-NBI对表浅型食管癌浸润深度的诊断精准率为83.1%,在确定癌组织浸润深度的总体诊断精准率达78%。

四、人工智能辅助内镜诊断技术

近年来,随着人工智能(artificial intelligence, AI)技术的发展,其在医学领域的应用也逐渐展开,与医学技术的结合也是未来发展的重要方向。AI技术在内镜诊断上的应用也做了一些有效的尝试。

Kodashima等开发了一种计算机系统,以区分内镜检查图像中的恶性组织和正常组织。根据接触显微镜的原理,可以在体内对黏膜表面进行显微镜观察。另外，采用亚甲蓝染色技术可以评估细胞核的形态和排列。基于计算机的分析显示，总细胞核与整个选定区域的平均比值存在显著差异，正常组织为$(6.4±1.9)\%$，恶性样品为$(25.3±3.8)\%$（$P<0.001$），这使得内镜可以区分正常和恶性组织。Shin等开发了一种定量图像分析算法，用于从非肿瘤性黏膜中识别鳞状上皮不典型增生。该软件旨在使用高分辨率显微内镜（high-resolution microendoscopy, HRME）分析获取图像分割的核和细胞质区域，该图像可提供与共聚焦激光内镜检查相似的图像，但成本低得多。他们使用从99位患者获得的数据开发并测试了该软件，并最终从78位患者的167个活检部位进行了验证。该软件识别肿瘤变化的敏感度和特异度分别为87%和97%。他们的结论是，带有定量图像分析算法的HRME可以克服资源匮乏地区的培训和专业知识问题。

国内中山大学肿瘤防治中心也做了一些相关的工作，开发了胃肠道人工智能诊断系统（Gastrointestinal Artificial Intelligence Diagnostic System, GRAIDS）。通过前期完成的5万余张上消化道癌患者和12万余张正常人内镜图像数据的识别和深度学习，GRAIDS对癌变的诊断精准率可以达到96%，对早期（Ⅰ期）病变的识别率可以达到90%以上，初步显示应用于上消化道癌早期诊断的巨大潜力。为了对该系统的性能进行深入验证，他们联合全国5家不同地区、不同级别的医院进行多中心研究，采用该系统对84 424例患者的1 036 496幅内镜图像进行了识别和分析。最终结果显示，GRAIDS对上消化道癌的诊断精准率达90%以上，其中内部数据验证诊断精准率为95.5%，前瞻性数据验证诊断精准率为92.7%，外部数据验证诊断精准率为91.5%～97.7%，其诊断灵敏度（94.2%）与专家级的内镜医师（94.5%）相当。更重要的是，在GRAIDS的帮助下，可提升专家的诊断灵敏度至0.984，而低年资医师的诊断灵敏度将提升至与专家独自判读时相当的效果。

第三节　早期食管癌内镜下治疗技术

内镜技术的高速发展，使得过去只能通过外科手术治疗的一些疾病如早期消化道肿瘤、黏膜下肿瘤等，通过内镜进行治疗成为可能。

一、内镜治疗的主要技术

1. EMR

EMR是指在不伤害肌肉层以下（黏膜下层以下）组织的前提下,使用内镜将黏膜层切除至黏膜下层并回收所切除组织的技术。具体方法是在病灶的黏膜下层内注射药物,形成液体垫后切取大块黏膜组织。EMR具有诊断和治疗的双重功能,主要用于切除无淋巴结转移和浸润的早期食管癌和癌前病变。EMR主要有2种方法:吸引切除法和非吸引切除法。吸引切除法包括透明帽辅助EMR、套扎辅助EMR、分片透明帽辅助EMR和分片套扎辅助EMR等;非吸引切除法包括直接电凝环切法、双孔道协助电凝环切法、切开电凝环切法、黏膜分次切除法及电凝环分片切除法。以上各种操作方法的步骤虽略有不同,但基本原则大体相同。研究证明:影响完全切除病灶的因素有切除方法、切除技巧、分块切除的应用等;影响内镜切除疗效的主要因素有病灶切除的彻底性、多灶性及病例选择。切除后密切内镜随访十分必要,尤其在2年内。多发病灶是食管再发癌的源头,应列为监测的重要内容。

2. ESD

ESD是指利用各种电刀对直径＞2 cm的病变进行黏膜下剥离的微创技术。ESD是在EMR基础上发展而来的,但其更强调黏膜下剥离过程。这一技术可以实现较大病变的整块切除,并提供准确的病理诊断分期。1996年,日本学者首创使用顶端带有绝缘陶瓷圆球的电刀（insulated-tipped diathermic knife,IT刀）对直径＞2 cm的早期胃癌病变进行黏膜下一次性成功剥离。此后学者又设计出钩形刀（Hook-knife）、三角刀（TT-knife）等用于ESD治疗。ESD操作程序主要包括以下步骤:首先,确定并标记边界;其次,黏膜下注射液体使病变组织充分抬举,肿瘤周边切开;再次,切除肿瘤黏膜下层结缔组织;最后,术后基底止血和防治穿孔处理。由于内镜下黏膜下层剥离术操作时间长,故其注射液的选择多采用隆起保持时间长、止血效果好、组织损伤小的黏膜下注射溶液。沿肿瘤周边切开,一般从肿瘤远端开始,形成环绕病灶的切口,然后进行黏膜下层结缔组织剥离,直至完整剥离。术后对暴露血管进行充分电凝处理。ESD也是一种较为普遍的治疗消化道早期肿瘤的新型内镜微创技术,与EMR相比,ESD在切除病变的大小、范围和形状方面限制小,对多发病变、病变直径≥3 cm

的早期食管病变可弥补EMR的不足。但目前ESD尚未普及，在该技术发展的初期，出血及穿孔发生率较高，因此要开展此项技术需要经验丰富的操作者、先进的设备和病例积累。

3. 内镜黏膜下隧道剥离术

内镜黏膜下隧道剥离术（endoscopic submucosal tunnel dissection, ESTD）是在经典ESD基础上改进的，对长度在4 cm以上、环绕食管四周的病变进行内镜下切除的技术。在环形切开上下切缘后，从上缘向下进行隧道式剥离，即先从黏膜下剥离使内镜直接从远端环切口穿出，再沿隧道两侧剥离黏膜直至完全剥离，是治疗环状病变并得到管状标本的理想方法，克服了经典ESD切除食管环周病变后无法对切缘进行精确评估的缺点。该项技术国内从2009年5月开始应用。

Ananya Das公布了一项早期食管癌内镜治疗与外科手术疗效的对比研究，内镜治疗组共纳入430例患者，对照组纳入1 586例患者行外科食管癌根治术，术后并发症发生率以及2年和5年生存率的差异均无统计学意义。

国内也进行了一项早期食管癌内镜治疗与外科手术疗效的对比研究，将101例早期食管癌患者分为内镜治疗组（EMR 30例，ESD 4例）和外科手术组（67例）。EMR术后病理检查发现病灶完全切除，切除成功率为96.9%；ESD术后病理学检查示病灶均完全剥离，剥离成功率为100.0%。随访期间内镜治疗组复发3例，复发率为8.8%；死亡2例，病死率为5.9%；总生存率为94.1%，术后3、4、5年生存率分别为93.8%、84.6%和75.0%。外科手术组死亡2例，病死率为3.0%，总生存率为97.0%，术后3、4、5年生存率分别为96.8%、90.0%和81.8%。两组患者术后总生存率及3、4、5年生存率均无统计学差异。

早期食管癌的内镜下治疗还包括激光治疗、射频治疗、微波治疗、光动力学治疗和氩离子凝固术治疗等多种方法，但由于不能获得病理标本，对其治疗效果缺乏及时、精准的判断，残留和复发率偏高，疗效不如EMR、ESD和ESTD。

4. 激光治疗

（1）Nd∶YAG激光治疗。Nd∶YAG激光照射的组织反应与输出功率、照射距离、脉冲时间及所用总能量有关，当照射病变部位产生灰白色凝固斑时，可使癌细胞产生凝固性坏死，对局限于黏膜层或黏膜下层的早期食管癌可起到有效的治疗作用，又不至于发生穿孔等严重并发症。Nd∶YAG激光治疗多用于晚期食管癌的姑息性治疗,用于治疗早期食管癌的报道较少。Wu采用低能量Nd:YAG激光对50例胃肠道表浅癌及增生病变进行治疗,结果29例完全消失,1例无效,1例早期胃癌术后2年出现远处转移,1例早期食管癌出现食管气管瘘,4例术后复发。

（2）钬激光治疗。钬激光是一种新型高能脉冲固体激光,具有单脉冲气化,穿透深度浅(0.5 mm)、热损伤宽度小(0.4～0.8 mm)的特点,对病灶可逐层气化切除,容易控制切除范围,不易发生穿孔,止血效果可靠,在临床上尤其适用于年老体弱无法行手术或不愿意接受手术的患者。毛永平等采用钬激光治疗7例早期食管癌,经过一次性对病灶进行气化切除,对创面进行凝固,患者早期癌病灶均气化切除成功。术中及术后未发生任何并发症。术后1～3个月对所有患者行胃镜复查,病理活检未见病灶残留,胃镜随访38～56个月均未见肿瘤复发。

5. 光动力学疗法

光动力学疗法(photo dynamic therapy, PDT)的光化学反应主要作用在肿瘤细胞,对正常组织创伤较少。因此,PDT可使早期食管癌达到微创根治,提高患者的生活质量,目前多用于治疗巴雷特食管并重度增生或表浅癌、病变范围大且不能耐受其他治疗的患者。但其对于光敏药物过敏的患者凝血功能异常、肝肾功能差者不适用。PDT治疗所使用的光敏剂如血卟啉衍生物(HpD)、卟非姆钠(porfimer sodium)等均为血管源性光敏剂,药物同时分布于肌层和肿瘤的血管结构中,治疗时容易引起食管狭窄或穿孔,而且皮肤光敏反应持续时间长。目前已有3种光敏药物获得美国FDA批准,即PHOTOFRIN、Visudyne和5-氨基乙酰丙酸(5-ALA)。后2种光敏药物主要用于非肿瘤性疾病的治疗,PHOTOFRIN是应用于多种实体恶性肿瘤治疗的新型上皮源性光敏剂,它无血管损伤作用及食管狭窄或穿孔的危险,可口服或静脉推注给药,诱导的皮肤光敏反应仅持续24 h。Corti采用血卟啉、氩离子激光治疗62例食管癌(18例Tis期, 30例T1期, 7例T2期, 7例术后吻合口复发),术后随访3～90个月(平均32个月),单用PDT治疗的完全缓解率为37%(23/62),PDT加放疗的完全缓解率为82%(51/62); Tis、T1期癌的完全缓解率(44%, 21/48)明显高于T2期癌的完全缓解率(28%, 2/7)及术后吻合口复发癌的完全缓解率(0, 0/7, $P = 0.04$)。PDT治疗完全缓解的患者随访结束时局部无复发率为52%，中位无病生存期Tis、T1期为49个月，T2期为30个月，吻合口复发者为14个月。并发症轻，3例出现食管狭窄，1例在PDT加放疗后出现食管气管瘘。

6. 氩离子凝固术

氩离子凝固术（argon plasma coagulation, APC）是一种非接触性电凝固技术，具有不产生粘连线可连续止血的优点。电凝深度限于2～3 mm，而早期食管癌及癌前病变主要位于食管上皮层，上皮全层的厚度仅为0.3～0.4 mm，可防止食管穿孔，且无炭化，利于组织修复。王贵齐等应用APC对13例早期食管癌患者及114例食管鳞状上皮不典型增生患者进行治疗，对早期食管癌及食管癌前病变的治疗成功率分别为92.3%和100%，平均治疗次数分别为3次和2.2次，并发症主要表现为出血、黏膜下血肿及发热等，发生率为5.5%，经对症治疗后均治愈，无穿孔及狭窄发生；4～12个月内镜复查并经病理证实3例早期癌复发，再次应用APC治疗，2例治愈，1例病变未控制改为手术治疗；癌前病变无复发。术后平均随访时间为15.3个月，患者均无明显不适。研究结果表明，单纯应用APC治疗早期食管癌的复发率和并发症远远高于癌前病变，故早期食管癌首选EMR。

7. 微波凝固治疗

内镜下微波治疗食管病变的原理是当微波天线探头接触食管病变时，病灶组织内的水分子和血液分子在频率为2 540 MHz的微波场作用下高速运动，互相摩擦产生热量而凝固组织。微波凝固组织的程度与微波的功率、作用时间以及天线与靶组织的密切接触呈正相关。王士杰等采用内镜下微波治疗12例早期胃食管癌患者，其中原位癌4例，黏膜内癌3例。治疗后随访5年以上3例，3～5年4例，1～3年2例，不足1年3例；其中仅1例复发，全组无严重并发症发生。

8. 射频消融

射频消融（radio-frequency ablation, RFA）在治疗多发、病变较长或累及食管全周的早期食管癌及其癌前病变有明显的优势，且其治疗深度控制在1 000 μm左右，避免了治疗后狭窄、穿孔的发生。吴克拉等采用RF-MA型多功能射频治疗仪治疗12例早期及晚期食管癌的癌症性狭窄，其中早期隆起型3例，经1～2次成功灼除；随访1周，灼烧病变处有A1期溃疡；随访2周，灼烧病变处为H2期溃疡,癌灶消失;随访3个月后,食管黏膜恢复正常,病理复查未发现癌细胞;随访6个月～1年,3例均未见复发。国外学者应用电子球囊射频消融(balloon-based radiofrequency ablation)治疗伴有重度不典型的巴雷特食管患者,在6个月随访期中,其中96%的患者不典型增生病变完全消失,90%的患者伴有肠上皮化生的巴雷特食管黏膜消失,所有病例无治疗相关的食管狭窄发生,食管功能保持良好,无1例复发。

二、内镜治疗适应证

内镜治疗的选择主要取决于病变分期。一般而言,重度不典型增生、M1和M2期病变局部淋巴结转移率很低,可行内镜下微创治疗;然而病变浸润深达黏膜下层(SM2期和SM3期)的患者,一般建议行外科手术。浸润达黏膜肌层(M3期)或黏膜下层的上1/3(SM1期)可考虑行内镜下手术治疗。可见精准判断病变侵及深度是制订临床治疗策略的关键。

1. 绝对适应证

内镜下治疗不能行淋巴结清扫,因此对没有或者淋巴结转移风险极低的患者才采用内镜下治疗。由于癌前病变没有淋巴结及脉管转移的风险,并且癌变风险大,所以食管癌前病变是内镜下治疗的绝对适应证。

食管早期癌M1、M2期中,淋巴结转移率均在5%以下,M1或M2期癌行内镜下治疗后淋巴结及再发远处转移的报道极少,内镜下治疗比外科食管癌根治术的并发症少。因此,推荐M1或M2期癌,侵占食管周径2/3以下的为内镜下治疗的绝对适应证。

2. 相对适应证

食管M3期癌淋巴结转移率约9.3%,SM1期癌淋巴结转移率约19.6%,推荐对于术前评估没有明显淋巴结转移的M3和SM1期癌为内镜下治疗的相对适应证。M3和SM1期患者术后应对切除标本仔细评估,若发现淋巴结转移风险较大者应追加食管癌根治术。

有报道称,M3或SM1期患者术前评估有如下表现:0～Ⅰ型或0～Ⅲ型,长度≥5 cm,组织学表现为低分化癌,有血管侵袭、INF-γ检测阳性,以上有一项阳性者淋巴结转移的风险增加即不推荐行ESD。食管黏膜缺损在2/3周以上者多会发生食管狭窄,侵占食管周径2/3以上的病例为内镜下治疗的相对适应证。对于食管SM2、SM3期癌,因发生淋巴结转移率(30%～56%)较高,故也不推荐内镜下治疗。

第四节　早期食管癌内镜下诊治前景和面临的问题

早期食管癌越来越引起人们的重视,要提高早期癌检出率,必须提高内镜诊断水平,不断完善和规范内镜诊断标准,相信随着内镜技术的发展,特别是内镜优化联合技术的发展,一定能够快速提高我国早期食管癌的诊断水平。目前,我国早期食管癌仍以手术治疗为主,难免发生严重的并发症和不适,使患者术后生活质量下降。EMR和ESD的出现和迅猛发展使早期食管癌的内镜治疗成为可能。目前EMR仅限于肿瘤直径<2 cm的病变,ESD则能实现较大病变的一次性大块剥离,病变局部的残余癌灶和复发率也较低,因此EMR将逐渐被ESD所取代,但ESD为内镜下操作,操作难度较大,学习曲线较长,使其推广受到限制。ESD在早期食管癌的治疗上具有诸多优点,随着内镜设备的发展以及远期人工智能的普及,ESD将是早期食管癌的主要手段和研究方向。

------------------------------ 参 考 文 献 ------------------------------

[1] Barreda B F, Sanchez L J. Endoscopic treatment of early gastric cancer andprecancerous gastric lesions with mucosectomy [J]. Rev Gastroenterol Peru, 1998, 18(3): 214-226.

[2] Chen J, Kwong D L, Cao T, et al. Esophageal squamous cell carcinoma (ESCC): advance in genomics and molecular genetics [J]. Dis Esophagus, 2015, 28(1): 84-89.

[3] Hulagu S, Senturk O, Aygun C, et al. Endoscopic submucosal dissection for premalignant lesions and noninvasive early gastrointestinal cancers [J]. World J

Gastroenterol, 2011, 17(13): 1701-1709.

[4] Ichikura T, Tamakuma S. Stage classification of esophageal, gastric and colorectal cancer[J]. Nihon Rinsho, 1994, Suppl 6: 901-905.

[5] Knabe M, May A, Ell C. Endoscopic resection for patients with mucosal adenocarcinoma of the esophagus [J]. Minerva Gastroenterol Dietol, 2016, 62(4): 281-295.

[6] Kodashima S, Fujishiro M, Takubo K, et al. *Ex vivo* pilot study using computed analysis of endo-cytoscopic images to differentiate normal and malignant squamous cell epithelia in the oesophagus[J]. Dig Liver Dis, 2007, 39(8): 762-766.

[7] Luo H, Xu G, Li C F, et al. Real-time artificial intelligence for detection of upper gastrointestinal cancer by endoscopy: a multicentre, case-control, diagnostic study [J]. Lancet Oncol, 2019, 20(12): 1645-1654.

[8] Neuhaus H. Endoscopic submucosal dissection in the upper gastrointestinal tract: present and future view of Europe[J]. Dig Endosc, 2009, 21 (Suppl 1): S4-S6.

[9] Oliphant Z, Snow A, Knight H, et al. Endoscopic resection with or without mucosal ablation of high grade dysplasia and early oesophageal adenocarcinoma — long term follow up from a regional UK centre[J]. Int J Surg, 2014, 12(11): 1148-1150.

[10] Rempel V, Faiss S. Endoscopic strategies in minimal invasive therapy [J]. Dtsch Med Wochenschr, 2016, 141(9): 609-612.

[11] Rubio C A, Liu F S, Zhao H Z. Histological classification of intraepithelial neoplasias and microinvasive squamous carcinoma of the esophagus [J]. Am J Surg Pathol, 1989, 13(8): 685-690.

[12] Shi J, Jin N, Li Y, et al. Clinical study of autofluorescence imaging combined with narrow band imaging in diagnosing early gastric cancer and precancerous lesions[J]. J BUON, 2015, 20(5): 1215-1222.

[13] Shin D, Protano M A, Polydorides A D, et al. Quantitative analysis of high-resolution microendoscopic images for diagnosis of esophageal squamous cell carcinoma [J]. Clin Gastroenterol Hepatol, 2015, 13(2): 272-279.

[14] van den Eynde M, Jouret-Mourin A, Sempoux C, et al. Endoscopic mucosal or submucosal resection of early neoplasia in Barrett's esophagus after antireflux surgery [J]. Gastrointest Endosc, 2010, 72(4): 855-861.

[15] Yousef F, Cardwell C, Cantwell M M, et al. The incidence of esophageal cancer and high-grade dysplasia in Barrett's esophagus: a systematic review and meta-analysis [J]. Am J Epidemiol, 2008, 168(3): 237-249.

[16] Zhang J, Guo S B, Duan Z J. Application of magnifying narrow-band imaging endoscopy for diagnosis of early gastric cancer and precancerous lesion [J]. BMC

Gastroenterol, 2011, 11: 135.

［17］陈鹭，黄晓俊，孙洋.早期食管癌的内镜诊断进展［J］.世界华人消化杂志，2016，（1）：51-58.

［18］陈子洋，刘晓岗，李易，等.内镜黏膜剥离术治疗早期食管癌的临床研究［J］.华西医学，2013，（2）：184-186.

［19］冯慧.上消化道早癌筛查、诊断及其相关技术的探索性研究［D］.合肥：安徽医科大学，2016.

［20］何波，张立玮.早期胃食管癌内镜诊治现状与进展［J］.中华临床医师杂志（电子版）［J］.2015，25（2）：286-290.

［21］李春.EMR与ESD对治疗直径为2 cm ~ 3 cm的早期食管癌及癌前病变的效果对比分析［D］.乌鲁木齐：新疆医科大学，2014.

［22］李健，李振峰，段芳龄.食管癌内镜诊断与治疗进展［J］.胃肠病学和肝病学杂志，2003，12（6）：583-588.

［23］李玲.内镜下黏膜切除术治疗消化道肿瘤性病变的临床研究［D］.南宁：广西医科大学，2011.

［24］李鹏，王拥军，陈光勇，等.中国早期食管鳞状细胞癌及癌前病变筛查与诊治共识（2015年，北京）［J］.中国实用内科杂志，2016（1）：20-33.

［25］李兆申，王贵齐.中国早期食管癌筛查及内镜诊治专家共识意见（2014年，北京）［J］.胃肠病学，2015（4）：220-240.

［26］马丹，杨帆，廖专，等.中国早期食管癌筛查及内镜诊治专家共识意见（2014年，北京）［J］.中国实用内科杂志，2015，（4）：320-337.

［27］幕内博康，姚桢.食管癌的诊断与治疗进展［J］.日本医学介绍.1997，（12）：5-7.

［28］秦秀敏.早期食管癌及癌前病变内镜诊断、治疗、随访及癌前病变中多种蛋白表达分析研究［D］.北京：北京协和医学院，2014.

［29］陶亚利.内镜黏膜下剥离术治疗早期食管癌及癌前病变的有效性及安全性探讨［D］.杭州：浙江大学，2012.

［30］杨江华.食管表浅隆起型病变的内镜下诊断与治疗［D］.兰州：兰州大学，2010.

［31］张轶群，周平红.内镜技术在胃癌手术并发症诊治中的应用价值［J］.中华胃肠外科杂志，2017，20(2)：160-165.

［32］张月明.早期食管癌及癌前病变内镜下微创治疗技术的对比研究［D］.北京：北京协和医学院，2015.

［33］张志宏.EMR与ESD治疗胃食管早癌及癌前病变的疗效观察［D］.济南：山东大学，2011.

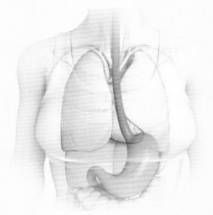

第十章

食管癌生物免疫治疗

苏长青

　　肿瘤的生物免疫治疗是继手术、放疗、化疗三大常规治疗之后的第四种疗法。现代医学和生命科学前沿理论和技术的发展,提供了一大批与肿瘤细胞发生、生长、分化、凋亡、侵袭、转移、复发、免疫等特性相关的分子靶点,促进了肿瘤生物免疫治疗研究的快速发展,已经成为肿瘤综合治疗的重要组成部分。基于对食管癌基础和临床的深入研究,本章重点回顾和阐述了生物免疫治疗在食管癌中的研究和应用情况,包括肿瘤疫苗治疗、免疫检查点阻断疗法、CAR-T细胞免疫治疗、基因治疗、溶瘤病毒治疗、miRNA干预治疗等方案。这些新的治疗模式为食管癌提供了有效的治疗机会。

[通信作者]　苏长青,Email: suchangqing@gmail.com

第一节　肿瘤生物免疫治疗概况

食管癌发生于食管黏膜上皮组织,病理类型以鳞状细胞癌为主,其次是腺癌,小细胞未分化癌等其他类型少见。近几十年来,食管癌早期筛查、早期诊断、早期治疗的研究取得了一定进展,以手术、化疗和放疗为代表的三大传统治疗方式在一定程度上提高了临床效果,对生存期的改善也有一定进步,但目前仍有50%以上的患者在确诊时已发生转移,属于中晚期,病程进展快,对治疗不敏感,其5年生存率低于15%。因此,临床上迫切需要研发疗效明确的新的治疗模式。

随着现代肿瘤免疫学、细胞生物学、分子生物学等前沿科学的研究和发展,人们逐渐解码肿瘤细胞的遗传特性和规律,掌握了一大批与肿瘤细胞发生、生长、分化、凋亡、侵袭、转移、复发、免疫等特性相关的分子标志物,并且应用于肿瘤的防治,实现对肿瘤的多学科综合治疗,这是继手术、化疗和放疗之后的第四种肿瘤治疗方法,称为肿瘤生物免疫治疗。经过近10年的积累与总结,生物免疫治疗在肿瘤综合治疗中取得了明显疗效,被《科学》(*Science*)列为2013年度科学突破之首。目前,一些生物免疫治疗方案已通过了美国FDA和欧洲药品监管机构的审批,被广泛用于肿瘤的治疗。肿瘤生物免疫治疗的主要形式包括细胞因子治疗、单克隆抗体(简称单抗)治疗、过继性免疫细胞治疗、肿瘤疫苗治疗、免疫检查点阻断疗法、CAR-T细胞免疫治疗、基因治疗、溶瘤病毒治疗、miRNA干预治疗等技术。这些新的治疗模式为食管癌提供了有效的治疗机会。生物免疫治疗辅助用于根治性手术、放疗、化疗后的癌症患者,可有效清除机体中残存或转移的癌细胞,是预防复发及保障预后的重要方法。

一、肿瘤微环境特性的改变与生物免疫治疗的研发

在肿瘤发生、发展的过程中,人体防御体系遭到破坏,在肿瘤微环境中出现大量免疫抑制性的细胞因子,如白细胞介素(interleukin-10, IL-10)、IL-33、转

化生长因子-β（transforming growth factor-β，TGF-β）、免疫抑制性细胞如调节性T细胞（T regulatory cells，Treg细胞）等。同时，肿瘤细胞特异性抗原缺失、低表达主要组织相容性复合体（major histocompatibility complex，MHC）和共刺激分子（如CD80、CD86等），这些因素都可导致肿瘤细胞逃逸机体免疫监视系统，使之向有利于肿瘤发生和发展的方向改变。因此，重建细胞免疫功能就能够促进肿瘤消退或消亡，发挥治疗作用。根据这一理论，Rosenberg采用IL-2体外激活的淋巴细胞，在细胞和分子水平上调整机体的免疫反应，使之恢复到正常的动态平衡，对多种肿瘤进行尝试性治疗，取得了一定疗效，由此初步建立了现代肿瘤生物治疗的理论基础和技术体系。此外，还可以通过补充干扰素、各种细胞因子、单抗、肿瘤抗原及疫苗、肿瘤杀伤细胞、miRNA、Toll样受体（Toll-like receptor，TLR）、聚乙二醇化的肿瘤坏死因子相关的凋亡诱导配体（TNF-related apoptosis-inducing ligand，TRAIL）、树突状细胞-细胞因子诱导的杀伤细胞（dendritic cell-cytokine-induced killer cell，DC-CIK细胞）等，以增强或调动机体的免疫防御机制，达到控制和杀灭肿瘤细胞的目的，由此产生了细胞因子治疗、单抗治疗、过继性免疫细胞治疗和肿瘤疫苗治疗等生物免疫治疗模式。

　　目前，用于抗肿瘤生物免疫治疗研究的细胞因子主要有干扰素类、IL类、TNF类、集落刺激因子类等，而过继性细胞免疫包括淋巴细胞因子激活的杀伤细胞（lymphokine activated killer cell，LAK细胞）、自然杀伤细胞（NK细胞）、肿瘤浸润淋巴细胞（tumor infiltrating lymphocyte，TIL）、DC-CIK细胞等。利用抗肿瘤特异性抗原的单抗免疫疗法，既可以直接发挥抗肿瘤免疫作用，如诱导抗独特性抗体及抗体依赖性细胞介导的细胞毒作用，也可以通过偶联肿瘤细胞杀伤介质如化疗药物，靶向作用于肿瘤位点，起到特异性杀伤肿瘤细胞的作用，从而提高对肿瘤细胞的杀伤效应和精准度，减少对正常细胞的损害。抗体免疫疗法方面，针对表皮生长因子受体（EGFR）研发的抗EGFR单抗，如西妥昔单抗（cetuximab，商品名Erbitux）和帕尼单抗（panitumumab，商品名Vectibix），能与EGFR的配体结合域结合，阻断下游信号转导通路，临床证实无论是单药治疗还是联合放化疗，该药在EGFR表达阳性的恶性肿瘤中均能发挥出色的抗肿瘤活性，并显著增强放化疗疗效。目前，大量临床研究已证实两者在多种肿瘤中疗效确切。还有很多针对其他靶分子的生物免疫治疗药物，已在临床中取得较好的疗效。

1. CAR-T 细胞免疫治疗

肿瘤在发生和发展过程中能够进行自身"免疫编辑"，使机体的免疫监视、免疫平衡失效，发生免疫逃逸，形成以肿瘤为中心的免疫抑制网络。因此，传统的免疫治疗很难达到理想的效果。近年来，嵌合抗原受体（chimeric antigen receptor, CAR）修饰的T细胞（CAR-T细胞）在临床肿瘤的免疫治疗方面取得了令人欣喜的疗效。将针对肿瘤抗原单抗的可变区和T细胞受体保守序列融为一体，构建CAR-T细胞。CAR-T细胞以非MHC限制、抗体特异性识别的方式，通过活化下游信号系统的级联反应启动免疫杀伤效应，特异性发挥抗肿瘤效应。在CAR中引入共刺激分子，如抗HER-2、CEA、PMSA等单链抗体与CD28、CD134（OX40）、CD137（4-1BB）等共刺激分子构成的CAR，能够促进细胞因子的释放，提高T细胞的细胞毒活性、增殖能力与存活时间，使细胞具有靶向性、增殖性和持久性的优点。CAR-T细胞免疫治疗克服了以往免疫治疗中存在的肿瘤细胞MHC表达下降导致免疫逃逸的问题，以蛋白类抗原和糖脂类抗原作为肿瘤分子靶点的候选范围得到进一步扩展，共刺激分子的引入提高了T细胞的增殖能力和存活时间，从而能够迅速而持久地改变肿瘤局部免疫抑制的微环境。目前，CAR-T细胞治疗白血病或淋巴瘤已经非常成功。瑞士诺华公司在2015年美国血液学年会（ASH）上公布了其靶向CD19分子的CAR-T细胞（CTL019）在治疗难治、复发急性淋巴性白血病方面的Ⅲ期临床试验数据，Ⅱ期数据与2014年公布的Ⅰ期数据非常接近，完全缓解率（CR）分别高达93%（55/59）和92%（36/39）。CAR-T细胞在实体瘤的治疗中也开始展现一定的疗效。2015年，美国临床肿瘤学会年会公布了CAR-T细胞首次在实体肿瘤胰腺癌治疗上的突破。但总体上全球研究CAR-T细胞免疫治疗实体瘤的疗效能达到临床缓解的病例非常少。由于CAR-T细胞的抗肿瘤效应与肿瘤抗原表位的类型、表达水平、肿瘤局部微环境、宿主免疫状态等密切相关，因此，应针对不同的肿瘤设计不同的CAR结构，并且对CAR结构要进行不断优化。除T细胞以外，NK细胞、CIK细胞等均可被CAR修饰，用来研发新的免疫治疗方法。然而，肿瘤的发生和发展是一个非常复杂的过程，CAR-T细胞免疫治疗仍存在许多障碍，如抗原特异性低导致的脱靶效应、T细胞因引入外源DNA片段出现插入突变的风险等安全问题，这就需要对CAR结构、免疫细胞的选择等不断进行优化，并配合多种辅助治疗方法，总体提高肿瘤治疗效果。在食管癌的治疗方面，目前还未检索到有关CAR-T细胞免疫治疗相关的研究报道,但食管癌中不断涌出的抗肿瘤靶点如HER-2等为下一步研究提供了参考依据。

2. PD-1/PD-L1 免疫治疗

肿瘤细胞处于一个高度免疫抑制的微环境中,其中程序性死亡蛋白1(programmed death-1, PD-1)和程序性死亡蛋白配体1(programmed death ligand-1, PD-L1)是参与肿瘤免疫逃逸的重要免疫检查点分子。PD-1(CD279)是T细胞、B细胞、单核细胞、NK细胞表面诱导表达的共抑制受体,相对分子质量55 000,由*PDCD*1基因编码,参与抗原识别,是免疫细胞活化的标志之一。PD-1的配体有2个,PD-L1(B7-H1.D274)和PD-L2(B7-DC、CD273)。PD-L1广泛表达于包括肿瘤细胞在内的多种细胞表面,是PD-1的主要配体。PD-1/PD-L1结合后,通过下调PI3K/Akt通路活性,诱导调节性T细胞的产生并维持其功能,从而起到免疫抑制的作用。PD-L2只表达于抗原呈递细胞和Th2细胞,与PD-1结合后可抑制T细胞的活化。肿瘤细胞通过高表达免疫检查点分子,抑制T细胞的增殖活化,逃避机体免疫系统的监视和清除,使肿瘤细胞发生免疫逃逸。因此,阻断PD-L1相关通路的激活可抑制肿瘤,称为免疫检查点阻断治疗。目前美国FDA批准的免疫检查点阻断剂有PD-1单抗［纳武单抗(nivolumab)和帕博利珠单抗(pembrolizumab)］、PD-L1抗体［阿特珠单抗(atezolizumab)］。这几种免疫检查点抑制剂在多种类型肿瘤中产生显著的临床疗效,为肿瘤治疗提供了新的策略。在一项纳武单抗治疗进展期肺鳞状细胞癌的Ⅲ期临床试验中,纳武单抗比多西他赛(docetaxel)单药治疗有更高的反应率(20% *vs* 9%, $P = 0.008$),死亡风险降低41%($P < 0.001$),并且不良反应更轻。除了PD-1/PD-L1免疫检查点抑制剂以外,还有许多新的免疫检查点抑制剂正在走向临床试验,如CTLA-4、LAG3、TIM-3、VISTA、TIGIT、KIR等。然而,现有研究对免疫检查点阻断疗法的了解尚不完全成熟,还存在治疗效能以及安全性方面的许多问题,有部分人群对此疗法效果欠佳,如靶向PD-1/PD-L1的药物治疗的患者响应率不超过40%。究其原因,有多种因素影响PD-1/PD-L1药物的疗效,癌细胞自身因素如肿瘤细胞表达PD-L1的含量与抗PD-1/PD-L1的疗效并不一致、癌细胞内致癌信号通路(Wnt-联蛋白、PI3K、EGFR)的活化以及基因突变状态等直接影响抗PD-1/PD-L1的疗效;肿瘤微环境的影响如实体瘤微环境常阻碍效应淋巴细胞致敏,降低其浸润能力,并抑制浸润的效应细胞发挥作

用；宿主的年龄、HLA分型、遗传多态性、机体代谢等因素对抗PD-1/PD-L1的疗效也有影响。

3. 单抗靶向免疫治疗

基因组学和蛋白质组学的发展为肿瘤的治疗提供了新的分子靶点，在此基础上对已发现的靶点功能以及多靶点间相互作用的研究和阐明，为针对这些靶点研发抗体药物提供了理论基础。目前已有几十种抗体药物用于肿瘤的治疗，其典型的代表是抗EGFR单抗。EGFR是一种具有酪氨酸激酶活性的膜表面受体，与EGF配体结合后激活胞内区的酪氨酸激酶活性和相关信号转导途径，从而启动细胞核内相关基因表达，调控肿瘤细胞的生长、增殖、分化、凋亡、转移等过程。目前，单抗靶向药物主要有曲妥珠单抗（商品名赫赛汀）、利妥昔单抗（rituximab，商品名美罗华）、替伊莫单抗（ibritumomab）、贝伐珠单抗（bevacizumab，商品名Avastin）、托西莫单抗（tositumaomab，商品名百克沙）、雷莫芦单抗（ramucirumab）、西妥昔单抗（cetuximab，商品名爱必妥）、帕尼单抗（panitumumab）、尼妥珠单抗（nimotuzumab）等一批新药。抗体药物的抗肿瘤作用机制主要有两个方面，一是通过抗体结合肿瘤表面靶抗原，阻断肿瘤生长因子信号通路而诱导细胞凋亡，或抑制肿瘤微环境血管形成，发挥其杀伤肿瘤细胞的效应功能；二是通过抗体恒定区介导的依赖抗体的细胞毒性（antibody-dependent cellular cytotoxicity, ADCC）、补体依赖的细胞毒性（complement dependent cytotoxicity, CDC）以及依赖抗体的吞噬作用（antibody-dependent phagocytosis, ADP）等机制实现对肿瘤细胞的杀伤作用。除上述抗体药物的直接作用之外，也可以将抗体与高效小分子化学药物或放射性元素等细胞毒药物偶联，通过抗体与靶向抗原的特异性亲和，将细胞毒药物携带至靶点，从而特异性抑制或者杀死肿瘤细胞。这种设计方法可以提高抗体药物的杀伤能力，减少其对正常组织器官的药物分布，从而提高疗效，减少不良反应。

4. 抗血管生成治疗

肿瘤的持续生长以及转移灶的形成依赖于新的血管生成（angiogenesis）。肿瘤新生血管的生成过程受到血管生成刺激因子（如VEGF、TGF、碱性纤维母细胞生长因子、血小板源性生长因子等）和血管抑制因子（金属蛋白酶抑制剂、血管生成抑素、内皮抑素）的双重调节。肿瘤细胞以及肿瘤间质细胞能分泌过量的VEGF等血管生成刺激因子，与血管内皮细胞膜表面的受体结合后，促进内皮细胞增殖和变化,形成新生血管,为肿瘤细胞的生长提供营养。针对VEGF/VEGFR等重要的肿瘤血管生成通路,以肿瘤血管生成的各个环节及其生化改变为靶点,设计各种血管生成抑制剂,以阻断肿瘤血管形成,从而控制肿瘤生长和转移,这就是抗肿瘤新生血管生成治疗。血管生成抑制剂的发现,如血管抑素(angiostatin)、内皮抑素(endostatin)、血小板因子4(PF4)的出现,推进了抗血管生成治疗的发展。能够从另一个方面抑制基膜降解的血管生成抑制剂,如金属蛋白酶抑制剂(MPI)、巴马司他(batimastat, BB-94)和马立马司他(marimastat, BB-2516)等,也具有抗血管生成治疗的疗效。小分子TKI类药物阿帕替尼(apatinib)能够靶向抑制VEGFR2,阻断VEGF/VEGFR2信号通路的激活,抑制血管新生。在我国,阿帕替尼已获CFDA批准用于三线或三线以上晚期胃腺癌或胃-食管结合部腺癌,其临床效果也已获得多项研究证实,对晚期胃癌患者治疗的主要终点中位OS和次要终点中位PFS分别较安慰剂组延长1.8个月和0.8个月,并且可有效控制肿瘤进展。上述单抗治疗中提到的贝伐珠单抗为抗VEGF抗体,雷莫芦单抗属于抗VEGFR抗体。

5. 其他生物治疗

生物治疗在临床上的应用为肿瘤治疗提供了新的思路。根据治疗的特点,肿瘤的生物治疗分为主动免疫治疗和被动免疫治疗。肿瘤的主动免疫治疗也称为肿瘤疫苗,是指利用肿瘤细胞、肿瘤抗原、细胞裂解物来激活机体免疫系统,产生特异性抗肿瘤细胞免疫效应。采用灭活的自体或异体肿瘤细胞导入患者机体后,刺激机体产生主动免疫应答,称为肿瘤细胞疫苗。肿瘤相关抗原疫苗种类较多,依肿瘤抗原不同分为多肽疫苗、蛋白疫苗、核酸疫苗等。抗独特型抗体疫苗是以特定抗原的抗体(Ab1)作为抗原免疫动物,其独特型决定簇可刺激产生抗独特型抗体(抗Id抗体或Ab2),Ab2可模拟抗原决定簇的结构,成为肿瘤特异性主动免疫疫苗,取代抗原诱发抗肿瘤免疫反应。还有一类树突状细胞(dendritic cell, DC)疫苗,也属于主动免疫治疗的方法,通过体外培养自体树突状细胞,以肿瘤抗原致敏和基因修饰改造,然后回输给患者,刺激体内的肿瘤杀伤性淋巴细胞增殖,产生抗肿瘤免疫应答,消灭肿瘤细胞。肿瘤被动免疫治疗又称过继性免疫治疗,是被动性地将具有抗肿瘤活性的自体免疫细胞体外培养、活化后,回输给肿瘤患者,达到治疗肿瘤的目的。这一类治疗方法包括CIK细胞、TIL细胞、NK细胞、CD3AK细胞、γδT细胞等,其中以CIK细胞应用较为广泛。CIK细胞是一群在体外以细胞因子诱导的CD3$^+$CD56$^+$淋巴细胞为主的异质细胞群，具有类似效应CD8$^+$细胞的TCR特异性和MHC限制性抗肿瘤活性。CIK细胞增殖能力强，细胞毒作用强，具有一定的免疫特性和广谱抗瘤活性。

二、肿瘤细胞遗传特性的改变与生物治疗的研发

基因组学、蛋白组学以及分子生物学等研究的发展，揭示正常细胞与肿瘤细胞间存在的差异，发现了很多遗传缺陷或表达异常的基因，这些改变与肿瘤细胞的生物学性状密切相关。随着大规模基因测序技术、大数据挖掘技术、生物信息学技术、基因操作技术等不断进步，可以更全面、准确地掌握基因变化的规律及其与肿瘤发生的关系。通过纠正或干预肿瘤细胞存在的这些遗传缺陷或基因表达异常，就能够阻断相关信号转导途径，抑制肿瘤的发生和发展，发挥抗肿瘤治疗作用。这类常见的生物治疗策略包括靶向基因治疗、溶瘤病毒介导的基因治疗、miRNA干预治疗等技术。

1. 基因治疗

基因治疗就是将具有正常功能的基因或有治疗作用的基因通过一定的方式导入靶细胞，纠正细胞存在的基因缺陷或者直接发挥治疗作用，从而达到治疗疾病目的的生物医学技术。目前的基因治疗临床试验，超过2/3的方案是用于肿瘤治疗的。在全球所有的基因治疗临床试验方案中，80%以上在美洲和欧洲进行，亚洲、澳洲、非洲等占较小的份额。目前，各种肿瘤基因治疗方案所选取的治疗基因有细胞因子基因、反义核酸、抑癌基因、自杀基因、免疫调节基因和血管抑制基因等。不同种类的治疗基因以及基因递送方式所能达到的肿瘤治疗原理和效果有很大的不同。1990年，Rosenberg等首次报道使用整合携带 *NeoR* 基因标记的反转录病毒载体的TIL治疗5例晚期黑色素瘤，探索了人类肿瘤使用基因疗法的可能性，证实了经反转录病毒载体基因转移的TIL在临床应用的可行性与安全性。1991年，他们又使用携带 *TNF* 基因的TIL治疗50例晚期黑色素瘤，在体外和小鼠肿瘤治疗中均显示较强的肿瘤细胞毒效应，但在临床上因TNF毒性很大，疗效不明显。近年来，随着对肿瘤免疫机制认识的深入，发现将 *HLA-B*7基因导入肿瘤细胞可为T细胞激活提供共刺激信号（costimulation signal)，从而诱发强大的抗肿瘤免疫反应。靶向表达IL-2和粒细胞-巨噬细胞集落刺激因子（granulocyte-macrophage clonat stimulating factor, GM-CSF）的基因表达载体，不仅能有效地促进瘤区肿瘤抗原呈递细胞和细胞毒T细胞的增殖，提高T细胞的细胞毒效应，还能促进瘤区其他炎症细胞如巨噬细胞、嗜酸性粒细胞和中性粒细胞的浸润，从而更有效地杀伤肿瘤细胞。

由于肿瘤的发生是一个极为复杂的过程，有许多基因突变会导致肿瘤的发生。因此，肿瘤基因疗法受到的最大挑战首先是有效基因的筛选，其次是载体安全性的控制。所选择的目的基因是否只针对癌细胞而不损害体内的正常细胞？该基因的治疗是否可被精确调控而不会引起其他遗传性改变？随着基因导入系统的改造、表达调控元件的应用以及新的治疗基因的发现，上述问题将逐渐得到解决，基因治疗将会成为恶性肿瘤治疗的重要组成部分。

2. 溶瘤病毒治疗

溶瘤病毒（oncolytic virus）是天然或经人工改造的能特异性在肿瘤细胞内大量复制并最终溶解肿瘤细胞，而对正常组织细胞无杀伤作用的一类靶向病毒，腺病毒、呼肠孤病毒、麻疹病毒、单纯疱疹病毒、新城疫病毒及牛痘病毒等均可用来改造成溶瘤病毒。溶瘤病毒进入肿瘤细胞后，不断增殖，可使病毒的量成千上万倍放大，细胞裂解后释放的新病毒继续扩散并感染周围肿瘤细胞。这种不断感染、增殖及溶解肿瘤细胞的过程，理论上讲可以持续到肿瘤细胞完全杀灭。病毒杀灭肿瘤细胞既可以通过直接溶解、分泌毒性蛋白，也可以激发免疫疫苗反应等机制。它与传统化疗及放疗的作用机制完全不同，几乎无交叉耐受性，这种治疗方法称为溶瘤病毒治疗。过去20多年的多项临床试验证实，溶瘤病毒治疗耐受性好，且抗肿瘤作用持久。大部分溶瘤病毒抗肿瘤临床试验为Ⅰ～Ⅱ期，进入Ⅲ期临床试验的很少。

利用溶瘤病毒作为载体，携带并表达某些抗肿瘤基因或免疫刺激分子来增强抗肿瘤作用，将溶瘤病毒治疗和基因治疗结合起来，可以发挥协同优势，提高抗瘤效率。这种装载抗瘤基因的溶瘤病毒治疗策略，充分利用了病毒体积小、弥散力强、在肿瘤细胞内特异性增殖复制的优点，在肿瘤原发灶及转移灶局部形成高浓度病毒，同时使其抗癌基因拷贝数成千上万倍增加，数百倍乃至上万倍提高抗癌基因的表达量，溶瘤效应和基因作用两者协同，达到高效杀灭肿瘤细胞的目的。如T-VEC（OncoVEX）是一种能够表达GM-CSF并具有特异性溶瘤作用的疱疹病毒，它能靶向并裂解肿瘤细胞，激活机体的免疫系统，从而杀灭肿瘤细胞。T-VEC已经完成了黑色素瘤的Ⅲ期临床试验，取得了较好的临床治疗效果。由于病毒在正常细胞内不增殖，从而提高了安全性。它克服了传统肿瘤基因治疗转染率低、靶向性差、抗瘤基因表达量低以及病毒治疗对肿瘤杀伤力不足的缺点，进一步提高了抗肿瘤的有效性和安全性。

3. 靶向miRNA的生物治疗

微小RNA（miRNA）是一类非编码小分子RNA，普遍存在于动、植物细胞内，是基因表达和调控必需的转录后修饰途径。miRNA是基因调控网络中的重要核心成分，参与细胞生命过程中一系列重要的进程，包括胚胎发育、细胞增殖和分化、细胞死亡与凋亡、体内生化代谢。近年来研究发现，miRNA表达谱的改变参与肿瘤发生、发展的整个过程，包括肿瘤细胞的起源、增殖、侵袭及转移。由于miRNA在肿瘤发生和发展过程中起癌基因或抑癌基因的作用，因此，miRNA可当作肿瘤生物治疗有用的分子靶标，通过干预肿瘤细胞miRNA的表达来治疗肿瘤。以miRNA为靶点的肿瘤治疗方案有很多，可利用载体将外源抑癌性miRNA导入癌细胞内，或者应用反义核苷酸技术抑制具有癌基因活性的miRNA，达到抑制肿瘤生长的目的。笔者的一项研究显示，*miR*-21在肝癌细胞中不但能够抑制肿瘤抑制基因*PTEN*的表达，还能抑制硫酸酯酶1（hSulf-1）的表达和功能。*PTEN*和*hSulf*-1表达下降以及功能缺失，都能够上调AKT/ERK活性，从而增强肝癌细胞的增殖、侵袭及迁移能力。采用*miR*-21抑制剂抑制*miR*-21功能，即可抑制原发性肝癌细胞增殖活性与转移能力。

但是，现有的治疗性研究大多针对单一miRNA。由于miRNA作用的靶基因众多，调控机制复杂，一个miRNA可以靶向多个靶基因，一个靶基因也可能受多种miRNA的调控，而肿瘤的发生和发展涉及很多miRNA分子，调控更广泛的靶基因表达或者影响很多信号转导途径，因此，单一miRNA表达的干预对肿瘤的抑制效果很有限，癌细胞很容易通过旁路信号途径重新获得增殖活力，而多个作用机制不同或者作用机制互补的miRNA的联合干预可能会抑制广泛的信号转导途径，对肿瘤的治疗更为有效。根据miRNA的作用原理，笔者设计在细胞内引入一条人工设计的干扰性长链非编码RNA（interfering long non-coding RNA, LncRNAi），该LncRNAi同时包含能与多个致癌性miRNA种子序列的互补结合序列，它能够与致癌性miRNA的靶基因mRNA竞争结合致癌性

miRNA，从而消耗细胞内高水平的致癌性 miRNA，实现对多种 miRNA 的联合干预，对致癌性 miRNA 的抑癌性靶基因起保护作用，广泛抑制致癌性 miRNA激活的相关多条信号转导途径。笔者在肝癌和弥漫性大 B 细胞淋巴瘤的治疗中证实，该治疗策略效果显著。这种方法克服了单一 miRNA 干预对肿瘤抑制效果有限、癌细胞很容易通过旁路信号途径重新获得增殖活力的缺陷。在癌细胞内表达的 LncRNAi 的作用仅局限于致癌性 miRNA，对癌细胞内其他的抑癌性 miRNA 不起作用，正常细胞因为其致癌性 miRNA 不表达或表达水平极低而不会受到影响，因而使其抗肿瘤疗效得以提高，安全性得以改善。

第二节　食管癌生物免疫治疗现状

食管癌传统的治疗方法是以手术和放疗为主、化疗为辅的治疗模式，对晚期食管癌患者则采用放化疗配合姑息治疗。由于肿瘤本身的侵袭和复发的生物学特性，这些传统治疗模式的效果很难令人满意。近年来，随着免疫学理论和分子生物学知识的不断发展，生物免疫疗法成为食管癌治疗的新途径。

一、食管癌的 PD-1/PD-L1 生物免疫治疗

对于标准治疗失败的晚期肿瘤患者来说，可选用的药物不多。PD-1/PD-L1免疫疗法是当前备受瞩目的新一类抗癌免疫疗法。尽管 PD-1/PD-L1 抗体为广谱抗癌药，但并不是对所有肿瘤患者有效。若患者的肿瘤组织为 PD-L1 阳性，抗癌作用可提高 50% 左右，能明显延长存活时间。该治疗是否适合食管癌治疗，则取决于食管癌细胞是否表达 PD-L1。通过检测 428 例手术切除的食管鳞状细胞癌组织，发现 PD-L1 阳性率达 79.7%，其阳性率与患者术后 DFS 和 OS密切相关。另一组实验发现，未进行术前化疗和放疗的 101 例食管癌高表达PD-L1 且与患者预后不良有关。这些结果均提示 PD-L1 在食管癌进展中扮演重要角色，而阻断 PD-L1 作用的方法可用于食管癌的治疗。

目前，已有 5 款 PD-1/PD-L1 抗体获美国 FDA 批准上市，分别是默沙东的

Keytruda（帕博利珠单抗）、施贵宝的Opdivo（纳武单抗）、罗氏的Tecentriq（阿特珠单抗）、默克/辉瑞的Bavencio（阿维鲁单抗）、阿斯利康的Imfinzi（德瓦鲁单抗）。Keytruda是美国FDA授权加速批准上市的第一个PD-1免疫检测点抑制剂，获批剂型为静脉注射剂，规格为50 mg/vial。Keytruda被证实在包括肺癌、肾癌、黑色素瘤、头颈癌、膀胱癌、乳腺癌、肝癌、胃癌、食管癌、脑胶质瘤、结肠癌、霍奇金淋巴瘤等晚期癌症治疗方面有显著疗效，有望实质性改善患者生存期。PD-1/PD-L1抗肿瘤抗体已经积累了初步的临床数据。2016年全球消化道肿瘤年会公布了Keytruda的临床结果，Keytruda的Ⅰ/Ⅱ期临床试验只招募23位PD-L1阳性的晚期食管癌或者胃食管结合部肿瘤患者，这些患者大部分接受过2～3次治疗，治疗后观察7.1个月，总应答率为30%，全部是部分应答。Opdivo临床试验显示对中晚期食管癌和胃癌的总应答率为14%，PD-L1阳性（＞1%）患者应答率为27%，包括1例完全应答，中位生存期5个月，1年存活率36%。2015年欧洲肿瘤内科学会（ESMO）公布了日本进行的Opdivo针对食管癌的临床数据，招募65位标准化疗失败的食管癌患者，客观有效率是15.6%。除此之外，还有很多研发的抗体正在临床试验过程中，现有针对食管鳞状细胞癌以及胃食管结合部腺癌治疗的临床试验如表10-2-1所示。

表10-2-1　食管癌（或包含食管癌的实体瘤）PD-1/PD-L1抗体临床试验

临床试验编号	作用靶点	试验分期	试 验 组 成
NCT02404441	PD-1	Ⅰ/Ⅱ	PDR001
NCT01772004	PD-L1	Ⅰ	阿特鲁单抗
NCT02268825	PD-1	Ⅰ/Ⅱ	MK-3475 *vs* MK-3475/mFOLFOX6
NCT02318901	PD-1、HER-2、EGFR	Ⅰ/Ⅱ	帕博利珠单抗/曲妥珠单抗 *vs* 帕博利珠单抗＋曲妥珠单抗 曲妥珠单抗 *vs* 帕博利珠单抗/西妥昔单抗
JapicCTI-142422	PD-1	Ⅱ	ONO-4538（纳武单抗或BMS-936558）
NCT02335411	PD-1	Ⅱ	帕博利珠单抗 *vs* 曲妥珠单抗/顺铂/5-氟尿嘧啶
NCT02340975	PD-L1、CTLA-4	Ib/Ⅱ	MEDI4736/tremelimumab *vs* MEDI4736 *vs* tremelimumab

（续表）

临床试验编号	作用靶点	试验分期	试　验　组　成
NCT02544737	PD-1	Ⅲ	ONO-4538
NCT02743494	PD-1	Ⅲ	ONO-4538
NCT02564263	PD-1	Ⅲ	MK-3475
NCT02559687	PD-1	Ⅱ	MK-3475
NCT02830594	PD-1	Ⅱ	MK-3475
NCT02642809	PD-1	Ⅰ	MK-3475
NCT027352239	PD-L1	Ⅰ/Ⅱ	MEDI-4736
NCT02520453	PD-L1	rⅡ	MEDI-4736
NCT02735239	PD-L1、CTLA4	Ⅰ/Ⅱ	MEDI4736 vs MEDI4736/tremelimumab
NCT02476123	PD-1、CCR4	Ⅰ	ONO-4538/KW-0761 vs ONO-4538 vs KW-0761
UMIN000021480	PD-1、CCR4	Ⅰ	ONO-4538/KW-0761 vs ONO-4538 vs KW-0761

　　近几年，国内在PD-1/PD-L1单抗药物研发方面也开展了竞争，发展迅速。目前，国内注册申报的PD-1/PD-L1单抗药物有13个，其中9个PD-1单抗，4个PD-L1单抗。恒瑞医药在开发进度上处于领先地位，其PD-1单抗SHR-1210正在进行的临床试验共有9项，包括2项Ⅲ期研究，4项Ⅱ期研究，3项Ⅰ期研究。SHR-1210的晚期食管癌Ⅲ期临床试验，对比研究SHR-1210与二线化疗方案在438例患者中的疗效和安全性差异，但最终报告尚未面世。其他生物医药公司，如君实、信达、百济神州，相关抗体研发均处于Ⅱ期临床试验阶段，更多厂家则处于Ⅰ期或临床试验申报阶段。君实生物虽然是国内第一家申报PD-1单抗的企业，但进度落后于恒瑞。其JS001抗体目前共开展了10项临床研究，包括2项Ⅱ期研究，8项Ⅰ期研究，其中食管鳞状细胞癌研究进入Ⅰb/Ⅱ期。信达生物的PD-1药物IBI308也启动了食管癌Ⅱ期临床研究。我们期待这些药物真正对食管癌患者发挥理想的疗效，改善患者预后。

但是，现有的临床试验规模都还很小，临床数据在可信度方面还明显不足。最近的2项研究表明，抗PD-1/PD-L1治疗在某些患者中有可能加速肿瘤发展。Kurzrock等的研究发现，PD-1抑制剂治疗期间肿瘤生长加快，伴随着癌症驱动基因*MDM2*或*MDM4*拷贝数的增加，说明PD-1/PD-L1抗体药物对不同肿瘤或不同患者的反应是有差异的，其他因素如基因的遗传学改变有可能影响肿瘤对药物的反应。这些现象提示，与其他治疗方案一样，PD-1/PD-L1免疫疗法也可能存在复杂的耐药机制。因此，有关研究需要进行更大规模的临床试验，找出PD-1/PD-L1药物促进肿瘤进展的原因，为肿瘤免疫治疗药物选择正确的适应证和治疗模式。

二、食管癌的靶向基因治疗与溶瘤病毒治疗

现代医学和生命科学的发展为食管癌的治疗提供了很多可选择的分子靶标，预示精准基因治疗时代的到来。精准基因治疗就是利用癌细胞与正常细胞之间分子生物学上的差异，针对癌细胞特异性（或相对特异性）分子设计的基因表达干预策略，通过病毒或非病毒载体将抑癌基因表达序列或癌基因反义序列（或干扰序列）等直接改变癌细胞的遗传特性，起到杀伤瘤细胞或抑制瘤细胞生长增殖的目的。这种抗肿瘤治疗策略对癌细胞特异性强，杀伤疗效明显，但对正常细胞损害较小，因而在肿瘤治疗上具有巨大的潜力和良好的前景。

1. 食管癌的靶向基因治疗

对癌细胞遗传性的深入研究，为基因治疗提供了更多可供利用的目的基因。将具有抗肿瘤功能的基因通过一定方式导入肿瘤细胞，表达抗肿瘤因子，发挥治疗作用。根据治疗策略的不同，目的基因可选择抑癌基因、癌基因反义序列、抗血管生成基因、免疫调节因子基因、凋亡诱导基因、瘤细胞自杀基因和抗肿瘤抗体基因等，这些都是基因治疗常用的策略。针对肿瘤细胞的遗传缺陷，我们设计了转染抑癌基因*p16*和*p53*，使肿瘤细胞的生长受到抑制，诱导细胞凋亡，其疗效在体外细胞学和裸鼠移植瘤实验中被证实。针对实体肿瘤的微环境，我们构建了携带抗血管生成基因的腺病毒载体，如Canstatin、Endostatin，在多种人体肿瘤的动物模型上均能够明显抑制肿瘤微血管的生成，抑制肿瘤细胞生长，诱导细胞凋亡。

　　靶向基因治疗的概念就是实现对导入的治疗基因进行有效调控,使其表达的时间和水平精确在一定时序和强度范围内,以提高基因治疗的疗效,同时避免毒性反应。研究人员开发出多种新型的人工诱导表达系统。例如,四环素诱导调控系统、蜕皮激素诱导调控系统、纳巴霉素诱导调控系统和RU486诱导调控系统。RU486诱导调控系统是目前功能最为完善的调控系统,由反式作用元件和外源基因2个表达框组成。当载体进入细胞后,反式作用元件表达框表达产生一个名为GLp65融合蛋白,该融合蛋白由3个部分组成,包括酵母的半乳糖苷酶基因的转录激活因子(GAL4)的DNA结合域,突变后的人孕酮受体(hPRB-891)的配体结合域(PRLBD)以及p65的反式激活域。当给予RU486后,每个RU486结合2个PRLBD,促使GLp65发生构象变化形成二聚体而激活,激活的反式作用调控子进入细胞核内与外源基因表达框上游的4个重复GAL4的结合序列上,从而启动外源目的基因的转录表达。反之,在没有RU486的情况下,反式作用调控子的构象不会发生变化,所以RU486调控系统不能被激活,即目的基因不能转录表达。这样,RU486调控系统便可根据RU486的给予剂量及时间,对目的基因的表达水平及其表达时程进行控制。此系统调控外源基因表达所需的RU486浓度很低,不会对细胞的生理功能造成不良的影响。HSV-TK系统首创于1986年,它携带单纯疱疹病毒胸苷激酶 *HSV-TK* 基因,进入靶细胞并表达 *HSV-TK* 基因,活化胸苷激酶活性,使抗病毒药物丙氧鸟苷(GCV)三磷酸化,抑制靶细胞的DNA聚合酶活性,或代替dGTP渗入细胞DNA合成链中,引起链中止、染色体变性和姐妹染色单体交换,使靶细胞的DNA、蛋白质合成受到抑制,导致被该系统转导的细胞死亡。正是由于HSV-TK/GCV系统对靶细胞调控的精确性和有效性,其在很多国家包括中国被批准在临床试验中应用。

　　将治疗基因导入细胞内需要载体系统介导,包括病毒载体和非病毒载体。由于病毒具有高度进化、体积小、弥散快等感染和寄生特性,约85%的基因治疗临床项目采用的是病毒载体。各种类型的病毒都可改成为载体,其中反转录病毒、腺病毒、腺相关病毒、HSV、慢病毒是基因治疗中最常用的病毒载体。此外,利用细胞为载体有效传输治疗基因,也是肿瘤基因治疗值得研究的方面。正确选择细胞载体,不但能提高疗效,而且可降低对正常细胞的毒性,因此,对肿瘤细胞具有杀伤能力的免疫细胞成为细胞载体的首选。CIK细胞或DC-CIK细胞疫苗,在临床上取得令人满意的效果。CIK细胞是以IFN-γ(γ干扰素)、IL-2、

CD3-mAb、IL-1共培养人外周血单个核细胞所得到的一个有强大抗肿瘤活性的细胞群，多数带有T细胞标志（CD4、CD8），部分带有NK细胞标志（CD56），其中有88%的$CD56^+$细胞共表达CD3，而这部分$CD3^+CD56^+$细胞被证明是CIK细胞群体中的主要效应细胞。CIK细胞能分泌多种细胞因子，提高免疫效应细胞的细胞毒作用。CIK细胞还可以上调$CD2^+$、$CD18^+$等黏附分子的表达，增加效应细胞的免疫作用。CIK细胞可以抵抗Fas介导的凋亡，对表达有FasL的恶性肿瘤细胞仍有杀伤作用，对部分肿瘤的免疫逃逸有一定的治疗前景。因此，CIK细胞是肿瘤基因治疗的理想细胞载体，以CIK细胞携带抗肿瘤基因，可产生双重效应，进一步提高CIK细胞杀伤肿瘤细胞的疗效。

人体多种肿瘤，包括食管癌在内，普遍高表达存活蛋白（survivin），并且与癌细胞的高增殖活性、高转移能力、对放化疗的抵抗等特性密切相关。凋亡抑制蛋白家族有8个成员，包括XIAP、NAIP、c-IAP1、c-IAP2、Livin、ILP2、BRUCE和存活蛋白。其中，存活蛋白是IAP家族中相对分子质量最小、凋亡抑制作用最强的成员，由142个氨基酸组成，分子结构较为独特，氨基末端仅含有一个半胱氨酸/组氨酸的BIR结构，羧基末端无环指区域，仅有一个α螺旋结构。存活蛋白的主要功能：① 抑制凋亡，存活蛋白主要通过抑制胱天蛋白酶3、7的活性而发挥其抑制细胞凋亡的作用。② 促进细胞有丝分裂，存活蛋白分子34位苏氨酸的磷酸化，可以维持蛋白稳定性，与细胞周期蛋白依赖性激酶（cyclin-dependent kinase, CDK）相互作用，促进细胞的有丝分裂和细胞周期的进展。③ 促进血管生成，存活蛋白高表达的癌组织中肿瘤微血管生成密度高，提示存活蛋白可以促进血管生成和肿瘤生长。在生理状态下，成人大多数组织均检测不到存活蛋白的基因表达，在胸腺组织、胎盘和子宫内膜组织中发现有不同程度的存活蛋白表达，但在绝大多数肿瘤组织中存活蛋白高表达，如食管癌、胃癌、肝癌、结肠癌、乳腺癌、肺癌、胰腺癌和前列腺癌等。存活蛋白不仅与食管癌的发生、发展相关，而且与患者的预后与复发密切相关。Mega等采用免疫组织化学法检测122例食管鳞状细胞癌患者的标本，68例（56%）存活蛋白表达阳性。存活蛋白阳性程度与淋巴结转移相关，存活蛋白阳性者比阴性者的总体生存率低、预后差。存活蛋白基因主要功能是抑制细胞凋亡、保护细胞生存，参与肿瘤血管形成，并与浸润转移有关。因此，阻断存活蛋白表达有望成为治疗食管癌的新靶点，减少食管癌转移复发，提高患者总体生存率。针对存活蛋白的反义核苷酸能够明显抑制食管癌细胞增殖,增加凋亡,为食管癌的防治提供了有价值的实验数据。Wang 等采用 RNA 干扰(RNAi)技术抑制食管鳞状细胞株 KYSE510 的存活蛋白基因表达,蛋白质印迹法检测发现,RNAi 能有效、稳定地抑制 KYSE51 细胞中存活蛋白的表达,使体内和体外肿瘤生长明显抑制。国内学者构建 siRNA-存活蛋白真核表达载体转染 Eca109 细胞,筛选得到稳定细胞克隆,通过食管癌裸鼠移植模型实验证实,siRNA-存活蛋白转染的 Eca109 细胞在裸鼠体内成瘤能力明显下降,平均瘤重也低于未转染的对照组,说明干扰存活蛋白基因具有抑制食管癌细胞体内增殖的作用。针对存活蛋白的小分子拮抗剂 YM155 已进入临床试验阶段,在临床试验取得一定效果。

2. 食管癌的溶瘤病毒治疗

基因治疗常用的病毒载体为复制缺陷型病毒,虽然安全性得到保障,但其在肿瘤细胞中无法复制和扩增,只对受感染细胞有效,其治疗效果有限。近十几年不断研发的各种条件增殖型病毒,能在肿瘤细胞中特异性增殖,并释放子代病毒感染更多的肿瘤细胞,裂解和杀伤肿瘤细胞,产生溶瘤效应,故又称溶瘤病毒(oncolytic virus)。笔者根据肿瘤细胞高表达存活蛋白这一特性,构建了存活蛋白启动子直接调控腺病毒早期增殖基因 $E1a$ 的肿瘤靶向性腺病毒载体系统,该病毒载体的存活蛋白启动子在肿瘤细胞内被激活并特异性表达 $E1a$ 基因,启动腺病毒的增殖,发挥溶瘤作用,而对正常细胞几乎没有作用。当该病毒载体携带抗肿瘤基因时,抗肿瘤基因拷贝数随病毒增殖而扩大,提高基因表达效率,改善抗肿瘤效果。笔者通过分子病理学手段研究发现,硫酸酯酶 1(hSulf-1)能够使细胞表面硫酸乙酰肝素蛋白聚糖(HSPGs)脱硫酸化,从而抑制 HSPGs 介导的受体酪氨酸激酶的激活,负调控生长因子和细胞因子信号转导途径,直接发挥抑制癌细胞增殖、侵袭和转移,提高癌细胞对放化疗的敏感度。在上述存活蛋白启动子调控的腺病毒载体基础上,笔者进一步利用 $Egr-1$ 基因 CArG 调控元件作为增强子,与存活蛋白启动子融合成放射诱导增强型启动子,构建放射诱导性肿瘤靶向腺病毒载体,并将抗肿瘤基因 $hSulf$-1 克隆到腺病毒载体中。当患者接受溶瘤病毒介导的基因治疗时,如果同时接受放疗,那么放射线在发挥放疗效果的同时激活 CArG 调控元件,提高放射诱导增强型存活蛋白启动子的活性,促使腺病毒增殖活性和 $hSulf$-1 表达水平得到进一步提高。对癌细胞及其裸鼠移植瘤表现出极强的肿瘤抑制作用,诱导癌细胞凋亡,发挥理想的抗癌疗效。笔者建立的靶向基因治疗与抗体放免治疗多种机制协同作用的生物治疗新策略，在肿瘤治疗研究中具有一定的推广应用价值。笔者构建的溶瘤腺病毒治疗系统针对食管癌的研究尚在进行中。重组人5型腺病毒注射液H101（商品名：安柯瑞）是在腺病毒基因基础上敲除了*E1B-55000*和*E3-19000*基因的溶瘤腺病毒，*E1B-55000*基因的敲除使病毒能够靶向*p53*基因缺陷的肿瘤细胞，并在其中增殖。H101在2005被批准上市，作为肿瘤化疗的辅助治疗制剂。H101联合组蛋白去乙酰化酶抑制剂trichostatin A（TSA）作用于食管鳞状细胞癌，研究证实TSA能够增强H101病毒的增殖能力，加速病毒颗粒的弥散。H101能够协同增强TSA抗瘤活性，延长食管鳞状细胞癌移植瘤小鼠的生存期。

三、食管癌的miRNA干预治疗

人体多种肿瘤中，或者同一种肿瘤的不同发展阶段，都存在着不同的miRNA表达谱，作为癌基因的miRNA表达升高以及作为抑癌基因的miRNA表达降低，都能够促进癌细胞增殖、侵袭、转移，赋予癌细胞更为恶性的生物学特征，也因此成为肿瘤治疗的新靶点。由于miRNA几乎参与体内所有信号转导通路的激活或者抑制，以调控靶基因的方式影响肿瘤的主要生物学行为，而且其靶基因涉及各种各样的功能，因此基于miRNA的新治疗方案在未来有美好的应用前景。MRX34是miR-34的脂质体模拟物，能够抑制癌细胞生长，并延长荷瘤小鼠生存期，目前已被批准进入Ⅰ期临床试验。

大量的研究证实，在食管癌组织中上调表达的miRNA有*miR-16*、*miR-21*、*miR-25*、*miR-92c*、*miR-151*、*miR-155*、*miR-200c*、*miR-208*、*miR-214*、*miR-223*、*miR-296*、*miR-424*、*miR-483*等，低表达的miRNA有*miR-99a*、*miR-100*、*miR-133a*、*miR-138*、*miR-140*、*miR-143*、*miR-145*、*miR-195*、*miR-200b*、*miR-203*、*miR-302b*、*miR-375*、*miR-429*、*miR-518b*、*miR-625*、*miR-655*等。这些miRNA能够调节食管癌的增殖、凋亡、侵袭、迁移等多种生物学特性。*miR-21*在食管癌组织中过表达，对食管癌的发生起到明显的促进作用，能促进细胞增殖、侵袭和转移，抑制凋亡；采用*miR-21*抑制剂抑制*miR-21*表达后，能显著抑制癌细胞的增殖活性和转移能力。*miR-21*作用靶点有PDCD4、PTEN、FASL、TIMP3、K-ras和RECK等。抑制*miR-21*的表达和功能，提高其靶基因*PTEN*表达，抑制AKT信号途

径,还能明显提高食管鳞状细胞癌对放射线的敏感度。食管鳞状细胞癌中过表达 *miR*-208,能下调 SOX6 和 P21 的表达,上调细胞周期蛋白 D1 的表达和 Rb 的磷酸化,促进癌细胞增殖、肿瘤形成和细胞周期进展;以 *miR*-208 抑制剂抑制 *miR*-208 后则明显抑制癌细胞的恶性生物学行为。食管癌组织中由于 *miR*-375 基因启动子区的过度甲基化致使 miR-375 表达下调,其结果是靶基因 *PDK1*(3-phosphoinositide-dependent protein kinase-1)上调,使 Akt 信号通路的磷酸化作用增强,促进细胞的增殖;以 *miR*-375 模拟物重新恢复 *miR*-375 表达,则抑制 PDK1 表达,发挥抑制癌细胞增殖、诱导细胞凋亡和周期阻滞的作用。*miR*-518b 能通过下调 Raplb 抑制细胞增殖,*miR*-133a 通过作用于 CIM7 抑制食管癌细胞的形成和生长,*miR*-328 和 *miR*-145 可以通过靶向 PLCE1 来抑制肿瘤的增殖与转移,这些 miRNA 都可以成为食管癌治疗的靶点。miRNA 还通过活化信号通路来调节食管癌细胞对化疗药物的敏感度。*miR*-148a 在食管鳞状细胞癌中高表达,与癌细胞的耐药性有关,抑制 *miR*-148a 可明显提高癌细胞对化疗药物顺铂、氟尿嘧啶的敏感度。抑制 *miR*-296 的低表达可以通过调控细胞周期蛋白 D1 和 P27 抑制食管鳞状细胞癌细胞增殖,同时提高癌细胞对 P-糖蛋白相关和 P-糖蛋白非相关药物的敏感度,促进食管癌细胞的凋亡。

正如前述,针对单一 miRNA 的治疗策略疗效非常有限,癌细胞很容易通过旁路信号途径重新获得增殖活力。如果能够同时干预多个不同的作用机制,或者作用机制互补的 miRNA,广泛抑制多条信号转导途径,阻断癌细胞更多的可能被激活的信号途径,一定会对肿瘤的治疗更为有效。因此,笔者设计出一种同时干预多种致癌性 miRNA 的抗癌新策略,不但克服了靶向单一 miRNA 治疗方法的局限性,使其抗癌疗效得到明显提高和延长,而且其安全性得到保证。该成果已获得国家发明专利授权和国际 PCT 专利。这样的治疗策略具有良好的临床应用前景,对食管癌疗效的研究正在进行中。

四、食管癌的抗原和超抗原肿瘤疫苗治疗

在肿瘤生物免疫治疗中,肿瘤疫苗是重要的组成部分,它配合常规疗法,能减少肿瘤的复发和转移。肿瘤疫苗包括蛋白抗原疫苗、多肽疫苗、核酸疫苗、重组疫苗、抗体疫苗、复合疫苗和树突状细胞疫苗等。总的来说,这些疫苗都依赖

机体对肿瘤抗原的免疫识别和免疫应答，发挥抗肿瘤免疫效应。因此，增强肿瘤抗原的免疫原性，诱导机体产生特异性抗肿瘤免疫反应，是研制肿瘤疫苗的关键环节。但是，由于大多数人体肿瘤的抗原免疫原性较弱，或者肿瘤细胞缺乏特异的抗原成分，加上肿瘤细胞能够"免疫逃逸"，很难刺激特异性免疫反应的产生。科学家发现，使用免疫佐剂和超抗原、增强MHC-肽复合物的稳定性、增强共刺激信号的表达等手段，能够提高肿瘤疫苗免疫原性。金黄色葡萄球菌肠毒素（staphylococcal enterotoxin, SE）是目前研究较多的细菌性超抗原，它通过结合主要组织相容性复合体Ⅱ（MHCⅡ）和T细胞受体（T cell receptor, TCR）而连接抗原呈递细胞，高效激活T细胞，促使T细胞分泌多种细胞因子，对肿瘤细胞产生直接和间接的杀伤和抑制作用。由食管癌可溶性抗原和SE超抗原构建的肿瘤疫苗，能显著地诱导外周血单个核细胞（peripheral blood mononuclear cell, PBMC）的活化和增殖，产生高效、特异的细胞毒性T淋巴细胞（cytotoxic T lymphocyte, CTL），对癌细胞产生杀伤抑制作用。

树突状细胞是专职的抗原提呈细胞，它能呈递肿瘤抗原，诱发特异的抗肿瘤免疫反应，在抗肿瘤免疫中发挥重要作用。抗肿瘤免疫的建立依赖于树突状细胞将肿瘤抗原呈递给引流淋巴结内的T细胞，T细胞被激活，引发特异性杀伤肿瘤细胞的CTL效应。但是，肿瘤微环境可以显著抑制树突状细胞的发育分化和功能，使得肿瘤内部浸润的树突状细胞无有效的抗原摄取及呈递能力，不能有效激活T细胞。实验证明，树突状细胞培养液中加入食管癌组织匀浆上清液后，树突状细胞表面CD86、CDla和CD11c的表达均显著下调，活化T细胞的能力和引发CTL毒性的能力均很微弱，且食管癌分化程度越低，癌组织和淋巴结内CD1a阳性的树突状细胞数量越少，证实食管癌组织及其肿瘤微环境中存在抑制树突状细胞发育分化和功能的物质分子，甚至食管癌患者外周血来源的树突状细胞表面CD80和CD86的表达和其诱导T细胞增殖的能力也发现有显著降低。为此，科学家探索出很多以树突状细胞为基础的抗肿瘤疫苗进行食管癌的免疫治疗策略。有一项树突状细胞疫苗的Ⅰ/Ⅱ期临床试验证实，进展期食管癌患者的单核细胞来源的树突状细胞具有较好的免疫功能。到目前为止，食管癌疫苗的免疫疗法如下。

1. 核酸负载的树突状细胞疫苗

外周血来源的树突状细胞被食管癌组织提取的RNA致敏后，制备树突状细胞疫苗,可有效活化T细胞,促进IFN-γ分泌,成功诱导CTL,发挥特异性抗肿瘤免疫反应。这种肿瘤抗原核酸致敏树突状细胞方法,使得树突状细胞疫苗制备可以从少量肿瘤细胞中提取核酸并于体外扩增,提高了疫苗制备的效率。

2. 癌细胞-树突状细胞融合疫苗

将成熟的树突状细胞与食管癌细胞融合后诱导产生的CTL,能有效抑制小鼠食管癌移植瘤模型的肿瘤生长速度。例如,从人脐带血CD34$^+$造血干细胞提取制备的树突状细胞,与食管癌细胞株Eca109的融合,Eca109-树突状细胞融合疫苗呈现CD80、CD83和CD86高表达,能促进淋巴细胞增殖并诱导CTL反应,对免疫功能重建的SCID小鼠预先接种Eca109-树突状细胞疫苗,可显著抑制随后皮下注射Eca109癌细胞所产生移植瘤的生长,证实其免疫保护作用比治疗作用更为突出,使食管癌预防性疫苗的研发成为可能。

3. 多肽负载的树突状细胞疫苗

现已知道黑色素瘤抗原(melanoma antigen, MAGE)家族在多种肿瘤中高表达,而且已被公认为是一种抗原性较好的肿瘤相关抗原,可应用于肿瘤免疫治疗。采用MAGE-1和MAGE-3多肽负载DC,制备MAGE-树突状细胞疫苗,治疗2例食管原发的黑色素瘤,其中1例生存期长达12个月,另1例无转移期达16个月,总生存期(overall survival, OS)为49个月。

第三节　食管癌生物免疫治疗存在的问题及展望

肿瘤的生物免疫治疗是继手术、放疗、化疗三大常规治疗之后的第四种疗法,通过干预癌细胞的遗传特性,促进机体免疫重建,达到抑制癌细胞增殖、生长、复发、转移的目的。生物免疫治疗的研究进展较快,但在临床应用方面还存在疗效的不确定性,所以目前还不能取代传统疗法。生物免疫治疗常作为肿瘤综合治疗的一部分,联合传统治疗可延长生存期、提高患者的生存质量。随着肿瘤免疫学和分子生物学的不断创新与发展,肿瘤的生物免疫治疗必将成为防治肿瘤的重要手段。

一、食管癌生物免疫治疗存在的问题

著名肿瘤学家Weinberg总结了近一个世纪的肿瘤研究,将肿瘤的生物学行为归纳为"十大特征"。目前,针对每一特征都已经研发出相应的靶向生物免疫治疗的新药或方案。与传统的治疗方法相比,肿瘤生物免疫治疗的优势是调动自身的免疫调节功能达到抗肿瘤作用,毒性作用小,不良反应少,尤其适用于有广泛转移的、不适合手术的恶性肿瘤患者。因此,生物免疫治疗已成为肿瘤临床研究和治疗的热点。但在临床实践中,肿瘤生物免疫治疗也面临一些问题。

1. 如何提高肿瘤生物免疫治疗的特异性和有效性

目前的生物免疫治疗的特异性还不够,在激活免疫反应杀伤癌细胞的同时,也不可避免地对正常组织造成自身免疫反应。基于在筛选肿瘤特异性抗原的基础上展开的个体化治疗,则可能使未来的生物免疫治疗更具特异性,有效性和安全性也得到提高。通过对肿瘤特异性突变抗原和新抗原表位筛选与优化获得的大数据的分析,制订适合患者的个性化肿瘤生物免疫治疗方案,如个性化肿瘤疫苗、过继性细胞治疗、免疫检查点抑制剂疗法等,在传统放化疗基础上确定是否联合生物免疫治疗方案。

2. 如何提高肿瘤疫苗的免疫原性

食管癌微环境中大量免疫抑制性的细胞因子和免疫抑制性细胞Treg细胞的存在,以及肿瘤细胞特异性抗原缺失、MHC低表达等因素,使肿瘤细胞发生免疫逃逸,促进肿瘤发生和发展。在制备肿瘤疫苗时,如何增强肿瘤抗原的免疫原性,是提高肿瘤疫苗疗效的关键环节。如何制备既能激活CD4$^+$T细胞又能激活CD8$^+$T细胞的肿瘤疫苗,还需更深入的基础研究及基因工程技术的支持。

3. CIK细胞治疗的标准化问题

虽然很多研究证实CIK细胞治疗或CIK细胞联合治疗在一定程度上可延长食管癌及其他肿瘤患者的生存期并提高生活质量,但在临床实践中很多数据来源于非标准化的临床研究,细胞采集、激活和扩增过程也缺乏标准和监督。CIK细胞治疗必须进行大样本、多中心、随机对照试验,才能证实CIK细胞或其联合治疗的临床疗效。

4. PD-1/PD-L1抑制剂治疗的困境

最近报道PD-1/PD-L1抑制剂治疗在某些患者中有可能加速肿瘤发展的可

能,说明还可能存在很多未知的因素或者基因调控机制不明。因此,免疫检查点的治疗模式还需要更深入细致的研究,找出 PD-1/PD-L1 药物促进肿瘤进展的原因,为肿瘤免疫治疗药物选择正确的适应证和治疗模式。

5. 如何提高 CAR-T 细胞免疫治疗对食管癌等实体瘤的疗效

CAR-T 细胞免疫治疗代表目前最先进的肿瘤治疗技术和研发方向,已经受到普遍重视。CAR-T 细胞免疫治疗在实体瘤方面的应用,不同于血液系统肿瘤,在食管癌方面还未发现成功的案例。这主要是由于 CAR-T 细胞在实体瘤组织时遇到的间质屏障对其浸润的阻拦,肿瘤微环境对 CAR-T 细胞的抵抗等,都是该项技术在实体瘤治疗上所需要解决的技术难题。特别是实体瘤中缺乏像 CD19、CD20 这样相对较理想的特异性表面抗原,限制了针对实体瘤 CAR-T 细胞免疫治疗的研发,因此寻求特异性肿瘤抗原是实体瘤 CAR-T 细胞免疫治疗亟待解决的重点问题。从已注册临床试验的数据来看,目前 CAR-T 细胞免疫治疗实体瘤的已知靶点有 21 个,但治疗效果均不理想,最普遍的问题是 CAR-T 细胞免疫治疗的脱靶效应。2010 年,首例 CAR-T 细胞免疫治疗致死患者就是针对 HER-2 的 CAR-T 攻击肺部正常内皮细胞所致。虽然 CAR-T 细胞免疫在实体瘤治疗领域还面临严重的困难,但是相关研究并没有放松。除研发实体瘤联合 CAR-T 细胞免疫治疗以外,CAR-NK 细胞免疫治疗也是重要的研发方向。

二、食管癌生物免疫治疗的展望

2015 年年初,美国总统奥巴马宣布启动"精准医疗"计划。精准医疗计划的实质是集合诸多现代医学科技发展的先进知识与技术体系,对疾病进行精确分子诊断和精细分子分型,对患者进行个性化精确治疗的新型医疗模式。该计划的重点首先是针对恶性肿瘤。

肿瘤本质上是一种由一系列基因突变的积累和连续打击所导致的遗传疾病,在癌变过程中基因的突变与修复始终处于动态变化之中,且癌细胞存在高度异质性。在后基因组时代,随着肿瘤基因组检测分析技术的发展,研究人员对人体免疫系统在肿瘤发生和发展中的作用和认识的提高,使得在复杂的肿瘤基因突变图谱中筛选肿瘤免疫治疗的特异性靶标"肿瘤新生抗原"成为可能。通过基因组、蛋白质组等组学技术和医学前沿技术的检测,建立全基因组、外显子、转录组、免疫组等大数据分析及甄别系统，从而获知详细的、动态的变异信息，寻找能使患者获益的治疗靶点，为制订更具针对性和有效性的治疗措施提供准确依据，指导医师对患者进行个性化用药。由此可见，精准医疗模式已然成为恶性肿瘤治疗的大势所趋。因此，为尽快实现肿瘤精准免疫治疗的目标，首先需要在基因检测技术与生物信息学分析评估之间搭建一座桥梁，从海量大数据中提取有用的分子靶标，制订适合具体患者的个体化治疗方案，指导实施更加精确的肿瘤免疫治疗。

------------------------------ 参 考 文 献 ------------------------------

[1] Atefi M, Avramis E, Lassen A, et al. Effects of MAPK and PI3K pathways on PD-L1 expression in melanoma[J]. Clin Cancer Res, 2014, 20(13): 3446-3457.

[2] Bailer S M, Funk C, Riedl A, et al. Herpesviral vectors and their application in oncolytic therapy, vaccination, and gene transfer[J]. Virus Genes, 2017, 53(5): 741-748.

[3] Bao L, Yan Y, Xu C, J, et al. MicroRNA-21 suppresses PTEN and hSulf-1 expression and promotes hepatocellular carcinoma progression through AKT/ERK pathways [J]. Cancer Lett, 2013, 337(2): 226-236.

[4] Beavis P A, Slaney C Y, Kershaw M H, et al. Reprogramming the tumor microenvironment to enhance adoptive cellular therapy[J]. Semin Immunol, 2016, 28(1): 64-72.

[5] Beck A, Goetsch L, Dumontet C, et al. Strategies and challenges for the next generation of antibody-drug conjugates[J]. Nat Rev Drug Discov, 2017, 16(5): 315-337.

[6] Bollino D, Webb T J. Chimeric antigen receptor-engineered natural killer and natural killer T cells for cancer immunotherapy[J]. Transl Res, 2017, 187: 32-43.

[7] Bollschweiler E, Plum P, Mönig S P, et al. Current and future treatment options for esophageal cancer in the elderly[J]. Expert Opin Pharmacother, 2017, 18(10): 1001-1010.

[8] Brahmer J, Reckamp K L, Baas P, et al. Nivolumab versus docetaxel in advanced squamous-cell non-small-cell lung cancer. [J]N Engl J Med, 2015, 373(2): 123-135.

[9] Bressy C, Hastie E, Grdzelishvili V Z. Combining oncolytic virotherapy with p53 tumor suppressor gene therapy[J]. Mol Ther Oncolytics, 2017, 5: 20-40.

[10] Calì B, Molon B, Viola A. Tuning cancer fate: the unremitting role of host immunity [J]. Open Biol, 2017, 7(4). pii: 170006.

[11] Champiat S, Dercle L, Ammari S, et al. Hyperprogressive disease is a new pattern of progression in cancer patients treated by anti-PD-1/PD-L1 [J]. Clin Cancer Res, 2017, 23(8): 1920−1928.

[12] Chan B, Manley J, Lee J, et al. The emerging roles of microRNAs in cancer metabolism[J]. Cancer Lett, 2015, 356(2 Pt A): 301−308.

[13] Chen D, Yang J. Development of novel antigen receptors for CAR T-cell therapy directed toward solidmalignancies[J]. Transl Res, 2017, 187: 11−21.

[14] Cheng C J, Bahal R, Babar I A, et al. MicroRNA silencing for cancer therapy targeted to the tumour microenvironment[J]. Nature, 2015, 518(7537): 107−110.

[15] Cheng C J, Slack F J. The duality of oncomiR addiction in the maintenance and treatment of cancer[J]. Cancer J, 2012, 18(3): 232−237.

[16] Chen S R, Luo Y P, Zhang J K, et al. Study on immune function of dendritic cells in patients with esophageal carcinoma [J]. World J Gastroenterol, 2004, 10(7): 934−939.

[17] Chen W H, Pasetti M F, Adhikari R P, et al. Safety and immunogenicity of a parenterally administered, structure-based rationally modified recombinant staphylococcal enterotoxin B protein vaccine, STEBVax[J]. Clin Vaccine Immunol, 2016, 23(12): 918−925.

[18] Cheung M C, Maceachern J A, Haynes A E, et al. I-Tositumomab in lymphoma[J]. Curr Oncol, 2009, 16(5): 32−47.

[19] de Cerio A L, Zabalegui N, Rodríguez-Calvillo M, et al. Anti-idiotype antibodies in cancer treatment[J]. Oncogene, 2007, 26(25): 3594−3602.

[20] de Gast G C, Klümpen H J, Vyth-Dreese F A, et al. Phase I trial of combined immunotherapy with subcutaneous granulocyte macrophage colony-stimulating factor, low-dose interleukin 2, and interferon alpha in progressive metastatic melanoma and renal cell carcinoma[J]. Clin Cancer Res, 2000, 6(4): 1267−1272.

[21] Engelhard M. Anti-CD20 antibody treatment of non-Hodgkin lymphomas[J]. Clin Immunol, 2016, 172: 101−104.

[22] Enrique A A, Gema P C, Jeronimo J C, et al. Role of anti-EGFR target therapy in colorectal carcinoma[J]. Front Biosci (Elite Ed), 2012, 4: 12−22.

[23] Fang L, Pu Y Y, Hu X C, et al. Antiangiogenesis gene armed tumor-targeting adenovirus yields multiple antitumor activities in human HCC xenografts in nude mice[J]. Hepatol Res, 2010, 40(2): 216−228.

[24] Figueroa J A, Reidy A, Mirandola L, et al. Chimeric antigen receptor engineering: a

right step in the evolution of adoptive cellular immunotherapy[J]. Int Rev Immunol, 2015, 34(2): 154−187.

[25] Fountzilas C, Patel S, Mahalingam D. Review: Oncolytic Virotherapy, updates and future directions[J]. Oncotarget, 2017, 8(60): 102617−102639.

[26] Ganapathy-Kanniappan S. Linking tumor glycolysis and immune evasion in cancer: Emerging concepts and therapeutic opportunities [J]. Biochim Biophys Acta, 2017, 1868(1): 212−220.

[27] Garg A D, Coulie P G, Van den Eynde B J, et al. Integrating next-generation dendritic cell vaccines into the current cancer immunotherapy landscape[J]. Trends Immunol, 2017, 38(8): 577−593.

[28] Garrido M. The safety and efficacy of ramucirumab in combination with paclitaxel for the treatment of advanced gastric or gastro-esophageal junction adenocarcinoma[J]. Expert Rev Anticancer Ther, 2016, 16(10): 1005−1010.

[29] Gholamin M, Moaven O, Farshchian M, et al. Induction of cytotoxic T lymphocytes primed with tumor RNA-loaded dendritic cells inesophageal squamous cell carcinoma: preliminary step for DC vaccine design[J]. BMC Cancer, 2010, 10: 261.

[30] González-Rodríguez E, Rodríguez-Abreu D; Spanish Group for Cancer Immuno-Biotherapy (GETICA). Immune Checkpoint Inhibitors: Review and Management of Endocrine Adverse Events[J]. Oncologist, 2016, 21(7): 804−816.

[31] Graciotti M, Berti C, Klok H A, et al. The era of bioengineering: how will this affect the next generation of cancer immunotherapy[J]. J Transl Med, 2017, 15(1): 142.

[32] Guo G, Chen S, Zhang J, et al. Antitumor activity of a fusion of esophageal carcinoma cells with dendritic cells derived from cord blood [J]. Vaccine, 2005, 23(45): 5225−5230.

[33] Gurusamy D, Clever D, Eil R, et al. Novel "elements" of immune suppression within the tumor microenvironment[J]. Cancer Immunol Res, 2017, 5(6): 426−433.

[34] Gustafsson K, Anderson J, Fisher J P, et al. Regeneration of stalled immune responses to transformed and infected cells using γ δ T cells[J]. Drug Discov Today, 2014, 19(6): 787−793.

[35] Hanahan D, Weinberg R A. Hallmarks of cancer: the next generation[J]. Cell, 2011, 144(5): 646−674.

[36] Han S, Latchoumanin O, Wu G, et al. Recent clinical trials utilizing chimeric antigen receptor T cells therapies against solidtumors[J]. Cancer Lett, 2017, 390: 188−200.

[37] Hata A, Lieberman J. Dysregulation of microRNA biogenesis and gene silencing in cancer[J]. Sci Signal, 2015, 8(368): re3.

[38] Hegde U P, Mukherji B. Current status of chimeric antigen receptor engineered T cell-

based and immune checkpoint blockade-based cancer immunotherapies[J]. Cancer Immunol Immunother, 2017, 66(9): 1113−1121.

[39] He X P, Su C Q, Wang X H, et al. E1B-55kD-deleted oncolytic adenovirus armed with canstatin gene yields an enhanced anti-tumor efficacy on pancreatic cancer[J]. Cancer Lett, 2009, 285(1): 89−98.

[40] Hjelm B E, Grunseich C, Gowing G, et al. Mifepristone-inducible transgene expression in neural progenitor cells *in vitro* and *in vivo*[J]. Gene Ther, 2016, 23(5): 424−37.

[41] Hombach A A, Abken H. Of chimeric antigen receptors and antibodies: OX40 and 41BB costimulation sharpen up T cell-based immunotherapy of cancer. Immunotherapy[J]. 2013, 5(7): 677−681.

[42] Hombach A A, Rappl G, Abken H. Arming cytokine-induced killer cells with chimeric antigen receptors: CD28 outperforms combined CD28-OX40 "super-stimulation"[J]. Mol Ther, 2013, 21(12): 2268−2277.

[43] Hong L, Han Y, Zhang H, et al. The prognostic and chemotherapeutic value of *miR*-296 in esophageal squamous cell carcinoma[J]. Ann Surg, 2010, 251(6): 1056-1063.

[44] Huang S, Li X Q, Chen X, et al. Inhibition of microRNA-21 increases radiosensitivity of esophageal cancer cells through phosphatase and tensin homolog deleted on chromosome 10 activation[J]. Dis Esophagus, 2013, 26(8): 823−831.

[45] Hu H, Li Z, Chen J, et al. P16 reactivation induces anoikis and exhibits antitumour potency by downregulating Akt/survivin signalling in hepatocellular carcinoma cells[J]. Gut, 2011, 60(5): 710−721.

[46] Hummel R, Watson D I, Smith C, et al. *Mir*-148a improves response to chemotherapy in sensitive and resistant oesophageal adenocarcinoma and squamous cell carcinoma cells[J]. J Gastrointest Surg, 2011, 15(3): 429−438.

[47] Husain S R, Han J, Au P, et al. Gene therapy for cancer: regulatory considerations for approval[J]. Cancer Gene Ther, 2015, 22(12): 554−563.

[48] Iwai Y, Hamanishi J, Chamoto K, et al. Cancer immunotherapies targeting the PD-1 signaling pathway[J]. J Biomed Sci, 2017, 24(1): 26.

[49] Jabłońska-Trypuć, Matejczyk M, Rosochacki S. Matrix metalloproteinases (MMPs), the main extracellular matrix (ECM) enzymes in collagen degradation, as a target for anticancer drugs[J]. J Enzyme Inhib Med Chem, 2016, 31(sup1): 177−183.

[50] Jamnani F R, Rahbarizadeh F, Shokrgozar M A, et al. T cells expressing VHH-directed oligoclonal chimeric HER2 antigen receptors: towards tumor-directed oligoclonal T cell therapy[J]. Biochim Biophys Acta, 2014, 1840(1): 378−386.

[51] Jiang Y, Lo A W I, Wong A, et al. Prognostic significance of tumor-infiltrating immune

cells and PD-L1 expression inesophageal squamous cell carcinoma [J]. Oncotarget, 2017, 8(18): 30175-30189.

[52] Kato S, Goodman A, Walavalkar V, et al. Hyperprogressors after Immunotherapy: Analysis of Genomic Alterations Associated with Accelerated Growth Rate [J]. Clin Cancer Res, 2017, 23(15): 4242-4250.

[53] Khelwatty S, Essapen S, Bagwan I, et al. The impact of co-expression of wild-type EGFR and its ligands determined by immunohistochemistry for response to treatment with cetuximab in patients with metastatic colorectal cancer [J]. Oncotarget, 2017, 8(5): 7666-7677.

[54] Kojima T, Doi T. Immunotherapy for esophageal squamous cell carcinoma [J]. Curr Oncol Rep, 2017, 19(5): 33.

[55] Kragel A H, Travis W D, Feinberg L, et al. Pathologic findings associated with interleukin-2-based immunotherapy for cancer: a postmortem study of 19 patients [J]. Hum Pathol, 1990, 21(5): 493-502.

[56] Kuo W Y, Hwu L, Wu C Y, et al. STAT3/NF-κB-regulated lentiviral TK/GCV suicide gene therapy for cisplatin-resistant triple-negative breast cancer [J]. Theranostics, 2017, 7(3): 647-663.

[57] Kwapiszewski R, Pawlak S D, Adamkiewicz K. Anti-EGFR agents: current status, forecasts and future directions [J]. Target Oncol, 2016, 11(6): 739-752.

[58] Li C, Li Z, Zhu M, et al. Clinicopathological and prognostic significance of survivin over-expression in patients with esophageal squamous cell carcinoma: a meta-analysis [J]. PLoS One, 2012, 7(9): e44764.

[59] Li H, Zhao Y. Increasing the safety and efficacy of chimeric antigen receptor T cell therapy [J]. Protein Cell, 2017, 8(8): 573-589.

[60] Li H, Zheng D, Zhang B, et al. *Mir*-208 promotes cell proliferation by repressing SOX6 expression in human esophageal squamous cell carcinoma [J]. J Transl Med, 2014, 12: 196.

[61] Li J, Qin S, Xu J, et al. Randomized, double-blind, placebo-controlled phase III trial of apatinib in atients with chemotherapy-refractory advanced or metastatic adenocarcinoma of the stomach or gastroesophageal junction [J]. J Clin Oncol, 2016, 34(13): 1448-1454.

[62] Lipson E J, Forde P M, Hammers H J, et al. Antagonists of PD-1 and PD-L1 in cancer treatment [J]. Semin Oncol, 2015, 42(4): 587-600.

[63] Liu C, Sun B, An N, et al. Inhibitory effect of Survivin promoter-regulated oncolytic adenovirus carrying p53 gene against gallbladder cancer [J]. Mol Oncol, 2011, 5(6): 545-554.

［64］ Liu H, Fu X, Ji W, et al. Human sulfatase-1 inhibits the migration and proliferation of SMMC-7721 hepatocellular carcinoma cells by downregulating the growth factor signaling［J］. Hepatol Res, 2013, 43(5): 516-525.

［65］ Liu J, Lu G, Li Z, et al. Distinct compartmental distribution of mature and immature dendritic cells in esophagealsquamous cell carcinoma［J］. Pathol Res Pract, 2010, 206(9): 602-606.

［66］ Li X, Lin R, Li J. Epigenetic silencing of microRNA-375 regulates PDK1 expression in esophageal cancer［J］. Dig Dis Sci, 2011, 56(10): 2849-2856.

［67］ Li X, Su Y, Sun B, et al. An artificially designed interfering lncRNA expressed by oncolytic adenovirus competitively consumes oncomiRs to exert antitumor Efficacy in hepatocellular carcinoma［J］. Mol Cancer Ther, 2016, 15(7): 1436-1451.

［68］ Loos M, Langer R, Schuster T, et al. Clinical significance of the costimulatory molecule B7-H1 in Barrett carcinoma［J］. Ann Thorac Surg, 2011, 91(4): 1025-1031.

［69］ Lopez-Albaitero A, Xu H, Guo H, et al. Overcoming resistance to HER2-targeted therapy with a novel HER2/CD3 bispecific antibody［J］. Oncoimmunology, 2017, 6(3): e1267891.

［70］ Lote H, Cafferkey C, Chau I. PD-1 and PD-L1 blockade in gastrointestinal malignancies［J］. Cancer Treat Rev, 2015, 41(10): 893-903.

［71］ Lou X, Sun B, Song J, et al. Human sulfatase 1 exerts anti-tumor activity by inhibiting the AKT/CDK4 signaling pathway in melanoma［J］. Oncotarget, 2016, 7(51): 84486-84495.

［72］ Ma J, He X, Wang W, et al. E2F promoter-regulated oncolytic adenovirus with p16 gene induces cell apoptosis and exerts antitumor effect on gastric cancer［J］. Dig Dis Sci, 2009, 54(7): 1425-1431.

［73］ Ma J, Li N, Zhao J, et al. Histone deacetylase inhibitor trichostatin A enhances the antitumor effect of the oncolytic adenovirus H101 on esophageal squamous cell carcinoma in vitro and in vivo［J］. Oncol Lett, 2017, 13(6): 4868-4874.

［74］ Margolin K A, Negrin R S, Wong K K, et al. Cellular immunotherapy and autologous transplantation for hematologic malignancy［J］. Immunol Rev, 1997, 157: 231-240.

［75］ Medina P J, Adams V R. PD-1 Pathway inhibitors: immuno-oncology agents for restoring antitumor immune responses［J］. Pharmacotherapy, 2016, 36(3): 317-334.

［76］ Mega S, Miyamoto M, Li L, et al. Immunohistochemical analysis of nuclear survivin expression in esophageal squamous cell carcinoma［J］. Dis Esophagus, 2006, 19(5): 355-359.

［77］ Mei L L, Qiu Y T, Zhang B, et al. MicroRNAs in esophageal squamous cell carcinoma:

Potential biomarkers and therapeutic targets[J]. Cancer Biomark, 2017, 19(1): 1-9.

[78] Meyers D E, Wang A A, Thirukkumaran C M, et al. Current immunotherapeutic strategies to enhance oncolytic virotherapy[J]. Front Oncol, 2017, 7: 114.

[79] Milling L, Zhang Y, Irvine D J. Delivering safer immunotherapies for cancer[J]. Adv Drug Deliv Rev, 2017, 114: 79-101.

[80] Musella A, Vertechy L, Romito A, et al. Bevacizumab in ovarian cancer: state of the art and unanswered questions[J]. Chemotherapy, 2017, 62(2): 111-120.

[81] Narita M, Kanda T, Abe T, et al. Immune responses in patients with esophageal cancer treated with SART1 peptide-pulsed dendritic cell vaccine[J]. Int J Oncol, 2015, 46(4): 1699-1709.

[82] Navarro S A, Carrillo E, Griñán-Lisón C, et al. Cancer suicide gene therapy: a patent review[J]. Expert Opin Ther Pat, 2016, 26(9): 1095-1104.

[83] O'Donnell J S, Long G V, Scolyer R A, et al. Resistance to PD1/PDL1 checkpoint inhibition[J]. Cancer Treat Rev, 2017, 52: 71-81.

[84] Pandya N M, Dhalla N S, Santani D D. Angiogenesis-a new target for future therapy [J]. Vascul Pharmacol, 2006, 44(5): 265-274.

[85] Phuah N H, Nagoor N H. Regulation of microRNAs by natural agents: new strategies in cancer therapies[J]. Biomed Res Int, 2014, 2014: 804510.

[86] Rafei H, El-Bahesh E, Finianos A, et al. Immune-based therapies for non-small cell lung cancer[J]. Anticancer Res, 2017, 37(2): 377-387.

[87] Ramamurthy C, Godwin J L, Borghaei H. Immune checkpoint inhibitor therapy: what line of therapy and how to choose[J]. Curr Treat Options Oncol, 2017, 18(6): 33.

[88] Ramos C A, Heslop H E, Brenner M K. CAR-T Cell Therapy for Lymphoma[J]. Annu Rev Med, 2016, 67: 165-183.

[89] Rivière I, Sadelain M. Chimeric antigen receptors: a cell and gene therapy perspective [J]. Mol Ther, 2017, 25(5): 1117-1124.

[90] Rosenberg S A, Aebersold P, Cornetta K, et al. Gene transfer into humans — immunotherapy of patients with advanced melanoma, usingtumor-infiltrating lymphocytes modified by retroviral gene transduction[J]. N Engl J Med, 1990, 323(9): 570-578.

[91] Roviello G, Ravelli A, Polom K, et al. Apatinib: A novel receptor tyrosine kinase inhibitor for the treatment of gastric cancer[J]. Cancer Lett, 2016, 372(2): 187-191.

[92] Russell S J, Peng K W, Bell J C. Oncolytic virotherapy[J]. Nat Biotechnol, 2012, 30(7): 658-670.

[93] Ryu J I, Han M H, Cheong J H, et al. Current update of adoptive immunotherapy using cytokine-induced killer cells to eliminate malignant gliomas[J]. Immunotherapy,

2017, 9(5): 411-421.

［94］ Sakamoto C, Kohara H, Inoue H, et al. Therapeutic vaccination based on side population cells transduced by the granulocyte-macrophage colony-stimulating factor gene elicits potent antitumor immunity［J］. Cancer Gene Ther, 2017, 24(4): 165-174.

［95］ Schvartsman G, Perez K, Flynn J E, et al. Safe and effective administration of T-VEC in a patient with heart transplantation and recurrent locally advanced melanoma［J］. J Immunother Cancer, 2017, 5: 45.

［96］ Schwartzentruber D J, Topalian S L, Mancini M, et al. Specific release of granulocyte-macrophage colony-stimulating factor, tumor necrosis factor-alpha, and IFN-gamma by human tumor-infiltrating lymphocytes after autologous tumorstimulation［J］. J Immunol, 1991, 146(10): 3674-3681.

［97］ Shan F, Miao R, Xue K, et al. Controlling angiogenesis in gastric cancer: A systematic review of anti-angiogenic trials［J］. Cancer Lett, 2016, 380(2): 598-607.

［98］ Silva A P, Coelho P V, Anazetti M, et al. Targeted therapies for the treatment of non-small-cell lung cancer: Monoclonal antibodies and biological inhibitors［J］. Hum Vaccin Immunother, 2017, 13(4): 843-853.

［99］ Spear T T, Nagato K, Nishimura M I. Strategies to genetically engineer T cells for cancer immunotherapy［J］. Cancer Immunol Immunother, 2016, 65(6): 631- 649.

［100］ Stahlhut C, Slack F J. Combinatorial action of microRNAs let-7 and miR-34 effectively synergizes with erlotinib to suppress non-small cell lung cancer cell proliferation［J］. Cell Cycle, 2015, 14(13): 2171-2180.

［101］ Su C. Survivin in survival of hepatocellular carcinoma［J］. Cancer Lett, 2016, 379(2): 184-190.

［102］ Su Y, Li X, Ji W, et al. Small molecule with big role: MicroRNAs in cancer metastatic microenvironments［J］. Cancer Lett, 2014, 344(2): 147-156.

［103］ Su Y, Sun B, Lin X, et al. Therapeutic strategy with artificially-designed i-lncRNA targeting multiple oncogenic microRNAs exhibits effective antitumor activity in diffuse large B-cell lymphoma［J］. Oncotarget, 2016, 7(31): 49143-49155.

［104］ Takaoka T, Kimura T, Shimoyama R, et al. Panitumumab in combination with irinotecan plus S-1 (IRIS) as second-line therapy for metastatic colorectal cancer ［J］. Cancer Chemother Pharmacol, 2016, 78(2): 397-403.

［105］ Tartari F, Santoni M, Burattini L, et al. Economic sustainability of anti-PD-1 agents nivolumab and pembrolizumab in cancer patients: Recent insights and future challenges［J］. Cancer Treat Rev, 2016, 48: 20-24.

［106］ Ter Veer E, Haj Mohammad N, van Valkenhoef G, et al. Second- and third-line systemic therapy in patients with advanced esophagogastric cancer: a systematic review of the literature [J]. Cancer Metastasis Rev, 2016, 35(3): 439−456.

[107] Tomblyn M. Radioimmunotherapy for B-cell non-hodgkin lymphomas [J]. Cancer Control, 2012, 19(3): 196−203.

[108] Topalian S L, Rosenberg S A. Cellular immunotherapy of cancer [J]. Crit Care Med, 1990, 18(2 Suppl): S144.

[109] Townsend S E, Allison J P. Tumor rejection after direct costimulation of CD8+ T cells by B7-transfected melanoma cells [J]. Science, 1993, 259(5093): 368−370.

[110] Trivedi S, Concha-Benavente F, Srivastava R M, et al. Immune biomarkers of anti-EGFR monoclonal antibody therapy [J]. Ann Oncol, 2015, 26(1): 40−47.

[111] Ueda Y, Shimizu K, Itoh T, et al. Induction of peptide-specific immune response in patients with primary malignant melanoma of the esophagus after immunotherapy using dendritic cells pulsed with MAGE peptides [J]. Jpn J Clin Oncol, 2007, 37(2): 140−145.

[112] Van den Eynde M, Baurain J F, et al. Epidermal growth factor receptor targeted therapies for solid tumours [J]. Acta Clin Belg, 2011, 66(1): 10−17.

[113] van Rooij E, Kauppinen S. Development of microRNA therapeutics is coming of age [J]. EMBO Mol Med, 2014, 6(7): 851−864.

[114] Veluchamy J P, Kok N, van der Vliet H J, et al. The Rise of allogeneic natural killer cells As a platform for cancer immunotherapy: recent innovations and future developments [J]. Front Immunol, 2017, 8: 631.

[115] Wang H, Liu A, Bo W, et al. Adjuvant immunotherapy with autologous cytokine-induced killer cells for hepatocellular carcinoma patients after curative resection, a systematic review and meta-analysis [J]. Dig Liver Dis, 2016, 48(11): 1275−1282.

[116] Wang Y, Zhu H, Quan L, et al. Downregulation of survivin by RNAi inhibits the growth of esophageal carcinoma cells [J]. Cancer Biol Ther, 2005, 4(9): 974−978.

[117] Wen S W, Zhang Y F, Li Y, et al. Characterization and effects of *miR*-21 expression in esophageal cancer [J]. Genet Mol Res, 2015, 14(3): 8810−8818.

[118] Yang Y, Guo R, Tian X, et al. Synergistic anti-tumor activity of Nimotuzumab in combination with Trastuzumab in HER2-positive breast cancer [J]. Biochem Biophys Res Commun, 2017, 489(4): 523−527.

[119] Yan L X, Wu Q N, Zhang Y, et al. Knockdown of *miR*-21 in human breast cancer cell lines inhibits proliferation, in vitro migration and in vivo tumor growth [J]. Breast Cancer Res, 2011, 13(1): R2.

[120] Yi B, Qiu Y, Ji W, et al. Desulfation of cell surface HSPG is an effective strategy for the treatment of gallbladder carcinoma [J]. Cancer Lett, 2016, 381(2): 349−358.

[121] Yu R, Yang B, Chi X, et al. Efficacy of cytokine-induced killer cell infusion as an adjuvant immunotherapy for hepatocellular carcinoma: a systematic review and meta-analysis[J]. Drug Des Devel Ther, 2017, 11: 851-864.

[122] Zajac M, Muszalska I, Jelinska A. New molecular targets of anticancer therapy — current status and perspectives[J]. Curr Med Chem, 2016, 23(37): 4176-4220.

[123] Zhang Y, Fang L, Zhang Q, et al. An oncolytic adenovirus regulated by a radiation-inducible promoter selectively mediates hSulf-1 gene expression and mutually reinforces antitumor activity of I131-metuximab in hepatocellular carcinoma[J]. Mol Oncol, 2013, 7(3): 346-358.

[124] Zhao Y, Adjei A A. Targeting Angiogenesis in Cancer Therapy: Moving Beyond Vascular Endothelial Growth Factor[J]. Oncologist, 2015, 20(6): 660-673.

[125] Zuo S, Wen Y, Panha H, et al. Modification of cytokine-induced killer cells with folate receptor alpha (FRα)-specific chimeric antigen receptors enhances their antitumor immunity toward FRα-positive ovarian cancers[J]. Mol Immunol, 2017, 85: 293-304.

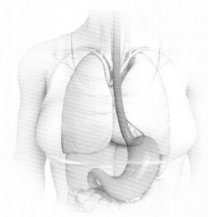

第十一章

食管癌靶向治疗

刘 俊

恶性肿瘤传统的治疗手段包括手术、放疗和化疗。大多数患者就诊时已是恶性肿瘤晚期,失去了手术的机会,放化疗就成为中晚期恶性肿瘤的主要治疗手段。然而,传统的治疗手段包括放疗和化疗,对于大多数恶性肿瘤来说不但疗效不那么令人满意,而且不良反应也相对较大。随着社会和科技的发展,癌症治疗观念正在发生根本性的改变,肿瘤学家们都在努力地追求高效低毒的治疗手段。进入21世纪以来,恶性肿瘤的治疗已经由经验科学向循证医学、由细胞攻击模式向靶向性治疗模式转变,靶向药物治疗已经成为恶性肿瘤的又一重要治疗手段,而且相对于传统的放化疗,它治疗的靶向性更强,具有特异性抗肿瘤作用,对于特定人群治疗效果更佳而不良反应更小。

[通信作者] 刘俊,Email: drjunliu@qq.com

第一节 恶性肿瘤靶向治疗

一、肿瘤靶向治疗的定义

所谓靶向治疗，就必须有所谓的"靶点"。分子靶向治疗的靶点是针对肿瘤细胞的恶性表型分子，作用于促进肿瘤生长、存活的特异性细胞受体、信号转导等通道，调节新生血管形成和细胞周期，实现抑制肿瘤细胞生长或促进其凋亡的抗肿瘤作用。根据靶向部位的不同，又可以将肿瘤靶向治疗分为肿瘤细胞靶向治疗和肿瘤血管靶向治疗。肿瘤细胞靶向治疗是利用肿瘤细胞表面的特异性抗原或受体作为靶点，而肿瘤血管靶向治疗则是利用肿瘤区域新生毛细血管内皮细胞表面的特异性抗原或受体起作用。虽然那些针对肿瘤细胞的单抗的靶向特性在某种程度上提高了局部肿瘤组织内的浓度，但由于这些大分子物质要到达肿瘤细胞靶区，仍然需要通过血管内皮细胞屏障，这一过程相对缓慢。而血管靶向药物则有很大的优势，给药后可以迅速高浓度，积聚在靶标部位。药物进入体内会特异性地选择与致癌位点相结合发生作用，使肿瘤细胞特异性死亡，而不会波及肿瘤周围的正常组织细胞，所以分子靶向治疗又被称为"生物导弹"。

近年来，随着分子生物学技术的发展和对发病机制从细胞、分子水平的进一步认识，肿瘤靶向治疗的进展已经进入了一个全新的时代。

二、常用靶向药物分类

根据药物的作用靶点和性质，可将主要分子靶向治疗的药物分为以下几类。① 小分子表皮生长因子受体（EGFR）酪氨酸激酶抑制剂，如吉非替尼（gefitinib）、盐酸厄罗替尼（erlotinib）、埃克替尼（icotinib）；② 抗EGFR的单抗，如西妥昔单抗（cetuximab, erbitux）、尼妥珠单抗等；③ 抗HER-2的单抗，如曲妥珠单抗（trastuzumab，商品名赫赛汀）；④ Bcr-Abl酪氨酸激酶抑制剂，如伊马替尼（imatinib）；⑤ 血管内皮生长因子受体抑制剂，如贝伐珠单抗（bevacizumab）、恩度等；⑥ 小分子多靶点酪氨酸激酶抑制剂，如盐酸安罗替尼、阿帕替尼、呋喹替尼等；⑦ 抗CD20的单抗，如利妥昔单抗（rituximab）；⑧ IGFR-1激酶抑制剂，如NVP-AEW541；⑨ mTOR激酶抑制剂，如CCI-779；⑩ 泛素－蛋白酶体抑制剂，如硼替佐米（bortezomib）；⑪ 其他，如Aurora激酶抑制剂，组蛋白脱乙酰酶（histone deacetylase, HDAC）抑制剂等。

第二节 食管癌靶向治疗

一、食管癌治疗现状

我国是食管癌发病率较高的国家，年发病人数及死亡人数均居全球一半以上。从病理学特征上看，我国的食管癌仍以鳞状细胞癌为主，占90%以上；而腺癌已经成为欧美国家食管癌的主要病理类型。总体而言，食管癌的恶性程度较高、预后差、侵袭性高，确诊时大多为晚期且转移潜能高，导致其预后差。对于早期食管癌，目前内镜下切除是主要的治疗方法；对于局部晚期食管癌，目前临床上以手术治疗和（或）放化疗综合治疗为主；而对于占食管癌大部分的转移性食管癌的治疗目前非常棘手，缺乏行之有效的根治性办法，目前临床上治疗只能是控制肿瘤负担，改善症状，进而延长生存期。姑息性化疗仍是转移性食管癌的主要治疗方法，然而治疗效果很差，5年生存率在5%以下。近20年来，分子生物学研究的发展使得新型分子靶向药物在肺癌、结直肠癌等肿瘤的治疗方面取得了较大成功，毫无疑问分子靶向药物治疗也成为人们试图解决食管癌治疗问题的新途径之一，虽然相对肺癌、结直肠癌等恶性肿瘤靶向药物如火如荼的研究状况，但目前关于食管癌靶向治疗的研究还相对不尽如人意。

二、食管癌靶向药物治疗

目前，食管癌靶向药物治疗研究主要集中于表皮生长因子受体（EGFR）、针对人表皮生长因子受体 -2（HER-2）的单克隆抗体以及针对血管内皮生长因子（VEGF）的肿瘤新生血管抑制剂这三大类。

（一）EGFR 为靶点的药物

EGFR 是上皮生长因子细胞增殖和信号转导的受体，是一种糖蛋白，属于酪氨酸激酶型受体，位于细胞表面，靠与配体结合来激活，属于 ErbB 受体家族的一种，其突变或过表达一般会引发肿瘤。而食管癌中 30%～90% 的患者存在 EGFR 过表达。EGFR 靶向药物主要有两类：一类是作用于受体胞外区的单抗，阻断配体结合及活化，代表性药物包括西妥昔单抗和尼妥珠单抗；另一类是作用于受体胞内区的小分子酪氨酸激酶抑制剂（TKI），抑制细胞内的酪氨酸激酶，如吉非替尼、厄洛替尼等。

1. EGFR 单抗

EGFR 单抗与 EGFR 胞外段结构域结合，竞争拮抗自身配体，从而阻止 EGFR 活化，主要代表药物为西妥昔单抗以及尼妥珠单抗。

（1）西妥昔单抗：西妥昔单抗是针对 EGFR 的 IgG1 单抗，一般与放化疗联合应用。部分研究报道了其令人满意的临床疗效。Chen 等进行了一项中晚期食管癌的同步放化疗联合西妥昔单抗的研究，纳入的病例全部为食管鳞状细胞癌，同时对患者全部进行了 EGFR 基因检测。对 29 例患者进行评估，69% 的患者达到了完全缓解（CR），1 年和 2 年的无进展生存率分别为 85.5% 和 75.1%，EGFR 表达阳性的患者完全缓解率（75.0%）明显高于 EGFR 检测为阴性的患者（61.5%）；同时研究发现，出现西妥昔单抗相关性皮疹（≥2 级）的患者，其 CR 率和无进展生存率均高于没有出现皮疹或出现轻微皮疹的患者。一项 Ⅱ 期随机对照研究，评估了西妥昔单抗联合 5-FU、顺铂治疗晚期食管癌的有效性，其有效率为 19%，中位生存时间为 9.5 个月，西妥昔单抗显示了一定的抗肿瘤作用。但有 2 项大型前瞻性临床研究结果提示西妥昔单抗联合放化疗治疗局部晚期 / 晚期食管癌未显示优势甚至效果更差（见表 11-2-1）。Thomas Crosby 等进行了一项多中心、前瞻性、非盲随机对照的 Ⅱ / Ⅲ 期临床研究，纳入 258 例非手术、无远处转移的 Ⅰ～Ⅲ 期食管癌患者，随机分为单纯放化疗组和放化疗联合西妥昔单抗组，每组 129 例。结果显示：联合西妥昔单抗组与单纯放化疗组中位总生存期分别是 22.2 个月和 25.4 个月，联合西妥昔单抗组与单纯放化疗组出现的

表11-2-1　表皮生长因子受体（EGFR）为靶点的药物应用于食管癌的主要临床研究

研究药物（研究名称）	研究期别	治疗线别	病变位置	病理类型	病例数	方案	有效率	mPFS	mOS
吉非替尼（COG）	III	≥1	食管/胃食管交界处癌	鳞状细胞癌/腺癌/其他	224例 vs 225例	吉非替尼 vs 安慰剂	2.7% vs 0.4%	1.57个月 vs 1.17个月（$HR=0.80$, $P=0.02$）	3.73个月 vs 3.63个月（$HR=0.90$, $P=0.29$）
厄罗替尼	II	≥1	食管/胃食管交界处癌	鳞状细胞癌/腺癌	30	厄罗替尼	6.7%	未报道	10.3月
帕尼单抗	III	1	食管	鳞状细胞癌	73例 vs 73例	CF+帕尼单抗 vs CF	49.1% vs 2.9%	5.3个月 vs 5.8个月（$HR=1.21$, $P=0.29$）	9.4个月 vs 10.2个月（$HR=1.17$, $P=0.43$）
尼妥珠单抗	II	1	食管	鳞状细胞癌	56	TP+尼妥珠单抗	51.8%	未报道	20.2月
西妥昔单抗（SCPPE1）	II/III	1	食管/胃食管交界处癌	鳞状细胞癌/腺癌	129例 vs 129例	同期放化疗/西妥昔单抗 vs 同期放化疗	未报道	15.9个月 vs 25.4个月	22.1个月 vs 25.4个月（$HR=1.35$, $P=0.035$）
西妥昔单抗（RTOG0436）	III	1	食管/胃食管交界处癌	鳞状细胞癌/腺癌	159例 vs 169例	同期放化疗/西妥昔单抗 vs 同期放化疗	未报道	未报道	45%和34%、44%和28%；OS：2年 vs 3年（$P=0.47$）

Ⅲ/Ⅳ级非血液学不良反应的人数分别为102例（79%）和81例（63%）。因此，该研究不推荐食管癌患者于标准放化疗方案中加入西妥昔单抗治疗。该研究的初步结果显示西妥昔单抗的介入并没有提高疗效，反而加重了不良反应，没有达到预期效果。RTOG0436研究是一项多中心前瞻性Ⅲ期研究，开始时同样被寄予厚望，患者随机被分为单纯放化疗组和放化疗联合西妥昔单抗组，分别入组169例和159例食管癌患者，结果显示：联合西妥昔单抗组与单纯放化疗组2年生存率分别为45%和44%，3年生存率分别为34%和28%，并未显示其在统计学方面的优势（$P = 0.47$）。

（2）尼妥珠单抗：抗EGFR治疗另一代表性药物为尼妥珠单抗。尼妥珠单抗是人源化的IgG1单抗，与西妥昔单抗相比，其人源化程度更高，出现过敏、皮疹的概率低。几项临床试验研究发现，尼妥珠单抗联合放化疗治疗局部晚期或不可切除食管鳞状细胞癌安全、有效。在一项尼妥珠单抗联合5-FU和顺铂的临床研究中，19例食管鳞状细胞癌患者接受了治疗，16例可评估的患者中有效率为68.4%，取得完全或部分缓解的患者为42.1%。一项Ⅱ期临床试验联合尼妥珠单抗和放疗治疗Ⅱ～Ⅳ期食管鳞状细胞癌，42例患者完全缓解、部分缓解和疾病稳定、进展的比率分别为0、52.4%、40.5%和7.1%，中位生存期为14个月，2年和3年的生存率分别为33.3%和26.2%。2014年美国临床肿瘤年会上，有研究探索了尼妥珠单抗联合紫杉醇/顺铂在晚期食管鳞状细胞癌中作为一线治疗的作用。研究共有56例患者入组，其中局部晚期患者29例，转移性食管癌患者27例，总体疾病缓解率为51.8%，疾病控制率达到92.9%。局部晚期患者的中位PFS为8.2个月；转移性患者中位PFS为23个月，中位OS为13.9个月。

不管是西妥昔单抗，还是尼妥珠单抗，目前在晚期食管癌中的应用均仅体现了一定的治疗前景。但是，目前尚缺乏多中心、前瞻性的Ⅲ期临床数据支持，不足以证实其在食管癌治疗中的价值，还需进一步研究究竟何种人群更能从中获益。

2. 酪氨酸蛋白激酶抑制剂

酪氨酸蛋白激酶抑制剂（TKI）是一类小分子物质，可以与EGFR细胞内的激酶区发生结合，抑制酪氨酸激酶发生自身的磷酸化反应，导致下游信号转导中断，从而抑制肿瘤增殖。目前，该类药物主要有吉非替尼和厄洛替尼应用于临床，目前主要用于EGFR突变阳性晚期非小细胞肺癌的治疗。也有部分学者将这些 TKI 制剂用于晚期食管癌患者的治疗。Dutton 等在一项Ⅲ期研究中对224 例患者随机分组为吉非替尼和安慰剂组，结果显示：两组患者的 OS 和 PFS并无明显差别（吉非替尼组 OS 为 3.73 个月，安慰剂组 OS 为 3.67 个月；吉非替尼组 PFS 为 1.57 个月，安慰剂组 PFS 为 1.17 个月）。有一项临床研究吉非替尼单药二线治疗 28 例食管癌，疾病总控制率达到 40%，中位无疾病进展时间为2 个月，中位总生存时间为 5.5 个月，较高的疾病控制率获得主要见于鳞状细胞癌、女性和 EGFR 高表达患者。总体上，TKI 在食管癌中的作用十分有限，不如在肺腺癌治疗中的表现。

（二）HER-2 为靶点的药物

HER-2 也属于受体酪氨酸激酶，其表达升高可参与食管癌细胞的浸润及转移。有研究证实在平均 23% 的食管癌患者中存在 HER-2/neu 过表达，而 HER-2/neu过表达与肿瘤转移和较差的预后相关。曲妥珠单抗是以 HER-2 为抗原靶标的单抗，通过将自己附着在 HER-2 上来阻止人体 EGF 在 HER-2 上的附着，从而阻断癌细胞的生长，曲妥珠单抗还可以刺激患者自身的免疫细胞去摧毁癌细胞，目前被批准用于 HER-2/neu 阳性的转移性乳腺癌的治疗。TOGA 研究是一项多中心的Ⅲ期随机对照试验，评估曲妥珠单抗联合化疗（卡培他滨联合顺铂或氟尿嘧啶联合顺铂）用于 HER-2 阳性的食管腺癌或胃癌患者的疗效。594 例患者按照 1 ∶ 1 随机分别入组单纯化疗组（$n = 296$）和联合靶向治疗组（$n = 298$）。两组比较总反应率（47.3% vs 34.5%）及总生存期（13.8 个月 vs 11.1 个月）具有显著性差异。这些发现提示曲妥珠单抗能作为新的标准治疗用于 HER-2 阳性表达的转移性食管腺癌或胃癌联合化疗。拉帕替尼是口服双重酪氨酸蛋白激酶抑制剂，能同时阻断 HER-2/neu 和 EGFR。已被美国 FDA 批准联合卡培他滨用于 HER-2 阳性的乳腺癌的治疗。Guo 等发现联合拉帕替尼和 5-FU 显著降低食管癌细胞 HER-2 和 EGFR 的磷酸化，抑制下游信号通路的活化。总之，HER-2单抗应用于临床，证实可以改善 HER-2 阳性表达的食管腺癌的总体生存。在转移性食管癌中，HER-2/neu 基因的过表达及其与预后和生存的相关性，打开了进一步临床试验的大门。这些试验将评估抗 HER-2 抗体作为新的靶向治疗药物并应用于转移性食管癌，以改善总体生存质量，提高有效率。表 11-2-1 所列为EGFR（包括 HER2）为靶点的药物应用于食管癌的主要研究。

（三）针对血管内皮生长因子的肿瘤新生血管抑制剂

诱导血管生成是恶性肿瘤的十大特征之一，它为肿瘤的发生发展提供了生长侵袭的微环境，并参与肿瘤发生和发展的各个环节。早在1800年德国病理学家即观察到部分人类肿瘤高度血管化，从而提出新生血管可能在肿瘤进展中起着重要的致病作用。1971年，Folkman教授在《新英格兰医学杂志》上提出肿瘤生长是血管生成依赖的，抑制血管生成是治疗肿瘤的一个策略。大量的研究表明血管内皮生长因子（VEGF）对于肿瘤的血管生成起着关键作用，其主要功能是促进新血管的形成。有研究显示，VEGF在24%～74%的食管鳞状细胞癌患者中表达增高，且与不良的生存预后存在相关性。目前，临床上常用的VEGF抑制剂代表性药物包括两大类，一类以贝伐珠单抗和阿柏西普（aflibercept）为代表的大分子抑制剂，另一类是多靶点的小分子酪氨酸激酶抑制剂。目前常用的药物包括阿帕替尼、安罗替尼、舒尼替尼、呋喹替尼和索拉非尼等。

1. 贝伐珠单抗

贝伐珠单抗为人源化的抗VEGF单抗，可特异与VEGF结合，使肿瘤的血管生成受到抑制，抑制肿瘤组织的增殖和远处转移，贝伐珠单抗应用后可以导致血栓形成、蛋白尿、高血压和消化系统损伤等不良反应。贝伐珠单抗一般也与放化疗联合应用于晚期食管癌的治疗。白玉等进行了一项贝伐珠单抗联合化疗治疗食管癌的研究，共160例患者入组，随机分为贝伐珠单抗联合化疗组和单纯化疗组，结果显示：在VEGF阳性组中，加用贝伐珠单抗能够提高远期生存率，降低复发率和远处转移率；而在VEGF阴性组中，加用贝伐珠单抗则未能显现优势。该研究提示VEGF可以作为合适的治疗靶点应用于食管癌的靶向治疗，具有一定的临床应用前景。

2. 多靶点的小分子酪氨酸激酶抑制剂

多靶点的小分子酪氨酸激酶抑制剂在恶性肿瘤治疗中越来越受到重视，包括索拉非尼、舒尼替尼、呋喹替尼、安罗替尼、阿帕替尼等小分子药物在肺癌、食管癌、肝癌、胃癌等恶性肿瘤中开展了一系列的临床研究，并且部分研究也证实了这些小分子药物的抗肿瘤活性。盐酸安罗替尼（anlotinib hydrochloride）在食管癌的治疗中显示了较好的抗肿瘤活性。盐酸安罗替尼是一种新型小分子多靶点酪氨酸激酶抑制剂，能有效抑制VEGFR、PDGFR、FGFR、c-Kit等激酶，具有抗肿瘤血管生成和抑制肿瘤生长的作用。2016—2018年,我国开展了安罗替尼的多中心研究:安罗替尼治疗二线及以上晚期食管鳞状细胞癌的关键性随机、双盲、安慰剂对照的前瞻性Ⅱ期临床研究,本研究纳入既往至少接受过1次含铂方案或紫杉类方案化疗失败的Ⅳ期食管鳞状细胞癌患者,按2∶1随机分为安罗替尼组和安慰剂组,从第1～14天给予患者口服安罗替尼(12 mg/d)或安慰剂,21 d为1个周期,直至疾病发生进展或不可耐受的毒性。用药3周进行首次疗效评估,后续每偶数周期进行疗效评价。出组后每2个月进行生存随访。主要研究终点是无进展生存期(PFS),次要研究终点为总生存期(OS)、客观缓解率(objective response rate, ORR)、疾病控制率(disease control rate, DCR)等。安罗替尼对比安慰剂治疗二线及以上晚期食管鳞状细胞癌患者的中位PFS分别为3.02个月和1.41个月,延长达1.61个月($HR = 0.46, P < 0.000\ 1$),达到了主要研究终点(见图11-2-1)。而相对于安慰剂组,安罗替尼治疗组患者的OS无显著获益,具体观察到两组患者出组后继续接受其他治疗的比例不均衡(安罗替尼组41.24%,安慰剂组72.73%,$P = 0.000\ 2$)。其中接受化疗的比例为安罗替尼组23.71%,安慰剂组54.55%($P = 0.000\ 2$);接受其他口服VEGFR抑制剂的比例为安罗替尼组10.31%,安慰剂组20.00%;接受PD-1抗体的比例为安罗替尼组4.12%,安慰剂组10.91%。出组后,后线治疗可能一定程度影响OS。安罗替尼组与安慰剂组中获得完全缓解(CR)、部分缓解(PR)和疾病稳定(SD)的患者分别为2例和0例、6例和2例和62例和8例($P < 0.000\ 1$),ORR分别为7%和4%($P = 0.498$),DCR分别为64%和18%($P < 0.000\ 1$)。安罗替尼组主要不良反应($\geqslant 3$级)为高血压(16%)、食欲下降(6%)和低钠血症(4%),提示不良反应可耐受。该项Ⅱ期临床研究的数据显示,相对于安慰剂,安罗替尼能显著延长二线及以上晚期食管鳞状细胞癌患者的PFS,并提高DCR,同时药物耐受性良好;但OS无显著获益,可能与两组出组后继续接受其他治疗的比例不均衡有关,需进一步验证。

(四)其他

除了以上所介绍的靶向药物,尚有一些研究在进行临床前的体内外实验,包括mTOR阻断剂、Sym004等。在一项体外研究中,Hou等利用mTOR阻断剂联合顺铂处理人食管癌细胞。结果发现,实验组的肿瘤细胞增殖、肿瘤大小及

主要研究终点：PFS

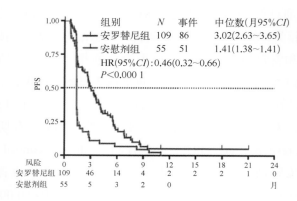

◆ PFS

· 相对于安慰剂，安罗替尼组延长mPFS达1.61个月

· 达到主要研究终点。相对于安慰剂，安罗替尼治疗
二线及以上晚期食管鳞癌显著延长PFS

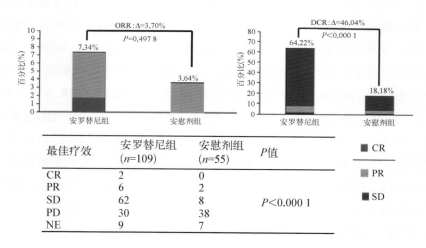

最佳疗效	安罗替尼组 (n=109)	安慰剂组 (n=55)	P值
CR	2	0	
PR	6	2	
SD	62	8	P<0.000 1
PD	30	38	
NE	9	7	

◆ ORR、DCR

· 相对于安慰剂，安罗替尼提高ORR

· 相对于安慰剂，安罗替尼显著提高DCR

图11-2-1 安罗替尼在食管癌中的多中心前瞻性双盲研究主要结果

细胞凋亡均明显低于对照组。Fukuoka等对一种新型的抗EGFR抗体复合物Sym004与西妥昔单抗及帕尼单抗这两类已经证实具有临床意义的单抗进行临床前效应研究,结果体内外实验均证实Sym004较其他两种对食管鳞状细胞癌细胞的EGFR信号通路及增殖的抑制更加明显,表明其可能成为EGFR扩增的食管鳞状细胞癌的另一种靶向治疗选择。同样,Wang等通过实验发现*PIK3CA*基因突变与食管癌预后差有关联,有可能开辟另外一条食管癌靶向治疗通路。

三、食管癌靶向治疗未来展望

随着医学发展,食管癌的分子靶向治疗进行了诸多临床研究,但大多数研究局限于小样本,疗效与安全性缺乏足够证据。但是针对EGFR表达、EGFR突变、VEGF表达以及HER-2为靶点的一系列靶向药物显现了令人期待的发展前景。同时,食管癌属于一种复杂疾病,还有很多潜在靶点尚待发现。由于肿瘤发生和发展所涉及的信号转导是涉及多因素的复杂网络系统,从理论上看,多靶点联合优于单靶点用药,我们国家自主知识产权的盐酸安罗替尼的临床研究结果也印证了这一点。尽管目前食管癌靶向治疗进展较慢,但无疑分子靶向治疗单独或者联合化疗或者免疫治疗在改善食管癌进展与预后方面有极高的临床应用价值和发展空间,值得进一步研究。随着基础与临床研究的逐渐深入,我们有可能找到效果较为肯定的靶向药物用于晚期食管癌的治疗,以提高食管癌患者的治疗效果,延长生存时间。

------------------------------ **参 考 文 献** ------------------------------

[1] Dutton S J, Ferry D R, Blazeby J M, et al. Gefitinib for oesophageal cancer progressing after chemotherapy (COG): a phase 3, multicentre, doubleblind, placebo-controlled randomised trial[J]. Lancet Oncol, 2014, 15(8): 894−904.

[2] Fukuoka S, Kojima T, Koga Y, et al. Preclinical efficacy of Sym004, novel anti-EGFR antibody mixture, in esophageal squamous cell carcinoma cell lines[J]. Oncotarget, 2016, 8(7): 11020−11029.

[3] Hou G, Yang S, Zhou Y, et al. Targeted inhibition of mTOR signaling improves

sensitivity of esophageal squamous cell carcinoma cells to cisplatin [J]. J Immunol Res, 2014, 2014: 845763

[4] Ilson D H, Kelsen D, Shah M, et al. A phase 2 trial of erlotinib in patients with previously treated squamous cell and adenocarcinoma of the esophagus [J]. Cancer, 2011, 117(7): 1409−14.

[5] Janmaat M L, Gallegos-Ruiz M I, Rodriguez J A, et al. Predictive factors for outcome in a phase Ⅱ study of gefitinib in second-line treatment of advanced esophageal cancer patients [J]. J Clin Oncol, 2006, 24(10): 1612−1619.

[6] Kato K, Doi T, Kojima T, et al. Phase Ⅱ study of BKM120 in patients with advanced esophageal squamous cell carcinoma (EPOC1303) [J]. Am Soc Clin Oncol, 2017, 35(15): 4069.

[7] Kojima T, Yamazaki K, Kato K, et al. Phase Ⅰ dose-escalation trial of Sym004, an anti-EGFR antibody mixture, in Japanese patients with advanced solid tumors [J]. Cancer Sci, 2018, 109(10): 3253−3262.

[8] Ku G Y, Bains M S, Park D J, et al. Phase Ⅱ study of bevacizumab and preoperative chemoradiation for esophageal adenocarcinoma [J]. J Gastrointest Oncol, 2016, 7(6): 828−837.

[9] Kuwano H, Kato H, Miyazaki T, et al. Genetic alterations in esophageal cancer [J]. Surg Today, 2005, 35(1): 7−18.

[10] Ling Y, Chen J, Tao M, et al. A pilot study of nimotuzumab combined with cisplatin and 5-FU in patients with advanced esophageal squamous cell carcinoma [J]. J Thorac Dis, 2012, 4(1): 58−62.

[11] Li S, Wang Z, Huang J, et al. Clinicopathological and prognostic significance of mTOR and phosphorylated mTOR expression in patients with esophageal squamous cell carcinoma: a systematic review and meta-analysis [J]. BMC Cancer, 2016, 16(1): 877.

[12] Lorenzen S, Riera Knorrenschild J, Haag G M, et al. Lapatinib versus lapatinib plus capecitabine as second-line treatment in human epidermal growth factor receptor 2-amplified metastatic gastro-oesophageal cancer: a randomised phase Ⅱ trial of the Arbeitsgemeinschaft Internistische Onkologie [J]. Eur J Cancer, 2015, 51(5): 569−576.

[13] Lorenzen S, Schuster T, Porschen R, et al. Cetuximab plus cisplatin-5-fluorouracil versus cisplatin-5-fluorouracil alone in first-line metastatic squamous cell carcinoma of the esophagus: a randomized phase Ⅱ study of the Arbeitsgemeinschaft Internistische Onkologie [J]. Ann Oncol, 2009, 20(10): 1667−1673.

[14] Lu M, Wang X, Shen L, et al. Nimotuzumab plus paclitaxel and cisplatin as the

first line treatment for advanced esophageal squamous cell cancer: a single centre prospective phase Ⅱ trial[J]. Cancer Sci, 2016, 107(4): 486−490.

[15] Moehler M H, Thuss-Patience P C, Brenner B, et al. Cisplatin/5-FU (CF)+/- panitumumab(P) for patients (pts) with non-resectable, advanced, or metastatic esophageal squamous cell cancer (ESCC): an open-label, randomized AIO/TTD/ BDGO/EORTC phase Ⅲ trial (POWER)[J]. Am Soc Clin Oncol, 2020, 31(2): 228−235.

[16] Nie K, Geng C, Zhang L, et al. Clinical observation of bevacizumab combined with S-1 in the treatment of pretreated advanced esophageal carcinoma[J]. Chin Med Sci J, 2016, 31(4): 221−227.

[17] Petty R D, Dahle-Smith A, Stevenson D A J, et al. Gefitinib and EGFR gene copy number aberrations in esophageal cancer[J]. J Clin Oncol, 2017, 35(20): 2279−2287.

[18] Ramakrishnan M S, Eswaraiah A, Crombet T, et al. Nimotuzumab, a promising therapeutic monoclonal for treatment of tumors of epithelial origin[J]. MAbs, 2009, 1(1): 41−48.

[19] Shen G, Zheng F, Ren D, et al. Anlotinib: a novel multi-targeting tyrosine kinase inhibitor in clinical development[J]. J Hematol Oncol, 2018, 11(1): 120.

[20] Wang L, Shan L, Zhang S, et al. PIK3CA gene mutations and overexpression: implications for prognostic biomarker and therapeutic target in Chinese esophageal squamous cell carcinoma[J]. PLoS One, 2014, 9(7): e103021.

[21] 陈永东, 王远东, 李晓宁. 西妥昔单抗联合化疗在中晚期食管癌术后辅助治疗中的应用效果观察[J]. 实用医学杂志, 2014, 30(17): 2862−2863.

[22] 陈志明, 薛强, 陈晓珏, 等. 同步加量调强放疗联合尼妥珠单抗治疗局部晚期食管癌[J]. 中华医学杂志, 2016, 96(8): 640−642.

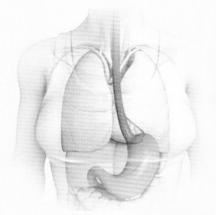

第十二章

食管微生态学与食管癌防治

秦建军

2012年，世界卫生组织下属国际癌症研究中心（CIRC）在《柳叶刀·肿瘤学》上发表了一篇关于感染与肿瘤关系的报告。该报告指出，2008年世界上新发癌症中的1/6其实是由细菌、病毒感染而引起的，这些感染本身是很容易预防与治疗的。食管作为上消化道，自身就处于各种微生物相互协同存活的状态，各种微生物共存的平衡一旦打破，会引发一系列病理生理的改变，最终形成肿瘤病变。因此，食管微生态学对于预防和治疗食管癌至关重要。

[通信作者]　秦建军，Email: qinjianjun73@aliyun.com

第一节　微生态与肿瘤的关系

一、微生态系统与元基因组

1. 微生态系统

微生态系统（microecosystem）由正常微生物群与其宿主的微环境（组织、细胞、代谢产物）两类成分组成。康白教授认为，微生态系统是指在一定结构的空间内，正常微生物群以其宿主人类、动物、植物组织和细胞及其代谢产物为环境，在长期进化过程中形成的能独立进行物质、能量及基因（即信息）相互交流的统一的生物系统（biosystem）。

2. 元基因组

元基因组又称微生物环境基因组学、宏基因组学，是基因信息控制组，又被称为"微生物组"或"人类第二基因组"，也是世界各国重点研究的课题之一。元基因组通过直接从环境样品中提取全部微生物的 DNA，构建宏基因组文库，利用基因组学的研究策略研究环境样品所包含的全部微生物的遗传组成及其群落功能。它是在微生物基因组学基础上发展起来的一种研究微生物多样性、开发新的生理活性物质（或获得新基因）的新理念和新方法。元基因组的主要含义是对特定环境中全部微生物的总 DNA（也称宏基因组，metagenomic）进行克隆，并通过构建宏基因组文库和筛选等手段获得新的生理活性物质，或者根据 rDNA 数据库设计引物，通过系统学分析获得该环境中微生物的遗传多样性和分子生态学信息。

人体内有 2 个基因组，一个是从父母那里遗传来的人基因组，编码大约 2.5 万个基因；另一个则是出生以后才进入人体、特别是肠道内多达 1 000 余种的共生微生物，其遗传信息的总和称为"微生物组"，也可称为"元基因组"，它们所编码的基因有 100 万个以上。2 个基因组相互协调、和谐一致，保证了人体健康。因此，在研究基因与人体健康关系时，一定不能忽略共生微生物基因的研究。

　　实际上,产生元基因组学方法的驱动力来源于一次科学失败。Handelsman及其他研究人员指出,他们无法在实验室中培育占绝大多数的微生物,根本不知道这些生物体赖以生长的条件。美国能源部联合基因组研究所Susannah Tringe表示,微生物几乎生活在每个栖息处,不论是土壤,还是水中,如果试图将它们带回实验室,则可能会培育出一些东西,但它们通常不是占优势的微生物,可以从微生物中分离DNA,因为DNA是了解这些群落的途径。Tringe所指的"群落"即是微生物群落及其生活的环境。由威斯康辛大学麦迪逊分校(UW-Madison)的Jo Handelsman领导的研究组使用的元基因组学方法,是迄今研究基因如何工作的最新技术。Handelsman是UW细菌学系主任及霍华德休斯医学研究所教授,同时也是美国国家研究委员会关于元基因组报告的共同作者,他指出元基因组学将是生物学研究的下一个浪潮。

　　美国国家科学基金会的一个项目主管Matthew Kane表示,元基因组技术极大地促进了微生物科学的发展。Kane主管的项目大多数用于支持元基因组学的研究。这种新方法可能加快基因测序,并利用计算机来分析基因,给研究者大量有关生态系统及其适应性调节的信息。

　　鉴于了解人类元基因组对人体健康的重要性,科学界积极开展了相关研究。如欧盟、美国和日本的科研人员相继启动了人类元基因组研究计划。英、美、法、中等国科学家成立了人类微生物组国际研究联盟(IHMC),并联合启动人类元基因组计划,开始对人类元基因组的全面研究。这项被称为"第二人类基因组计划"的项目将对人体内所有共生的微生物群落进行测序和功能分析,其序列测定工作量至少相当于10个人类基因组计划,并有可能发现超过100万个新的基因,最终在新药研发、药物毒性控制和个体化用药等方面将实现突破性进展。

二、微生物与肿瘤

　　2012年世界卫生组织下属国际癌症研究中心(CIRC)发表于《柳叶刀·肿瘤学》上的一篇报告讨论了感染与肿瘤的关系。该报告指出,2008年世界范围内新发癌症中的1/6其实是由细菌、病毒感染引起的,这些感染本身是可以预防与治疗的。这一结论是该机构研究人员针对2008年全球1 270万个新发癌症病例统计分析得出的。这些病例中，16%以上是由可预防或可治疗的感染引起的。该报告指出，在导致人体癌变的感染中，最主要的有4种细菌和病毒，它们分别是幽门螺杆菌、乙型肝炎（乙肝）和丙型肝炎（丙肝）病毒以及人类乳头瘤病毒，主要引起胃癌、肝癌与子宫颈癌等。统计表明，仅这4种病原体就导致当年全球近200万人罹患癌症。如果这些感染没有得到完全医治，则可能导致感染区域病变为癌症。从预防而言，虽然肝炎病毒已经有了高效疫苗，幽门螺杆菌则使用抗生素就能根治，但世界各国在预防与医治上的水平差异很大，发达国家这类细菌导致的癌症比例只有7%，发展中国家则达到了22%。因此，报告要求全球重视这一差异，同时要求各国通过简单预防和治疗方式来降低国民患癌症的概率。

（一）幽门螺杆菌与胃癌

关于细菌与肿瘤的关系，对幽门螺杆菌与胃癌的研究较多。幽门螺杆菌感染非常普遍，全世界至少有一半以上的人胃中可检测出幽门螺杆菌，而且经济欠发达地区和发展中国家人群感染率高于发达国家和富裕地区。幽门螺杆菌感染主要导致胃癌和胃淋巴瘤的发生增加，而抗幽门螺杆菌治疗既可预防和减少胃癌和胃淋巴瘤的发生，又可作为胃癌和胃淋巴瘤（特别是胃淋巴瘤）的有效治疗手段之一。

幽门螺杆菌是1983年澳大利亚学者罗宾·沃伦和巴里·马歇尔从一个慢性活动性胃炎患者胃黏膜活检标本中首先分离到的。它是一种呈S形或弧形弯曲的革兰氏阴性菌，菌体一端的鞭毛可以使细菌方便地穿过胃黏膜而定居至胃上皮细胞，又能产生大量尿素酶，分解尿素在菌体周围形成一股碱性的"氨云"，可以抵抗胃中的酸性环境，免受胃酸杀死。

人类是幽门螺杆菌唯一的自然宿主，人群感染率很高，全世界人群感染率高达50%。幽门螺杆菌的主要传播途径是人与人的直接或间接接触。这种病原菌是通过人群的消化道，即"口—口""粪—口"传播的。我国是幽门螺杆菌高感染国家，可能与共用食具而经"口—口"传播有关，如母亲将食物嚼碎再喂婴儿的习惯也增加了"口—口"传播的机会。

幽门螺杆菌感染主要发生于胃、十二指肠。幽门螺杆菌主要可引起慢性胃炎、胃溃疡和胃癌等疾病。在我国胃癌的病死率居各类癌症的前列。流行病学资料表明：胃癌发生率在一些幽门螺杆菌感染率高的人群中较高。而直肠癌、食管癌、肺癌等其他肿瘤与幽门螺杆菌感染无明显关系，从而反证了幽门螺杆菌对胃癌的致病作用。世界卫生组织已把幽门螺杆菌列为胃癌的第一类致癌原。研究显示在胃癌组织中幽门螺杆菌阳性率为69%～95%；幽门螺杆菌感染者的胃癌发生率为2.3%～6.4%.

幽门螺杆菌还与胃黏膜相关淋巴瘤的发生有关。因为幽门螺杆菌感染的患者中胃黏膜相关淋巴瘤的发生率比未感染者要高3.6倍，根治了幽门螺杆菌的感染，就能使胃黏膜相关淋巴瘤的发生率降低或能使该瘤的发展过程得到控制。另外，在分类学上与幽门螺杆菌亲缘关系很近的同属菌猫胃螺杆菌和鼬螺杆菌都能在小鼠中引起类似的病变。

但胃癌的发生是一个漫长的过程，为多因素共同作用的结果。

幽门螺杆菌感染是胃癌发生的重要致病因子，使胃癌发生风险增加了6倍，在具有癌前病变患者中行幽门螺杆菌根除治疗可大大减少发生原发性胃癌的风险。根除治疗的机制在于有可能阻断慢性浅表性胃炎向慢性萎缩性胃炎的发展节点。

幽门螺杆菌相关胃炎的京都共识强烈推荐在胃癌高风险人群中行幽门螺杆菌根除治疗，日本甚至扩大化的修订了幽门螺杆菌根除指南，把幽门螺杆菌相关胃炎作为治疗范畴，并纳入了国家医疗保险。随着根除治疗的开展，一些研究发现部分早期胃癌的形态在根除治疗后发生了变化，在白光镜下变得不易识别，易造成误诊。为了进一步解释这种现象，Kazutoshi 等试图从组织学上找到答案，他们发现高分化、隆起型、褪色性病早期癌症在幽门螺杆菌根除后更易发生改变，主要是由于癌灶表层非肿瘤成分的构成比增加，推测原因可能为幽门螺杆菌根除治疗抑制肿瘤细胞增殖有关。幽门螺杆菌根除治疗后的早期癌症今后可能成为一种新的亚型，相对于未做根除治疗的早期癌症在镜下更具隐匿和欺骗性。因此，对幽门螺杆菌治疗降低早期癌症的发生率这一结论尚存疑惑。不管怎样，幽门螺杆菌根除治疗后的早期胃癌对内镜医师提出了更高要求。

《柳叶刀》(Lancet) 杂志2008年刊登了日本的一项随机对照研究，将内镜下切除早期胃癌的患者随机分成2组，一组给予根除幽门螺杆菌的治疗，另一组观察（对照组）。随访3年后发现，根除幽门螺杆菌组再发异时性胃癌的比例显著低于对照组。

（二）乙肝和丙肝病毒感染与原发性肝细胞癌

乙肝病毒感染会增加肝癌的发生率，这已是明确结论。乙肝病毒感染率较高的国家和地区，肝癌发病率一般也较高。中国的乙肝病毒感染率高，据统计全球3.5亿乙肝病毒携带者有将近1/3（近1亿）是中国人，这也与中国的肝癌发病率较高有关。事实上，多数肝癌患者有乙肝病史，或者为乙肝病毒携带者。

在临床实践中也可见，很多原发性肝癌患者经历了乙肝病毒感染、慢性乙肝、肝硬化的演变过程，说明乙肝病毒感染与肝癌发生密切相关。乙肝病毒主要是通过唾液、体液和血液等途径传播，防控乙肝病毒感染可以有效降低肝癌的发生率。

除了乙肝病毒感染，丙肝病毒也与肝癌的发生有较密切的关系。由于感染丙肝病毒的人相对感染乙肝病毒的人要少，因此丙肝病毒感染导致的肝癌要少一些，而且与丙肝病毒感染相关的肝癌患者更多地在那些乙肝病毒感染率较低的国家。丙肝主要是通过血液传播，规范输血、戒毒品注射可以减少或避免丙肝的传播。

（三）EB病毒与鼻咽癌、淋巴瘤的发生密切相关

EB病毒（Epstein-Barr virus, EBV）与多种癌症的发病有关。比如，鼻咽癌、多种淋巴瘤（包括伯基特淋巴瘤、原发性中枢神经系统淋巴瘤、鼻型NK/T细胞淋巴瘤、霍奇金淋巴瘤等）、胃腺癌、结直肠癌、乳腺癌、肺癌等，其中最明确的是鼻咽癌和伯基特淋巴瘤。

（四）人乳头状瘤病毒与宫颈癌及口咽癌

人乳头状瘤病毒（human papilloma virus, HPV）主要是高危险亚型HPV16和HPV18，感染会显著增加患宫颈癌的风险，也就是说，感染人乳头状瘤病毒的女性比没有感染的女性患宫颈癌的可能性明显增加。当然，这并不是说感染人乳头状瘤病毒就一定会患宫颈癌。事实上，多数女性在其一生中的某个阶段都可能会感染人乳头状瘤病毒，但只有较少的感染者会患宫颈癌。显然，感染人乳头状瘤病毒的女性，更要注意定期检查防癌筛查。目前，已研究开发出人乳头状瘤病毒疫苗用于宫颈癌的预防。另外，肛门癌、外阴、阴道、阴茎和口咽癌

的发生也可能与人乳头状瘤病毒感染有一定的关系。

(五) 肠道菌群与癌症

肠道微生物、肠道上皮细胞以及人体免疫系统三者息息相关,它们之间的相互作用以及平衡与许多疾病有着紧密的联系,癌症也不例外。

腹内感染或者过度使用抗生素会增加结直肠癌的发病率,这是因为肠道内部(肠道微生物、肠道上皮细胞以及人体免疫系统)的平衡被打破了,肠道微生物会影响结直肠癌的发病率。同时,一些肠道微生物的代谢产物能够直接减缓致癌作用或者抑制肿瘤发生。肠道菌群不仅影响与肠道有关的结直肠癌,它同样还能影响到乳腺癌、肝癌等。

不少证据表明肠道菌群也能够调解几种类型的肿瘤治疗反应。例如,淋巴细胞全身照射能够促进肠道菌群的迁移或者至少这些肠道菌群的产物会穿过肠道上皮,从而激活树突状细胞(具有极强的抗原内吞和加工处理能力),相应地提高免疫效应。

1. 核粒梭菌

核粒梭菌(*Fusobacterium nucleatum*)是寄生于人类口腔中的一种厌氧菌,在正常情况下,在人体的其他部位不能或很少被检测出,它是一种牙周致病菌。尽管梭杆菌起源于口腔,经常与牙龈疾病有关,但它们能通过血管迁移到消化道的远端,包括结肠和直肠。

核粒梭菌与很多疾病有关。孕期感染能够导致绒毛膜及羊膜炎症、早产、死胎、新生儿败血症、先兆子痫;核粒梭菌感染还与胃肠道功能紊乱(结直肠癌、炎症性肠病、阑尾炎)、心血管疾病、类风湿关节炎、呼吸道感染、Lemierre综合征、阿尔茨海默病等有关。核粒梭菌的细菌定植、播散、宿主的炎症反应和致癌性是一个特殊的过程,在核粒梭菌中被保护的Fad黏附素/侵袭素是一个关键的毒性因子,并且是一个潜在的诊断标志物。也许在不久的将来,防治核粒梭菌感染可能降低结直肠癌的发病率。

2. 核粒梭菌与结直肠癌

由美国的ARQ Genetics、哈佛干细胞研究所、弗吉尼亚大学联合进行的一项研究结果显示:在人类的结直肠癌组织中,核粒梭菌的感染是很普遍的现象。Castellarin和他的同事们将这一研究成果发表在2012年的《基因研究》

（*Genome Research*）上。此后，他们进一步研究发现，结直肠癌中核粒梭菌的含量远高于周围正常组织，甚至达到415倍。

近年来，关于核粒梭菌与结直肠癌关系的研究取得了很大进展。结直肠癌的发生是体细胞突变和表观遗传学改变累积的结果。结直肠癌中的核粒梭菌含量虽高于正常组织，但它是如何参与促癌过程的呢？ Rubinstein等证实，核粒梭菌通过它的独特的FadA adheisn改变了上皮钙黏着蛋白/β-联蛋白信号通路，从而促进了结直肠癌的生长。核粒梭菌会生成一种名为FadA的黏附分子，它能让微生物附着在血管中，最终流动到肠道中。他们还发现结直肠腺瘤和腺癌（前者的癌症形式）患者体内的FadA黏附分子的浓度比健康人高10～100倍。针对发现的FadA，这个研究团队还设计了一种全新的合成肽，它能对FadA起阻断的作用，防止核粒梭菌侵入在培养皿中生长的细胞。目前，他们正在为这项技术申请专利，有望为结直肠癌和口腔疾病开发出新的治疗方法。研究人员认为，黏附分子FadA能够成为结直肠癌早期诊断的标志物，可通过减少FadA黏附分子在口腔和结直肠中的负载量，达到预防口腔疾病和肠道癌症的目的。

Kostic等报道了核粒梭菌促进了Apcmin阳性鼠结直肠癌的产生。这些研究结果证明了核粒梭菌是结直肠癌的驱动因素之一。此外，炎症性肠病被认为是结直肠癌的一个危险因素，而炎症性肠病的组织中也检测出了核粒梭菌，这一现象也说明核粒梭菌与结直肠癌之间可能存在着联系。受到梭杆菌感染的组织会吸引一种特定类型的免疫细胞（骨髓细胞）刺激炎症反应，引起癌症。

研究者还发现，腺瘤和肠癌患者的大便中核粒梭菌含量上升，并且与结直肠癌的发展阶段相关。这就提示我们，核粒梭菌可能成为结直肠癌一个新的筛查指标，甚至成为一个新的治疗靶点。

（六）牙周病与癌症

牙周病（periodontal diseases）是指发生在牙齿支持组织（牙周组织）的感染性疾病，其患病率为90%左右，包括牙周炎和牙龈病两种情况。狭义的牙周病仅指造成牙周支持组织破坏的牙周炎。老年人的患病率在75%以上。随着我国进入老年化社会，牙周病更成为突出问题，是导致老年人牙缺失的主要原因。牙周病的发生，局部因素是主要的。现已公认，菌斑是牙周病的始动因子，是引起牙周病的主要致病因素。菌斑是指黏附于牙齿表面的微生物群，不能用漱口、水冲洗等去除。近期研究发现，牙周病可能是结直肠癌和非霍奇金淋巴瘤（non-Hodgkin lymphoma, NHL）发展的一个风险因素。牙周病是一种牙支持组织的慢性炎症疾病，与一些慢性疾病相关，包括心血管疾病、糖尿病、卒中和癌症。既往研究已经发现了牙周病与某些癌症（口腔癌、肺癌、胰腺癌、乳腺癌和上消化道肿瘤）的关系。然而，对结直肠癌和NHL被研究的很少。当前的分析对牙周病和这2种恶性肿瘤之间的潜在联系进行研究，均以2项大型人群队列为基础。

1. 护士健康研究

护士健康研究（Nurses' Health Study）是一项前瞻性队列研究，纳入了来自美国11个州的121 700例女性护士。自该研究启动以来，参与者已经完成每2年1次的病史和生活方式问卷调查，随访率达90%。关于牙周病（定义为牙周骨损失病史）信息首次是在1998年评估，然后在2000年再次评估。每次分析收集有关各种结直肠癌风险因素、筛查病史和结直肠癌进展的信息。此外，1992年，调查还询问了参与者关于天然牙齿数量的信息（无及1～10、11～16、17～24和25～32颗天然牙齿）。

在这项关于结直肠癌风险的研究中，Cox比例风险模型用来计算调整吸烟和其他已知结直肠癌风险因素后的多变量风险比（HR）。牙齿数量和牙周骨损失病史被分别评估。与25～32颗自然牙女性相比较，少于17颗自然牙的女性被发现结直肠癌风险增加，HR为1.2（95% CI：1.04～1.39）。显著相关性在近端结肠癌（HR = 1.23）和直肠癌（HR = 1.48）也观察到，但不包括远端结肠癌。

当对牙周骨损失数据进行分析时，研究者发现其与结直肠癌总体风险或者任何部位癌症没有显著相关性。与没有牙周骨损失的女性相比较，在这些中至重度牙周病女性中，结直肠癌风险较高（尽管不具有统计学意义）。

总之，自然牙齿较少（0～16颗）的女性，以及那些中至重度牙周骨损失的患者，进展为结直肠癌的风险增加。

有研究者指出，口腔健康可能在生物学上增加全身炎症，导致免疫失调，改变肠道微生物群，从而影响结直肠癌变。然而，关于口腔健康和结直肠癌风险的流行病学数据很少。需要下一步研究证实这一观察结果，同时评估这种相关性的潜在机制。

2. 卫生专业人员随访研究

在一项之前的卫生专业人员随访研究分析中，有牙周病史的男性患NHL

的风险显著增高。目前，Bertrand 等开展的研究提供了8年随访和按照 NHL 亚型的分型。

卫生专业人员随访研究是一项前瞻性队列研究，包括51 529名在1986年完成自我管理基线调查问卷的男性。参与者每2年接受有关人口因素、生活方式习惯和病史的问卷调查。在进入研究前丢失相关数据或者之前有癌症病史的患者被排除在当前分析外。在这些分析中，纳入46 147名完成数据的男性，875例 NHL 诊断在1986—2012年识别确认。参与者报告他们在基线时的自然牙数量、牙周病伴牙周骨损失评估情况。该项研究也应用 Cox 比例风险模型计算多变量 HR。

在调整年龄、牙齿损失和其他潜在混杂因素后的多变量分析中，与没有牙周病史的男性相比较，基线时有牙周病史伴骨质损失的男性被发现进展为 NHL 整体风险升高（所有亚型一起考虑）（$HR = 1.26$, 95% CI: $1.06 \sim 1.49$）。在 NHL 亚型分析中，慢性淋巴细胞白血病（chronic lymphocytic leukemia, CLL）/小淋巴细胞性淋巴瘤（small lymphocytic lymphoma, SLL）和弥漫性大 B 细胞淋巴瘤（diffuse large B-cell lymphoma, DLBCL）风险显著增加（$HR = 1.35$），但是不包括滤泡性淋巴瘤。相似的结果在最新的牙周病状态中也有发现（NHL, $HR = 1.30$; 95% CI: $1.11 \sim 1.51$）。

在调整牙周病状态后，牙齿损失与牙周病呈负相关。作者指出，对这项研究结果的一个潜在解释是牙齿损失可能减轻慢性炎症，但是这需要进一步研究。

有研究者指出，与没有牙周病的男性相比较，有牙周病史的男性进展为 NHL（CLL/SLL 和 DLBCL 亚型更高）的风险会高达30%，这个发现很重要，因为 NHL 的病因很难被理解，大多数 NHL 患者不了解已知的风险因素。这项研究为牙周病可能是 NHL 的一种新风险因素提供了首个证据。

3. 启示

这些研究增加了牙周病是癌症的一个风险因素的流行病学数据，特别是结直肠癌和 NHL。虽然观察性人口研究有其固有的局限性，但该研究样本量大小和随访时间增强了结果的强度。

虽然这2项研究的作者承认这些不是确定性研究，但是在牙周病状态下考虑全身性慢性炎症和可能的免疫失调，是生物学合理性的体现。

美国田纳西大学诊断学和口腔医学部主席Migliorati是医学和牙科专业人员之间合作的倡导者，他一直对牙周病增加癌症风险的根本原因感兴趣。"新概念副炎症（parainflammation）——一种用基因标记鉴定的低级别过程，在由Aran和同事们开展的研究中有所描述。在临床前研究中，这种过程在1/4的人类癌症上被发现，由于牙周病是一种慢性低级别过程，很可能是一种合理的原因。"

为了确定观察到的结果是否存在因果关系同时识别这种因果机制，还需要进一步研究。抛开这些不确定性，这些研究的即时临床意义是，研究结果强调了保持口腔健康的重要性，包括刷牙和用牙线清洁牙齿、定期看牙医，以预防牙龈疾病和可能的癌症。

Migliorati指出，临床医师和牙科专业人士倾向于以独立的方式治疗和随访他们的患者，没有参考其他情况。然而，口腔是整个身体的一部分，和心脏、肺和脑一样，应该纳入癌症治疗中。

第二节　食管微生态与食管癌的关系

致癌基因突变除了一直以来教科书认为的遗传和环境因素，还需要注意第3种因素，即DNA不可避免的复制突变（随机复制错误）。有些癌症突变中，环境为主要因素；有些癌症突变中，遗传为主要因素；有些癌症可能环境和遗传的因素很小。3个因素既相互独立，又相互依赖。2017年《自然》（Nature）杂志的一项研究认为食管癌的病因中，随机复制错误占38.9%，环境因素占60.6%，遗传因素占0.5%。

对食管微生物的研究始于20世纪80年代初。研究者取食管癌患者内镜灌洗液或手术切除标本的食管黏膜进行培养，结果发现培养得到的菌群来自口腔。

一、真菌感染及其毒素

研究表明，食管癌高发区的发病与真菌性食管炎和真菌对食物的污染有关。目前常见的真菌有黄曲霉毒素 B1、圆弧青霉、白地霉等，黄曲霉毒素 B1 具有致食管癌的作用已经得到公认。食管癌高发区的食物常被黄曲霉素、圆弧青霉、白地霉等污染，这些真菌不仅能将硝酸盐还原成亚硝酸盐，还能分解蛋白质，增加食物中胺含量，促进亚硝胺及其前体的合成，而亚硝胺恰恰又是食管癌发病的重要诱发因素。

二、食管细菌

长期以来，食管细菌的研究较身体其他部位落后，主要原因在于食管细菌取材困难，且初期只能采用培养的方法，大大限制了食管细菌学的研究。随着技术的进步，微生物基因组学的方法日趋广泛，食管细菌学研究也有了很大发展。

发表在 2004 年 3 月 23 日《美国科学院院报》(*Proceedings of the National Academy of Sciences of the United States of America*) 上的研究报告指出，该项研究首次为科研人员提供了食管内存在微生物的证据，为治疗多种食管疾病提供了可靠而有效的数据，也为有效地解决胃食管反流病提供了线索。如果能够在食管中找到相应的微生物，意味着数以亿计的人们能够得到帮助和解脱（仅美国就有 1 000 万人深受这种病痛的折磨）。

研究人员发现食管中存在的细菌能够在深海口、高温温泉、火山口等极端环境下存活，而且也能够在这些地方找到和发现。"相对而言，食管对细菌来说更称得上是恶劣的环境，"布拉舍说："就像人们 20 世纪 80 年代第一次在人类胃中发现细菌一样，这次发现也足够令人震惊和兴奋一阵子了。"

研究人员发现了 95 种细菌，他们估计可能还有更多有待发现的细菌，但是目前还不了解这些微生物是否能够对人类致病。此外，研究人员还有一个重大的发现，有些细菌能够在食管表面进行自我复制，它们并不是在食管中做短暂停留或是"一次长途旅行"。

2004 年，日本学者应用分子生物学方法鉴定食管癌患者食管内的细菌，结果发现最常见的是口腔致病菌：齿垢密螺旋体、轻型链球菌和咽峡炎链球菌。体外实验显示这 3 种病原微生物可以感染食管癌细胞并诱发炎症反应。

来自路易斯维尔大学牙科学院的研究人员最近发现一种叫作牙龈卟啉单

胞菌（*Porphyromonas gingivalis*）的细菌在61%的食管鳞状细胞癌患者体内存在，该细菌本身与牙龈疾病的发生有关。与之相比，该细菌仅在12%的癌细胞周围组织内存在，而在正常的食管组织中检测不到该种细菌。相关研究结果发表在国际学术期刊《传染因子与癌症》（*Infectious Agents and Cancer*）上。

领导该项研究的华人科学家Wang Huizhi这样说道："这项研究首次表明*P. gingivalis*感染可能是促进食管鳞状细胞癌发生的一个新风险因素，该种细菌还可能成为这类癌症诊断过程中的一个新的生物学标志物。如果这些数据得到进一步证实，那将表明清除一种常见的口腔病原体就可能帮助减少食管鳞状细胞癌的患病人数。"据Wang Huizhi透露，目前有2种可能的解释：食管鳞状细胞癌细胞为*P. gingivalis*的感染和生长提供了一个适宜的环境，或者*P. gingivalis*能够促进食管癌的发生和发展。如果前一种解释是正确的，那么使用抗生素可能会带来一定效果或者利用基因工程技术开发其他治疗方法，靶向*P. gingivalis*最终摧毁癌细胞。

如果能够证明*P. gingivalis*是引起食管鳞状细胞癌的原因，将有非常重大的意义。这表明改善口腔卫生可能能够降低食管鳞状细胞癌的发生风险，在牙菌斑中筛选*P. gingivalis*将有助于食管鳞状细胞癌的筛查，并且使用抗生素或其他抗细菌治疗方法可能会阻止食管鳞状细胞癌进展。

2014年，中美科学家联合发表了一项研究，入组人群为中国上消化道早期癌症筛查计划发现存在食管鳞状上皮异型增生的患者，取他们的上消化道标本，应用口腔微生物微阵列系统进行分析鉴定。结果发现食管鳞状上皮异型增生组细菌菌群更少，这提示上消化道癌前病变与细菌感染有关。菌群失调引起的癌症发生机制：促癌炎症反应——固有免疫介导，致癌复合物。

2015年，Mitch Leslie发表在《科学》（*Science*）杂志上的一项研究证实，操纵微生物可以调节肿瘤免疫治疗。进一步研究表明，肿瘤免疫治疗也需要肠道菌群的参与才能发挥有效作用。另外，芝加哥大学的免疫学家Thomas Gajewski得到了相似的结论，实验发现，肠道菌的再生能够增强免疫检查点抑制剂的疗效。这项新发现打开了癌症治疗的新大门，也许未来人们可以通过饲喂特定的菌株提高癌症治疗的效果。

研究表明，肠道菌群能够通过调解肿瘤微环境中抗肿瘤相关免疫反应，增强抗癌药物的治疗效果。

三、病毒与肿瘤

在19世纪以前，人们普遍认为肿瘤只是一种遗传性疾病，和微生物无关。直至1908年丹麦生物学家维赫尔姆埃勒曼（Vilnelm Ellermann）和奥勒夫班格（Oluf Bang）将患白血病鸡的血液和器官浸出液接种到健康鸡的身上发生了白血病以后，才在人类历史上首次证明动物肿瘤可由病毒引起。目前，已知绝大多数动物肿瘤是由病毒引起，相关的动物肿瘤病毒（tumor virus）已多达100多种。1909年，美国纽约洛克菲勒研究所的佩顿·劳斯（Peyton Rous）将患有肉瘤的鸡的肿瘤细胞移植到健康鸡身上，发现可使其中有些鸡发生肉瘤。他又将除去肿瘤细胞的肿瘤滤液进行移植试验，也获得了同样的结果。因此，他提出鸡肉瘤的发生与其滤液中存在的病毒有关。后来，他还发现了几种鸟类肿瘤病毒。劳斯的研究开辟了肿瘤病因学的一个新领域，奠定了肿瘤病毒病因学的实验基础。1966年12月，已87岁高龄的劳斯获得了诺贝尔医学和生理学奖。

1933年，理查德毕肖普（Richard Bishope）发现了第一个DNA肿瘤病毒即兔乳头瘤病毒。1953年，路德维克格罗斯（Ludwik Gross）等分离到一种能引起多类组织（腮腺、肾、骨、乳腺）发生肿瘤的病毒，称之为多瘤病毒。这种多瘤病毒不仅可使小鼠和田鼠患肿瘤，还可引起兔、海猪、黄鼠狼等动物患肿瘤。1960年，又从猴肾细胞中找到一种猴空泡病毒40（SV40）。后来将这3种病毒统归属于乳多空病毒科。这些病毒主要感染鳞状上皮细胞和黏膜组织，引起多种疣和纤维肉瘤等，一般为良性，但少数可转变成癌。SV40是实验室常用作研究分子病毒学的重要工具，它是在用猴肾细胞培养制备脊髓灰质炎（poliomyelitis）疫苗（vaccine）时发现的。将SV40或SV40的DNA注入新生仓鼠可诱发肉瘤。人类BK病毒是从1例肾移植患者的尿液中分离的，可诱发新生仓鼠产生肿瘤。JC病毒（JCV）是从1例进行性多发灶脑白质病患者脑组织中分离的，能使新生仓鼠发生神经胶质瘤。BKV和JCV的致瘤作用在动物实验中已得到充分证明，但与人类肿瘤的关系还不清楚。

在很长一段时间内，病毒与人类肿瘤究竟有什么关系，没有得到肯定的结果。但近十年来，流行病学调查和分子生物学的研究表明，两者之间确实存在着密切的关系。1989年一些著名的病毒学家和肿瘤学家在智利圣地亚哥举行的"DNA病毒在人类肿瘤中的作用"国际研讨会上，首次确定了至少有3种病毒与人类肿瘤的密切关系：肝炎病毒与肝细胞癌，EBV与伯基特淋巴瘤、鼻咽癌，HPV与宫颈癌。1980年发现人类嗜T［淋巴］细胞病毒（human T-cell lymphotropic virus, HTLV）与人类某些淋巴细胞性白血病的关系，使人类肿瘤病毒病因学获得巨大突破。对病毒与人类肿瘤关系的研究十分重要，如能弄清肿瘤病毒的致癌机制，将有助于开辟治疗和预防肿瘤的新途径与方法。

人类肿瘤病毒引起人类癌症的机制和动物肿瘤病毒引发动物肿瘤是不同的。它们的感染一般具有长期潜伏和隐蔽的特点，通常与宿主处于"和平共处"状态，对宿主无害，只在偶然情况下，在宿主体内外因素作用下才激活病毒的致癌性。例如，在激素、代谢产物或辐射等作用下，这些病毒才引起宿主肿瘤或白血病的发生。一方面，人类癌症的发生是细胞中多基因改变和多阶段的过程，只有病毒的作用并不足以诱导肿瘤的发生，还必须有辅助因素的参与。另一方面，人类机体在进化过程中形成了完善的免疫系统，具有抵御和清除因病毒作用而产生的少数癌变细胞的能力，能够消灭肿瘤于萌芽状态。只有当机体免疫力降低或被破坏时，肿瘤病毒才暴露出"庐山真面目"，使宿主细胞异常增生而发生癌变。因此，只有少数感染个体产生肿瘤，并且一般需要有较长的潜伏期。

引起恶性肿瘤的病毒有很多，许多研究指出有30多种肿瘤与病毒有关，现在知道能引起肿瘤的病毒不下60种之多。① HPV：能引起人类皮肤和黏膜的多种良性乳头状瘤或疣，某些型别感染还具潜在的致癌性。HPV与生殖道肿瘤的发生有密切关系，并与口腔、咽、喉、气管等处的乳头状瘤和皮肤的疣等良性病变有关，其中与宫颈癌发生的关系最引人关注。② 乙型肝炎病毒（hepatitis B virus, HBV）：原发性肝癌绝大多数是由HBV引导起的。③ 巨细胞病毒：CMV感染可引起泌尿生殖系统、中枢神经系统、肝脏、肺、血液循环系统等病变，并可能与宫颈癌等恶性肿瘤的发生有关。④ EBV：EBV与以下4种病理学上不同的疾病有关，即传染性单核细胞增多症、伯基特淋巴瘤、鼻咽癌和免疫低下个体中的多克隆B细胞淋巴瘤。⑤ 人类嗜T细胞病毒（human T-cell lymphotropic virus, HTLV）：已发现Ⅰ、Ⅱ、Ⅳ型。1976年，日本发现了成人T细胞白血病（adult T cell leukemia, ATL），并从恶变T细胞中分离出HTLV-I病毒，从患者血清中检出HTLV-I抗体，从而证实了HTLV-I是诱发人类ATL的病毒。我国沿海也发现了ATL患者。HTLV-I可通过哺乳、输血和性生活传播。另外还有多瘤病毒、腺病毒、非洲淋巴细胞瘤病毒、卡波济肉瘤相关疱疹病毒（kaposi's sarcoma-associated herpes virus, KSHV）等。

四、HPV与肿瘤

HPV属DNA病毒。人体皮肤及黏膜的复层鳞状上皮是HPV的唯一宿主，尚未在体外培养成功。病毒颗粒直径为45～55 nm，非常小，一般光学显微镜是不能看到的，只有借助电子显微镜才能看到。HPV的类型很多，随着分子生物学技术研究迅速发展，证实HPV有60种以上的抗原型，即这一家族里有60多个相似而又不同的病毒（亚型），其中至少有10个类型与尖锐湿疣有关（如6、11、16、18及33型，最常见的为第6和11型），而第11、16、18型则是国外目前研究宫颈癌、外阴癌甚至阴茎癌最热门的病毒因子，其长期感染与女性宫颈癌的发生有关。研究发现，99.7%的子宫颈癌都是因感染HPV造成的，不同类型的病毒带来的健康风险也各有差异。宫颈癌也是目前唯一病因明确，可早发现、早预防的癌症。早在1999年《病理学杂志》上发表的一项研究表明，99.7%的宫颈癌患者都能发现高危型HPV感染。世界卫生组织及国际癌症研究中心也确认高危型HPV持续感染是宫颈癌发生的主要病因。

除了烟草和酒精，HPV感染是头颈部特别是咽喉鳞状细胞癌的重要病因之一。有2项荟萃分析验证HPV感染状态与头颈部鳞状细胞癌预后的关系，结果均证实了，HPV阳性的头颈部鳞状细胞癌患者的DFS、OS更长。不过，HPV阳性口咽癌与HPV阴性口咽癌的流行病学不太相同，HPV阳性口咽癌患者年龄相对轻轻，男性多见且与性行为关系更密切。所有亚型中，HPV16最常见，与HPV阴性的肿瘤相比，该类型的肿瘤鲜有$p53$突变，与吸烟、饮酒的关联性也更小，患者的存活率更高。HPV阳性患者的3年生存率比HPV阴性患者高出58%。美国疾病控制与预防中心统计了本国1984—2004年的数据，发现HPV相关口咽癌的发病率在20年间上升了225%，按照这个趋势，到2020年，口咽癌每年的新增病例数就会超过宫颈癌。

这个结果已经完全打破了学界和大众对HPV致病情况的固有印象，另一项研究却得出了更骇人的数据——早在2009年，美国34 788例HPV相关癌症中，口咽癌的人数（包括男女）为12 989例，当时就已经超过了宫颈癌的11 388例（见**图12-2-1**）。

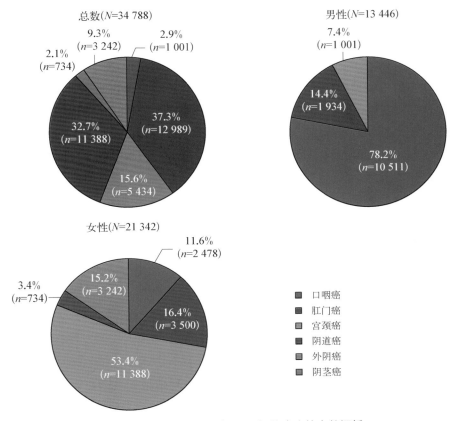

图12-2-1 美国2009年HPV相关癌症的人数概括

五、HPV与食管癌

有关食管癌患者HPV感染的现患率研究显示，由于检测标本的来源、使用的HPV检测技术、检测HPV的型别以及研究地区人群差异等各有不同，HPV感染阳性率高低不一。随后许多学者研究了HPV与食管癌的关系，但结论也并不完全一致。不同地区食管癌HPV感染率从0～100%，即使相同地区HPV的感染率也很不一致。但总的来说，食管癌高发和低发地区HPV感染率存在明显差异。

HPV感染是一些食管癌高发区的重要致病因素，尤其是 HPV16 与食管鳞状细胞癌发生呈正相关，HPV 感染者罹患食管鳞状细胞癌的风险比常人升高近3倍。

1982年，Syrjianen首先通过对60例食管鳞状细胞癌进行组织形态学观察发现，约40%患者具有HPV感染的特征性改变，从而预测HPV可能是食管癌的致病因素。随后国内的一些研究结果进一步揭示：HPV感染可能是中国人食管癌发生的重要风险因素。多数研究者认为食管癌高发区HPV感染率明显高于食管癌低发区。农村经济条件差的居民HPV感染较高。必须指出的是，世界各地食管癌组织和癌前病变组织中HPV检出率并不一致，研究结果难以得出科学结论，主要原因可能是样本量小，患者来源分散，HPV检测方法不统一，单一因素分析多，很少分析环境交互作用。

一项食管癌高发区安阳的食管鳞状细胞癌标本检测结果显示，新鲜鳞状细胞癌标本HPV L1阳性率82.6%，其中HPV16型与HPV18感染率均为34.8%。HPV16和HPV18共感染的标本是3例，占总标本数的13%。石蜡标本HPVL1检测阳性率为78.2%，标本的HPV16型与HPV18型感染率分别为30.4%和17.4%，HPV16与HPV18共感染的标本占17.4%。由检测结果可见，食管癌标本HPV感染率较高，其中HPV16型与HPV18型感染占主要型别，还有51型等其他稀有型别，以高危型别为主。同时对磁县、林州、洛阳等地的检测发现HPV阳性率也较高，且其型别分布与已经报道的宫颈癌不同，HPV18型占比高于宫颈癌。

从收集的淮河流域66份食管癌的DNA检测结果发现，HPV感染率较高，其中主要是HPV16、HPV18两种高危型感染。而活检食管癌标本又比手术大标本的感染率高，分别达到76.5%和55.9%，此结果提示HPV感染是食管癌高发区人群患食管癌的重要风险因素之一。同国内食管癌高发区的检测结果比较发现，与四川盐亭、广东潮汕地区的检测结果接近。对标本感染型别详细分型发现存在小量食管癌标本感染HPV45、52、33、53、58、51等高危型别，分析可能是当地食管癌高发的病因之一。

李淑英等汇总了国内有关HPV与食管癌相关的论文，纳入文献均采用PCR方法检测，对相关数据进行荟萃分析。结果以检测方法为PCR、标本为石蜡包埋标本、论文中列出或提示了引物序列的15篇论文作为入选论文。15篇文献涉及蜡块标本共980份，按照只要检出1个HPV型别即为HPV阳性进行计算,检出阳性例数为460例,各地HPV检出率为8.3%～69.8%,HPV平均检出率为46.9%(95% *CI*: 43.8%～50.0%)。在980份样品中,检测范围包括了HPV16型的样品有556份,阳性份数为139份;各地检出率为4.4%～63.4%,平均检出率为25.0%(95% *CI*: 21.4%～28.6%);检测范围包括HPV18型的样本有485份,阳性份数为33份;各地检出率为0～19.0%,HPV18型的平均检出率为6.8%(95% *CI*: 4.6%～9.0%)。以上15篇论文中,使用同一引物的文献只有4篇,共检测406份石蜡包埋标本,HPV阳性率为20.3%～67.6%,平均检出率为40.2%(95% *CI*: 36.0%～45.4%)。该研究提示我国食管癌组织中有HPV存在,HPV感染可能是食管癌发生的重要病因。

国内的另外一些研究也证实了这一点。我国河南安阳地区是食管癌高发区,为探讨HPV感染与该地区食管癌发病的关系,首次用安阳食管癌高发区现场"正常"人群食管拉网的样品进行测定,方法为PCR和原位杂交(ISH)。其中高发区138例,低发区68例。结果显示:高发区与低发区相比,HPV16型阳性率不同(72%和37%);PCR测定的HPV DNA在细胞中的存在及ISH测定的病毒癌基因的表达与食管上皮细胞的癌变进程相关,随着癌变的增加阳性率上升。针对病毒的不同部位开展PCR检测,结果发现以往所用的L1区(病毒外壳蛋白编码区)检出率大大低于E6和E7区(病毒早期蛋白即病毒致癌基因编码区)。这一结果解释了以前报道不一致性的可能原因是PCR测定位点不同所致。用染色体荧光原位杂交(FISH)方法证明了病毒在感染细胞核中的早期整合。研究结果表明:HPV16型是安阳地区食管癌的重要病因因素。2016年的一篇荟萃分析发现,不只在中国,在亚洲和西方国家,食管癌的发生均可能与HPV感染相关。

我国台湾地区2015年的一项研究显示,在150例食管鳞状细胞癌中,27例(18.0%)HPV阳性,其中81.5%是HPV16型感染。HPV阳性提示患者生存更好,病死率下降(*HR* = 0.41; 95% *CI*: 0.18～0.96),且对化放疗的反应更好。

但2016年的一篇荟萃分析汇总了全球10项研究1 184例患者,发现HPV感染与食管癌患者的生存率无关。

上述国内外研究在HPV与食管癌的关系方面已提供了一定证据,预防HPV感染同样是预防食管癌的方式。需要指出的是,近年也有研究认为HPV感染在食管鳞状细胞癌高发区可能更常见,而在低发区两者并无关系。

六、HPV疫苗与食管癌预防

大多数人在感染HPV后几乎毫无症状，不会出现发热、局部红肿等容易辨别的征兆，多数HPV感染也会自行痊愈。医学界普遍认为，针对宫颈癌的一级预防即是HPV疫苗。

2006年6月，HPV疫苗获得美国FDA批准，成为世界上第一个预防癌症的疫苗。疫苗接种后，可刺激免疫系统产生保护性抗体，这种抗体存在于人的体液之中，HPV一旦出现，抗体会立即作用，将其清除，阻止HPV感染，从而达到预防HPV感染的目的。而HPV病毒感染被发现是导致宫颈癌和生殖器湿疣以及部分肛门癌、口腔癌的主要因素。因此，HPV疫苗很多时候又被人们习惯性称为子宫颈癌疫苗，这种说法虽然不规范，但也表明了HPV疫苗对预防宫颈癌的重要作用。

目前，全球范围内广泛应用的HPV疫苗有2种，其中一种是由默沙东公司研发的四价疫苗，商品名是"佳达修"（Gardasil），可用于防治HPV16、18、6、11型病毒。另外一种是由葛兰素史克（GSK）公司研发的二价疫苗"希瑞适"（Cervarix，中国香港地区商品名为卉妍康），该疫苗只针对HPV16型和HPV18型病毒的感染。尽管目前的疫苗没有覆盖所有HPV病毒亚型，但70%的宫颈癌发生都与HPV16型和HPV18型有关，而HPV6型和HPV11型则可能与尖锐湿疣等疣病的发生有密切的关系。2种疫苗的区别在于，前者除了用于女性外，还可用于男性。如果女性能在首次性行为之前注射HPV疫苗，会降低80%~90%的宫颈癌及癌前病变发生率。2014年，美国FDA通过的默沙东九价HPV疫苗，针对的亚型为6、11、16、18、31、33、45、52和58型。默沙东2006年获FDA通过的四价疫苗针对的是6、11、16和18型。这2种疫苗都同时在针对黏膜高危型和黏膜低危型。最新上市的九价HPV疫苗，不仅能预防6、11、16、18亚型HPV的感染（四价疫苗预防种类），还能预防31、33、45、52和58亚型HPV感染。目前认为，九价疫苗的性价比会比四价疫苗更高。但是，HPV疫苗接种不应该为了等九价疫苗而延迟其他类型的HPV疫苗接种时间（疫苗接种免疫性的产生随着年龄增加能力减弱）。

如今，与人乳头状瘤病毒有关的头颈部恶性肿瘤发病率呈上升态势，所以一些专家倡议：接种疫苗时做到两性平等，或提高男性的接种率，也许是能更有效地预防此类疾病的方法。

一项研究显示，HPV疫苗除了能有效预防年轻女性患宫颈癌之外，还能有效预防多种口咽部癌症。文章发表在2014年7月9日的《美国医学会杂志》（JAMA）上。2016年，美国境内新确诊和死亡的头颈部肿瘤患者分别为48 330和9 570例。在全球范围内，头颈部肿瘤是致死率排名第8位的肿瘤。头颈部肿瘤主要归因于烟酒的使用。然而，尽管烟草使用减少，口咽癌的发病率仍在上升。目前，72%的口咽癌患者不存在使用烟酒的危险因素，主要是因为HPV感染。HPV相关口咽癌的发病率呈上升趋势。HPV感染状态目前是口咽癌公认的重要预后因素，尽管HPV感染状态尚未纳入分期或治疗考虑范围。

年轻的HPV感染阳性的口咽癌患者由于确诊时间早，可以接受放化疗、手术治疗，故而预后较好。其他新的治疗方法，如放疗联合免疫治疗或靶向药物对该肿瘤治疗有益。其他预防措施，如接种HPV疫苗，也是一项重要措施。Costa Rica的一项随机对照试验发现，女性注射二价疫苗后可以显著减少口腔HPV感染，有效率达到93.3%。HPV感染可以增加1.2倍口咽癌风险。总体而言，接种HPV疫苗是一个相对安全的预防措施，应考虑在所有青少年中普及。目前，有大量的临床试验在HPV感染阳性的口咽癌患者中进行。虽然，结果并不完全一致，但大体上是一样的。预防措施、接种疫苗、保护性的性生活是目前有效的预防方法。

七、HPV感染阳性口咽癌的治疗

很多研究表明，HPV感染情况不仅在治疗口咽癌患者时（术后放疗、同步放化疗、单纯放疗和诱导化疗后的放化疗）是一个预后因素，而且对DFS、OS、局部复发率（local recurrence rate, LRR）和远处转移也是一项预后因素。

1. 单纯RT

由RTOG组织的一项Ⅲ期研究发现，39.5%的头颈部鳞状细胞癌患者P16阳性。p16表达阳性可以改善5年LRR、DFS和总生存率，但与远处转移情况和继发肿瘤无关。试验DAHANCA5和7发现，P16阳性的患者肿瘤更小，更易出现淋巴结转移及更好的5年局部控制率。

2. 同步放化疗

RTOG的另一项Ⅲ期随机研究发现，放疗剂量和化疗周期与疗效无关。但是HPV感染阳性的肿瘤的3年LRR更高，无病生存率和总生存率更低；与3年远处转移无关。该研究还发现：相比于HPV感染状态，P16的状态对无病生存率和总生存率影响更大。RTOG的另一项Ⅲ期研究首次发现了P16与远处转移率有一定的相关性。

3. 诱导化疗

ECOG的一项Ⅱ期研究发现，HPV感染的患者对诱导化疗的反应率和2年总生存率更高。有2项荟萃分析验证了HPV感染状态与头颈部鳞状细胞癌预后的关系。2个分析均证实HPV感染阳性的头颈部鳞状细胞癌患者的无病生存率和总生存率更高。

4. HPV感染阳性的口咽癌患者使用西妥昔单抗替代顺铂的降阶梯疗法

顺铂联合放疗可以改善头颈部肿瘤的生存，但是带来了明显的不良反应（如耳毒性、神经毒性、骨髓抑制等）。西妥昔单抗是作用于表皮生长因子（EGF）的单抗。一项Ⅲ期研究发现，西妥昔单抗联合放疗可以改善口咽癌患者的局部控制率、无病生存率和总生存率，而且不良反应较小。该项研究并没有评估HPV感染状态，但是发现年轻患者获益更大。研究发现，表皮生长因子受体（EGFR）在吸烟者中有较高的表达，且与HPV感染状态表达关系相反。目前有很多在研的项目比较了顺铂和西妥昔单抗的疗效，但是暂时没有明确结果。

5. 诱导化疗后的低剂量放疗

NCT01084083是一项Ⅱ期研究，主要是针对Ⅲ/Ⅳb期的HPV感染阳性的口咽癌患者，首先予以3周期紫杉醇＋顺铂＋西妥昔单抗的诱导化疗，接着辅以放疗。结果发现，放疗剂量为54 Gy的疗效优于70 Gy，两者1年无病生存率类似。

6. 未来治疗趋势

有研究表明，HPV感染阳性的口咽癌患者的疗效改进主要是归因于T细胞介导的免疫应答。T细胞的存在也可以改善HPV感染患者的预后。这些数据表明，活化T细胞的免疫调节剂可作为另一种治疗方法，这种治疗方法的毒性比常规治疗低。针对HPV疫苗，注射肿瘤特异性T细胞或诱导T细胞免疫对这类患者来说可能是一种不错的方法。靶向作用于E6/E7的疫苗，以及PD-L1、PD-1抗体均在积极的研究中。

八、HPV感染阳性食管鳞状细胞癌的治疗

印度Kumar的研究入组101例局部晚期食管鳞状细胞癌患者,免疫组织化疗法检测到22例(22%)p16阳性,45岁以下与45岁以上的患者p16表达的差异有统计学意义。101例患者接受新辅助治疗,p16阳性患者中9例(41%)获得了病理完全缓解。所有患者中,20例获得病理完全缓解,其中9例(45%)p16阳性。

第三节　消化道微生物组学的应用前景

近年来,基于宏基因组技术的应用,使原来大量难以检测到的消化道微生物得以确定和分析,极大丰富了肠道微生物结构数据库(即建立细菌、真菌、病毒等基因组数据库),包括健康和疾病状态下微生物组数据库,这种研究也被称为描述性的研究。目前,该领域的报道越来越多,但多数限于取材问题,并不能真正反映人体消化道不同环境的微生物组结构及微生态,各种地理、饮食、遗传等因素对消化道微生物组的影响还有待揭示,还缺乏这方面的研究数据。因此,在今后很长一段时间内微生物组结构数据库的建立和丰富仍是一项很必要的基础性工作。我国人群有着独特的饮食结构、药食养生、多民族特征等,但消化道微生物基因组数据库还没有建立起来,还缺乏众多慢性病相关的基因组数据库,这些均亟待建立,首先需要建立特殊环境下和疾病状态下的样本数据库,为开展消化道微生物组和微生态相关研究打下基础。

若将建立消化道微生物宏基因组数据库称为第一阶段研究,那么第二阶段将深入研究微生物组的功能及其与人体的相互作用,即研究消化道微生物组如何对人体健康发挥作用、疾病状态下的微生物组与疾病发生发展的关系、对诊断治疗的作用和应用等。目前,国际上消化道微生态的研究正在深入和聚焦微生物组的功能研究,我们应认识到这一点,以便尽早开展前沿性工作;这个阶段将以基因组数据为基础,结合其他功能研究方法和组学技术如转录组、代谢组、无菌或悉生动物、模拟实验等进行机能研究和转化开发,涉及机体代

谢、免疫功能、病理生理机制、生物工程、新的诊治靶点和产品研发等很多方面，是一个全新的研究领域，因此有学者预见肠道微生态研究将是一场新的革命。食管鳞状细胞癌的病因尚不十分清楚，在微生态研究突飞猛进的时代，我们能否从微生态研究入手，改善食管鳞状细胞癌的相关研究及临床诊治，也是一项挑战。

---------------------------- **参 考 文 献** ----------------------------

［ 1 ］ Aran D, Lasry A, Zinger A, et al. Widespread parainflammation in human cancer［J］. Genome Biol, 2016, 17(1): 145.

［ 2 ］ Bertrand K A, Shingala J, Evens A, et al. Periodontal disease and risk of non-Hodgkin lymphoma in the Health Professionals Follow-Up Study［J］. Int J Cancer, 2017, 140(5): 1020−1026.

［ 3 ］ Castellarin M, Warren R L, Freeman J D, et al. Fusobacterium nucleatum infection is prevalent in human colorectal carcinoma［J］. Genome Res, 2012, 22(2): 299−306.

［ 4 ］ Chatuvedi A K, Engels E A, Pfeiffer R M, et al. Human papillomavirus and rising oropharyngeal cancer incidence in the United States［J］. J Clin Oncol, 2011, 9: 4294−4301.

［ 5 ］ Daniel C. Beachler, Aimée R. Kreimer, Mark Schiffman, et al. Multisite HPV16/18 vaccine efficacy against cervical, anal, and oral HPV infection［J］. J Natl Cancer Inst, 2016, 108(1). pii: djv302.

［ 6 ］ de Martel C, Ferlay J, Franceschi S, et al. Global burden of cancers attributable to infections in 2008: a review and synthetic analysis［J］. Lancet Oncol, 2012, 13(6): 607−615.

［ 7 ］ Di Pilato V, Freschi G, Ringressi M N, et al. The esophageal microbiota in health and disease［J］. Ann N Y Acad Sci, 2016, 1381(1): 21−33.

［ 8 ］ Finlay I G, Wright P A, Menzies T, et al. Microbial flora in carcinoma of oesophagus ［J］. Thorax, 1982, 37(3): 181−184.

［ 9 ］ Fukase K, Kato M, Kikuchi S, et al. Effect of eradication of Helicobacter pylori on incidence of metachronous gastric carcinoma after endoscopic resection of early gastric cancer: an open-label, randomised controlled trial［J］. Lancet, 2008, 372(9636): 392−397.

［10］ Gao S, Li S, Ma Z, et al. Presence of Porphyromonas gingivalis in esophagus and its association with the clinicopathological characteristics and survival in patients with esophageal cancer［J］. Infect Agent Cancer, 2016, 11: 3.

［11］ Garbuglia A R. Human papillomavirus in head and neck cancer［J］. Cancers (Basel), 2014, 6(3): 1705－1726.

［12］ Gillison M L, Chaturvedi A K, Anderson W F, et al. Epidemiology of human papillomavirus-positive head and neck squamous cell carcinoma［J］. J Clin Oncol, 2015, 33(29): 3235－3242.

［13］ Guo L, Liu S, Zhang S, et al. Human papillomavirus-related esophageal cancer survival: A systematic review and meta-analysis［J］. Medicine (Baltimore), 2016, 95(46): e5318.

［14］ Guo T, Eisele D W, Fakhry C. The potential impact of prophylactic human papillomavirus vaccination on oropharyngeal cancer［J］. Cancer, 2016, 122(15): 2313－2323.

［15］ Jemal A, Simard E P, Dorell C, et al. Annual Report to the Nation on the Status of Cancer, 1975－2009, featuring the burden and trends in human papillomavirus(HPV)-associated cancers and HPV vaccination coverage levels［J］. J Natl Cancer Inst, 2013, 105: 175－201.

［16］ Kibertis P A. Cancer and the unavoidable R factor［J］. Science, 2017, 355(6331): 1277－1278.

［17］ Kumar R, Ghosh S K, Verma A K, et al. p16 Expression as a surrogate marker for HPV infection in esophageal squamous cell carcinoma can predict response to neo-adjuvant chemotherapy［J］. Asian Pac J Cancer Prev, 2015, 16(16): 7161－7165.

［18］ Lau W F, Wong J, Lam K H, et al. Oesophageal microbial flora in carcinoma of the oesophagus［J］. Aust N Z J Surg, 1981, 51(1): 52－55.

［19］ Momen-Heravi F, Babic A, Tworoger S S, et al. Periodontal disease, tooth loss and colorectal cancer risk: Results from the Nurses' Health Study［J］. Int J Cancer 2017, 140(3): 646－652.

［20］ Narikiyo M, Tanabe C, Yamada Y, et al. Frequent and preferential infection of *Treponema denticola, Streptococcus mitis*, and *Streptococcus anginosus* in esophageal cancers［J］. Cancer Sci, 2004, 95(7): 569－574.

［21］ Pastrez P R A, Mariano V S, da Costa A M, et al. The relation of HPV infection and expression of p53 and p16 proteins in esophageal squamous cells carcinoma［J］. J Cancer, 2017, 8(6): 1062－1070.

［22］ Repass J, Maherali N, Owen K. Registered report: fusobacterium nucleatum infection is prevalent in human colorectal carcinoma［J］. Elife, 2016, 11: 5. pii: e10012.

［23］ Stier E A, Chigurupati N L, Fung L. Prophylactic HPV vaccination and anal cancer ［J］. Hum Vaccin Immunother, 2016, 12(6): 1348－1351.

［24］ Wang J, Zhao L, Yan H, et al. A Meta-analysis and systematic review on the association between human papillomavirus (types 16 and 18) infection and esophageal cancer worldwide[J]. PLoS One, 2016, 11(7): e0159140.

[25] Wang W L, Wang Y C, Lee C T, et al. The impact of human papillomavirus infection on the survival and treatment response of patients with esophageal cancers[J]. J Dig Dis, 2015, 16(5): 256-263.

[26] Yu G, Gail M H, Shi J, et al. Association between upper digestive tract microbiota and cancer-predisposing states in the esophagus and stomach[J]. Cancer Epidemiol Biomarkers Prev, 2014, 23(5): 735-741.

[27] 李淑英, 李颖, 沈立萍, 等. 人乳头瘤病毒与食管癌病原学关系的meta分析[J]. 中华实验和临床病毒学杂志, 2009, 3(2): 85-87.

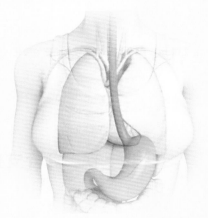

第十三章

食管支架在食管癌中的应用

李百玮　李　林

　　食管癌是我国高发病率和高病死率的疾病之一。晚期食管癌的主要临床表是进行性吞咽困难,患者常因不能进食伴发多器官衰竭导致死亡;食管-气管瘘是食管癌晚期的严重并发症之一,可导致呼吸衰竭和营养不良,甚至危及生命,临床治疗较为困难。此外,食管癌术后吻合口狭窄的发生率也较高。支架治疗是目前针对无法手术的晚期食管癌、食管-气管瘘及食管癌术后吻合口狭窄的最主要治疗措施,能快速、安全地缓解吞咽困难,改善进食能力,提高生存质量。本章主要介绍食管支架的类型、临床应用、常见并发症及处理。

[通信作者]　李百玮,Email: libaiwei0802@163.com

第一节　食管支架的应用背景及类型

一、食管支架的应用背景

自1983年，Frimberger首先报道了采用金属支架治疗食管狭窄并获得成功，开启了食管狭窄支架治疗的新时代，并为食管狭窄治疗提供了新思路。最初的食管支架只是用于解除食管梗阻，并取得了一定的临床效果。随着技术的革新改进，于1991年，韩国的Song等将金属食管支架表面覆以硅酮膜后，支架的应用变得越来越广泛。现食管支架已成为各种良恶性食管狭窄、食管-气管瘘、食管术后吻合口狭窄及食管黏膜切除术后狭窄等的主要治疗方式。

二、食管支架的类型

食管支架根据材质不同分为自膨式金属支架、自膨式塑料支架、放射性粒子支架、药物洗脱支架、可生物降解支架和3D打印支架。

1. 自膨式金属支架

自膨式金属支架（self-expanding metallic stent, SEMS）有3种主要类型：未覆膜支架、部分覆膜支架和完全覆膜支架。由于未覆膜金属支架与食管组织相容性较差，长时间置入后会发生食管正常黏膜组织或肿瘤组织长入支架网眼，造成支架无法正常回收，因此，出现了覆膜支架。覆膜支架的常用覆膜材质主要包括涤纶、硅胶、聚乙烯等，由于覆膜结构较为光滑，因此全覆膜支架容易发生移位和脱落。部分覆膜支架的近端及远端无覆膜物，支架直接嵌入食管壁中，虽然减少了移位率，但增加了再狭窄风险和回收难度。目前，通过支架放入支架（stent-in-stent）技术，部分覆膜支架虽然变得较以往易回收，但仍不能彻底解决远期并发症的问题。目前，临床最常使用的是镍钛金属支架，具有形态记忆功能，优点是所用材料较不锈钢金属具有更好的组织相容性、优良的弹性以及特殊的柔软性。当温度＜4℃时，支架因失去弹性可任意改变形态，为支架放置提供便利；当温度＞30℃ 时，镍钛记忆金属可恢复原有外形弹性，重新具备超强的支撑力。其优点是材质较柔软，患者普遍不会有置入后异物感；缺点是容易发生变形、移位和脱落。Ultraflex、Esophacoil Instent 支架都属于这一类。国内常州、南京等多家公司都已生产此种支架，现临床应用也较普遍。早期的Ultraflex 支架移位率高，后经改进，将支架两端改为喇叭口，并安装回收线，使其移位发生减少并可以回收。Esophacoil Instent 支架由单一扁平镍钛金属丝紧密螺旋环绕而成，采用捆绑式输送器，此种支架现在临床应用较少。

2. 自膨式塑料支架

自膨式塑料支架（self-expanding plastic stent, SEPS）是由聚酯塑料编织而成，有硅酮膜被覆内层，上端入口处成喇叭口状，直径较中段及下端扩大，以减少移位。聚酯塑料较金属具有更好的组织相容性，因此对食管黏膜刺激较小，再狭窄发生率较低，但仍需回收。SEPS 具有代表性的是 Polyflex 支架（Boston Scientific, Natick, MA, 美国），国外应用较多，国内未见应用报道。

3. 放射性粒子支架

放射性粒子支架（radioactive particle stent）是指一种可携带放射性粒子（^{125}I）的食管覆膜支架，在解决进食困难的同时可行局部放疗，且局部放疗具有定位精准、局部放射剂量高、对正常组织损伤小等优势。^{125}I 粒子可发射较低能量 γ 射线，辐射半径为 1.7 cm，半衰期为 59.6 d。在距支架 1 cm 靶区可集中 90% 的放射线，其能量在较远距离衰减较重，距支架 2 cm 处剂量已减少至80%～93%。郭金和等研究发现，^{125}I 粒子支架对周围正常组织损伤非常小，无严重并发症出现。从放射生物学效应角度来讲，低剂量、较长期持续放射源更易杀灭肿瘤细胞。在治疗肿瘤同时，覆膜支架能防止肿瘤向支架内生长而发生再狭窄，同时也可防止出现食管-气管瘘。

4. 药物洗脱支架

药物洗脱支架（drug-eluting stent）是在支架表面附有特定药物，使得支架具有抗肿瘤生长和减少黏膜组织增生的效果。药物洗脱支架主要用于心血管系统，常用药物有紫杉醇、氟尿嘧啶、吉西他滨等；也应用于消化系统，以胆道狭窄为主。目前，食管狭窄中药物洗脱支架的研究主要集中在动物实验中，药物主要是紫杉醇、氟尿嘧啶、普卡霉素，其中以紫杉醇最具代表性。紫杉醇具有抑制细胞增殖、血管生成及促凋亡的特性，可减少支架局部组织反应，防止再狭窄的发生，且便于支架取出。目前，关于药物洗脱支架在食管狭窄中应用的报道十分有限，且多为动物实验，从动物到人体尚需更多的研究，但基于其在心血管系统的良好应用，相信它在消化系统中也会有良好的应用前景。

5. 可生物降解支架

可生物降解支架（biodegradable stent, BDS）是指应用可在生物体内降解的材料制作的支架。随着对可降解材料研究的不断深入，可降解材料越来越多地应用于医学领域，如生物可降解镁合金支架在心血管领域（冠状动脉支架）的应用。但目前在食管支架治疗领域，可降解食管支架还停留在研究阶段。可降解食管支架较单纯覆膜金属支架具有可控的可降解性，无须主动回收，移位或脱落后无须特殊处理，组织相容性好，有效治疗时间更长等多项优势。在完成使命后最终在体内降解为无毒产物并经消化道排出体外，避免了各类金属支架置入后的远期并发症，扩大了食管支架的治疗使用范围，为食管良性疾病提供了新的治疗思路。

理想的生物可降解食管支架应具有两项基本标准。一为制备标准。由于生物可降解材料的特质，支架应具备可控的降解性、更高的可塑性，并且能够在结构上更加贴合个体需求；与此同时，也应具备与金属支架相同的机械强度，保证支架的有效治疗时间。二为安全标准。生物可降解食管支架所采用的材料应具有原材料及分解产物无毒、低免疫性和不含致癌物质等特性，并易排出体外。在具备这些优势的同时，也应保证支架输送方式简易、置入后检查手段方便。

目前研究的可降解食管支架材料主要为可降解聚合物材料，其中又细化分为天然可降解高分子材料、合成可降解高分子材料、微生物可降解高分子材料。微生物可降解高分子材料目前研究较少；天然可降解高分子材料虽然具有极佳的组织相容性，但降解速率较快，力学性能较差，并不能完全满足治疗需要；因此，合成可降解高分子材料成为最佳选择，常见为聚乳酸。聚乳酸是一种医疗领域常用的可降解材料，在手术缝合线、骨科器材及药物释放系统中已广泛使用，其降解后的产物已被证明对人体无影响，聚乳酸在生物体内最终会经酶分解为水和二氧化碳。由于生物体内含有左旋聚乳酸，且左旋聚乳酸为晶体结构，具有较好的机械强度，因此常被选作基础材料。聚合物的机械强度和降解速度分别与聚合物分子量成正比和反比关系，在左旋聚乳酸中加入右旋聚乳酸或聚羟基乙酸，可以调整分子量，降低分子结晶度，从而实现对降解速率和机械性能的调节。

欧洲目前唯一被批准应用于治疗良性食管狭窄的可降解食架为SX-ELLA-BD支架,即采用了合成高分子材料,该支架原材料采用聚二恶烷酮。根据既往公布的数据,在呼吸道模型和泌尿道模型实验中,由聚二恶烷酮诱导引起的组织增生反应,较其他类别的可降解材料具有更好的自限性和可逆性。根据公布的动物食管模型实验数据,该支架在置入4周后仍可保证结构的完整性,置入后第9周可保证50%原有结构,平均完全降解周期为2～3个月,降解周期较由聚乳酸(3～6个月)构成的支架短。但其临床研究数据并不尽如人意,虽然食管狭窄患者在置入6个月后支架均完全降解,但55%的患者治疗后仍需在内镜下再次进行食管扩张治疗。

6. 3D打印支架

3D打印支架(3D-printed stent)是基于3D打印技术生产的柔性聚合物食管支架。3D打印技术诞生于20世纪90年代,又称快速成型技术,是一种基于离散/堆积成型思想的新型成型技术。它根据模型的三维数据信息,采用分层加工,叠加成形的方式逐层增加材料来快速生成3D实体。3D打印技术在很大程度上提升了生产效率,可以实现单件、个性化产品的个性制作。该技术最初应用于工业设计领域,伴随着打印材料的研发和打印技术的进步,3D打印的应用范围愈发广泛。对比传统制造技术,3D打印在设计复杂、规模量较小的物件制造中具有低成本和高效率的优势,这使得该技术在医学领域的应用有了巨大的潜力。目前,3D打印技术已应用于外科手术辅助、个性化医疗器械打印以及组织工程学、医学教育和基础科研等领域。据报道,美国西北大学的一所实验室已成功地应用影微立体光刻的3D打印技术,结合该实验室之前研发的一种聚合物,打印出了新型可降解血管支架。据悉,该3D打印技术主要用光固化液体树脂或聚合物来打印对象。当一种光的图案照射到聚合物上时,会将其转化成固体,如此逐层操作形成3D对象。这种3D打印技术也被称为微连续液相界面制造(microCLIP),分辨率极高,可以打印出小至7 μm的细部特征,并且能够同时打印多达100个支架,比传统制造方式更快、更便宜。

理想的食管支架是个体化、精准化的,但目前标准化制造的食管支架无法与所有患者的食管完全贴合。3D打印技术可以根据CT扫描结果打印出病变食管的3D实体模型,设计并打印与之匹配的食管支架,减少因适配度低引发的置入后并发症。如穿孔、出血、溃疡、食管撕裂等问题。同时针对不同疾病，应用不同的打印材料因地制宜地制造具有不同特殊结构或性质的食管支架，能更好地满足个体化、精准化治疗的需求。目前，虽尚未有3D打印技术应用于食管支架领域的报道，但通过3D打印技术应用于其他医学领域可知，将3D打印技术与可降解食管支架相结合是完全可行的，这项技术不仅能将可降解食管支架规模化、批量化生产，并且可以实现高效率低成本的个体化定制模式。诚然3D打印技术拥有多种优势，但其具体应用还是受诸多因素限制，如打印材料的可行性、打印配套设备价格昂贵等。这些制约因素限制了其在临床领域的发展和推广应用，但相信随着技术不断突破，这些难题可一一突破。

第二节　食管支架的临床应用及术后并发症

目前，食管支架临床上主要应用于治疗晚期食管癌引起的食管恶性狭窄、良恶性因素造成的食管-气管瘘、食管癌术后吻合口狭窄及早期食管癌食管黏膜切除术后狭窄等。

一、食管支架的临床应用

1. 晚期食管癌

食管癌是一种致死性疾病，在所有癌症病死率中排名第6位。据统计，2012年全世界约有456 000例新发病例，2018年新发病例超过500 000例，其中超过50%的食管癌患者被诊断时已经发展为晚期，甚至肿瘤已经阻塞食管。食管癌在中国也是高发病率和高病死率的疾病之一，且90%以上为鳞状细胞癌。中晚期食管癌的主要临床表现为进行性吞咽困难，患者常因不能进食伴发多器官衰竭导致死亡。采取积极的姑息治疗，可解除因吞咽困难所导致的营养摄入障碍，提高患者的生存质量。支架治疗是目前无法手术的晚期食管癌患者最主要的治疗措施，能快速、安全地缓解吞咽困难症状，改善患者的进食能力。目前，根据最新《UICC/AJCC食管癌第八版TNM分期》，对于T4a（肿瘤侵犯胸膜、心包或膈肌但可手术切除）、T4b期（肿瘤侵犯其他邻近结构如主动脉、椎体、气管等且不能手术切除）的食管癌患者，以及无法耐受或拒绝手术的这类患者，治疗重点主要以缓解狭窄症状、解决进食困难及提高生存质量。早在2013年，美国消化内镜协会（ASGE）制定的《食管癌内镜治疗指南》中已建议快速缓解食管恶性狭窄患者吞咽困难的首选方法是食管支架置入术。食管内支架技术的应用，解决了食管狭窄患者的进食问题，大大提高了患者的生存质量。对于恶性食管狭窄患者而言，因营养状况的改善机体抵抗力也得以提高，为实施进一步的抗肿瘤治疗如化疗等赢得了时间，创造了机会。虽然食管支架治疗食管恶性狭窄效果显著，但放置支架后患者常会出现胸痛、支架移位、支架脱落、支架再狭窄及出血等并发症。其中支架再狭窄原因除肿瘤组织生长阻塞支架外，也因支架组织相容性不理想，食管黏膜反复与异物摩擦刺激，最终导致食管黏膜增生和瘢痕机化。有研究报道，30%～40%的食管癌患者出现支架置入术后再狭窄，其中食管再狭窄通常在术后1周后发生。自从有了全覆膜支架，支架再狭窄发生率明显降低，但支架移位甚至脱落发生率增加，发生率为7%～75%。

目前，除了放置全覆膜食管支架姑息治疗之外，放射性粒子支架和药物洗脱食管支架的应用，不仅可以解决进食困难，而且可以对肿瘤进行局部治疗。^{125}I放射性粒子是后装机技术的一种发展，它是通过微创方式将封装好的具有一定规格、活度的放射性^{125}I粒子，采用施源器或外科手术等方式直接将其植入人体肿瘤组织附近，对肿瘤组织进行低剂量、长期照射达到治疗目的。有研究显示，携带放射性^{125}I粒子食管内照射支架联合介入化疗能立即改善晚期食管癌患者的进食，降低Stooler吞咽困难分级，进而提高生存质量的卡氏评分。放疗可提高肿瘤局部控制，化疗在增加放疗敏感度的同时，可一定程度控制潜在转移病灶。局部用药既可提高进入瘤体内有效药物的量和浓度，以增加疗效，又可减少或避免可能发生的全身不良反应。食管支架已经普遍应用于吞咽困难的治疗，它比手术有更小的侵袭性和创伤性，易被患者接受，能迅速缓解症状、改善患者营养状况并提高生活质量，主要缺点是会发生反复狭窄。虽然可以再一次原位放置支架，但其效果以及带来的经济负担一直困扰着患者。Guo等报道了氟尿嘧啶药物洗脱食管支架，这种支架的体外释放实验显示药物的缓释效果很好，通过调节上载药物和载药覆膜乙烯-醋酸乙烯共聚物的含量，可以达到长期的药物释放并控制缓释的时间。之后，他们又通过动物实验证明了药物释放到食管中的浓度远远大于肝脏和血液中的浓度，且药物释放到食管黏膜的浓度比到肌层的浓度高，随着药物上载浓度的升高，食管组织以及血液中的药物浓度也增加，且上皮细胞发生脱落的现象也更加严重。该实验中并未发生与药物相关的食管及系统并发症，由此证明药物洗脱支架用于动物模型是安全可行的。目前，食管药物洗脱支架使用的药物仅见上述氟尿嘧啶、光神霉素 A 和紫杉醇，对于前两者针对食管恶性狭窄的研究均是在正常动物体内进行，但是正常组织对支架的反应不能完全代表肿瘤组织，而近年来还没有建成一种可以普遍推广的动物食管癌模型，所以建立一种操作简单又实用的食管癌动物模型非常必要。目前尚无大规模的临床随机对照研究，有报道的仅见于食管和胆道，被研究的洗脱药物仅为紫杉醇和氟尿嘧啶等，但是鉴于药物洗脱支架在心血管系统中的成功应用，相信它在消化道狭窄性疾病中应用在不久的将来也会有所突破。因此，对它的科学研究也是很有价值的。

随着科技进步，应用新型材料和新型技术研制出新型支架，如可生物降解食管支架以及 3D 打印食管支架，也有望应用在治疗食管癌的恶性狭窄中。

2. 食管-气管瘘

食管-气管瘘是食管癌晚期的严重并发症之一，发病率达 5%～26%，多由肿瘤直接侵袭或治疗中发生不良事件引起，并导致呼吸衰竭和营养不良，甚至危及患者生命，临床治疗困难，瘘口难以自行愈合。近年来，内镜下置入覆膜食管内金属支架已成为治疗食管狭窄以及食管气管瘘的主要方法。有研究表明，使用食管覆膜支架覆盖瘘口，治疗成功率可达 67%～100%，并且在放置食管支架后明显提高患者的生活质量。有研究报道，覆膜食管内金属支架可有效地解决晚期食管癌患者食管狭窄及食管-气管瘘所带来的吞咽困难、呛咳等症状，并且打通了食管通道，封闭了瘘口，经抗感染治疗后肺部炎症消失，患者逐渐恢复正常饮食，近期疗效显著。有研究表明，相比于瘘口不封堵、经鼻或经造瘘管进食或营养支持治疗，食管支架可明显提高患者的生存质量，而能够成功置入食管支架至关重要。Shin 等研究显示，食管-气管瘘的患者成功放置支架的成功率为 80%。要想成功放置食管支架，首先，选用适当长度的覆膜支架，使支架符合狭窄段长度，或者封闭瘘口。结合自膨式覆膜食管支架的结构特点，可以根据影像学资料及胃镜，明确食管瘘口段的位置、狭窄病变段的真实长度以及近远端情况，选择分别超出狭窄病变上下端约 2 cm 的支架。其次，导丝能否顺利通过狭窄段进入胃腔是治疗成功的关键。许多患者因为食管癌放化疗不能进食而行支架置入术。在置入过程中，由于食管黏膜充血水肿，管壁较硬，缺乏弹性，极易出血，影响导丝置入并通过梗阻狭窄段。最后，置入食管支架前狭窄段扩张以1.4 cm之内为宜，扩张时动作要轻柔，防止造成食管破裂。如过度扩张，会导致支架不易固定而引起滑脱或移位；若扩张不够，推送器进入困难，则易引起出血、食管撕裂等并发症。

3. 食管癌术后及早期食管癌食管黏膜切除术后狭窄

食管癌是常见的消化道恶性肿瘤，食管癌术后吻合口狭窄发生率较高。近期发生吻合口狭窄的原因多与术中吻合口留置过小、管型吻合器使用不当、术后放疗损伤等因素有关，而远期发生吻合口狭窄常与肿瘤复发有关。食管狭窄主要表现为吞咽困难、误吸、营养不良甚至恶病质等，严重影响患者的正常生活，需要采取积极的治疗措施。目前，食管术后狭窄主要通过内镜下治疗，如内镜下探条或球囊扩张、支架置入术及局部注射抗狭窄药物等，其中以内镜下扩张应用最为广泛。大多数食管术后狭窄可通过多次内镜下扩张得到长期缓解，但仍有一部分食管狭窄不能达到长期缓解，需要反复多次治疗，选择食管支架置入可以很好地解决这一问题。此外，一些早期食管治疗如内镜下黏膜切除术（EMR）以及内镜下黏膜剥离术（ESD）等也可以引起食管狭窄，且近年来早期食管癌ESD术后食管狭窄的发生率逐年升高。有研究报道，EMR切除食管黏膜全周或者近全周患者的术后狭窄率可高达88%。有研究表明，ESD术后预防性食管支架置入可以明显降低食管狭窄的发生，且不增加并发症发生率。

由于食管黏膜对金属支架的组织反应性较高，意味着支架置入后并发症发生率高且回收困难，回收时多发生出血、黏膜撕裂，甚至穿孔或形成瘘管。因此，部分覆膜金属支架或裸金属支架已很少用于食管狭窄。目前，临床常用的是全覆膜金属支架、全覆膜塑料支架和可生物降解支架。有研究表明，应用全覆膜金属支架治疗食管狭窄的安全性相对较高，但治疗成功率只有30%左右。全覆膜塑料支架治疗食管狭窄，置入后可对80%的患者有改善或缓解病情的作用；但长期随访发现，该支架具有达高47%～64%的移位率。随着技术进步，对可生物降解食管支架研究越来越深入。SX-ELLA-BD支架是目前全世界范围内唯一被官方批准应用于食管狭窄的可生物降解支架。实验数据表明，该支架在置入体内后的第4～5周发生降解，并在2～3个月内完全降解。在治疗上对比现有的各类型可降解食管支架，具有无须主动回收、移位或脱落后可自行降解、组织反应温和以及具有较长有效使用周期等优势，但 SX-ELLA-BD 支架并没有完全解决支架移位和黏膜组织增生的问题。这 2 个问题是影响可降解支架治疗食管狭窄的主要限制因素。

动物实验表明，在可降解食管支架置入后进行一次有效的球囊扩张可能会降低早期支架移位的风险，同时可降解食管支架在置入后早期诱发的组织增生反应，在一定程度上能帮助支架保持位置固定。在应对组织增生方面，国内已有分别应用全覆膜和全裸的可降解食管支架进行动物对照实验研究的案例。实验结果表明，覆膜后的可降解食管支架除了具有更温和的组织增生反应外，同时具有更长的降解周期，并且在降解过程开始后依旧能观察到组织增生反应，这种温和且可接受的组织增生反应，在一定程度上能够减少伴随支架降解而升高的滑脱风险。

针对可降解食管支架普遍缺乏稳定径向支撑力的问题，有研究应用记忆金属材料（镍钛合金）与聚乳酸材料相结合，将金属材质的管状主体沿纵轴分割为三部分，并通过聚乳酸材料连接。通过动物实验观察，发现支架的支撑力在降解过程中得到了一定改善；当聚乳酸材料降解后，支架整体发生分解并滑脱入胃，剩余支架金属部分较普通合金支架更易回收。虽然该支架的支撑力得到了提升，但因含有不可降解成分，因此不能称为理想的完全可降解。因此，可降解支架应用何种材料及何种构型才能够在食管疾病中发挥完整的治疗效果，仍有待于对材料学和结构力学领域的进一步探索。

生物可降解食管支架具有的优势是更少的并发症和更低的并发症发生率。从一篇对比评估生物可降解食管支架与全覆膜金属支架、全覆膜塑料支架及食管扩张术对食管狭窄治疗效果和安全性的系统分析文献可知，应用生物可降解食管支架治疗食管狭窄是一项具有挑战性的治疗措施。全覆膜金属支架和全覆膜塑料支架在治疗食管狭窄时会发生组织增生、支架移位以及回收困难等术后并发症。通过动物实验研究得出，应用可降解食管支架治疗食管狭窄确实可以降低上述并发症的发生率，但目前并无大样本量的临床统计数据或确切的临床证据可证明，可降解食管支架在治疗食管狭窄的有效性和安全性上优于其他治疗方式。同时该研究指出，该次调查意在评价可降解食管支架技术的应用价值，虽然进行了大量的文献检索，但由于符合入组标准的样本较少，因此无法建立生物可降解食管支架与其他治疗方式在有效性及安全性的确切对比关系。

二、食管支架置入方法

食管支架置入前需根据患者食管病变部位和病变类型综合评估，以选择相应的食管支架进行治疗。目前，国内常用支架型号为南京微创MTN-SE-S-20(18)/120(100)、韩国博娜BE-1810、山东德尔曼CZES I型等。支架置入术通常有内镜法、介入法、混合法及术中置入法，以内镜法应用最为普遍。患者术前口服盐酸丁卡因胶浆10 mL 10～15 min后，取左侧卧位，行电子食管镜检查。观察病变原因、形状、长度等，测量门齿到狭窄部或瘘口的距离。自活检孔插入导丝，在明视下将其跨过病变段(狭窄部或瘘口)，退出食管镜。对狭窄严重者可先沿导丝行探条或水囊扩张，扩张的最大直径为1.0 cm。退出探条或水囊后沿导丝插入支架输送器，根据预先测量的门齿到狭窄部或瘘口的距离决定输送器进入深度。在食管镜直视下将内管通过狭窄部位，调整支架于合适位置，一般支架上缘距病变上缘约2 cm处，迅速推出外鞘，支架即释放于食管内。术后患者平卧休息，10～30 min内可饮水50 mL，水温36～38℃，使镍钛支架恢复设计形状，牢固地固定在狭窄处。由于镍钛支架在0～10℃容易塑形，避免进冷食，防止支架变软移位。

三、食管支架术后常见并发症及处理

近年来，随着内镜技术的发展，通过内镜下在食管病变部位置入支架改善患者食管癌吞咽困难的症状，已成为一种较理想的姑息治疗手段而被临床所认可。但食管支架置入术也有相应的并发症，如不同程度的胸痛、反流性食管炎、支架移位、再狭窄、出血和穿孔等。

1. 胸痛及异物感

胸痛及异物感是食管支架置入术后最常见的并发症，多是因食管扩张、肿瘤受压及胃酸反流等因素所造成，疼痛主要为持续性胀痛。有报道，发生严重胸痛发生率可达20%左右，此时需要应用强止痛药或移除支架。

2. 反流性食管炎

反流性食管炎多发生于术后吻合口狭窄扩张成形、内支架置入后。由于正常的食管防反流机制被破坏，导致梗阻段下方消化道的消化液反流，形成反流性食管炎。其表现为较长时间的反酸、胃灼热等，严重者可发生食管溃疡，治疗以内科药物为主。为预防反流性食管炎的发生也可选用防反流支架，同时患者术后应养成良好的饮食习惯。戒除烟酒，少食多餐，避免饱食，餐后避免立即卧床，少食辛辣刺激性食物，尽可能避免导致腹压骤增的活动，适当应用抑酸及胃肠动力药物。

3. 支架移位

支架移位或者脱落是术后较为严重的并发症。一般认为，支架置入前的预扩张是导致支架移位的主要原因。对已移位的支架可通过留置丝线调整，也可用回收装置收回或在内镜下取出后重新置入。为避免支架移位，术者应尽量选择直径及长度适宜的支架。此外，患者术后应尽量避免剧烈呕吐，剧烈呕吐产生的剧烈蠕动波可导致食管支架明显移位甚至脱落。术后饮食忌过冷或过热，因为热胀冷缩的原理，食管支架内径会发生变化，导致支架松动移位。支架移位和脱落多与患者进食不当及支架本身有关。患者在支架置入后1～2周内最好以流质、半流质食物为主，且注意少食多餐。不同支架移位发生率不同，金属支架移位相比塑料支架移位发生率较低，可能与支架本身的机械扩张力有关。同为金属支架，因支架编制方式或金属材料不同，其支架移位率也会有不同。支架移位后多采用内镜下调整或移除支架，对于不能移除的可考虑外科手术。

4. 支架再狭窄

支架再狭窄常见于肿瘤再生长、支架膨胀不良、食物嵌顿等。其中支架再狭窄大部分是由于肿瘤生长超过支架覆盖范围，可根据情况行球囊扩张或再次置入支架。近年来，覆膜支架的应用可有效阻止肿瘤向支架网眼内生长而造成狭窄。如病变部位组织较硬致支架膨胀不良，可通过沙氏扩张器对狭窄段进行扩张；支架置入后应避免进食过快或者食用黏性大的食物，应尽量充分咀嚼，一旦发生嵌顿可在内镜下经由异物钳取出。再狭窄发生后可放置新的支架，也可通过内镜下氩气刀或激光等处理。

5. 出血

一般出血为局部黏膜损伤所致，无须特别处理，但支架压迫食管坏死可以延迟发生大出血。术后少量出血，可以给予抑酸、止血、对症支持等内科综合治疗。减少此类并发症的发生，主要依靠操作者精细操作，尽量一次性成功置入，从而减少支架与食管黏膜之间的摩擦。一旦发生大出血多是致命性的，其原因可能是支架金属丝在食管反复蠕动的作用下，损伤大动脉造成出血；也可能是由于食管肿瘤本身血管破裂而出血。因大部分患者在出血前无任何征兆，故在临床工作中很难预防，但应对此有足够的重视。

6. 穿孔

食管穿孔是食管支架置入术后最严重的并发症，发生率为1%～10%。急性穿孔绝大多数是由于扩张时用力过大或导丝插入受阻时还盲目插入造成，主要表现为剧烈的胸痛、气短、呛咳、皮下气肿、液气胸等。为避免穿孔的发生，操作者在支架置入术整个过程中动作要轻柔，遇到阻力后不要强行放置，发生穿孔后应尽量选用灯笼状支架，严重者要及时请外科医师协助处理。慢性穿孔多由于肿瘤组织坏死溃烂或对放入支架摩擦所致，可再次行支架置入封堵。

我国是食管疾病的发病大国，食管支架的应用在我国具有巨大的人群基础，占有重要的临床地位。但目前临床常用的食管支架具有诸多置入后并发症，不能适用于所有可用支架治疗的食管疾病。通过对生物可降解食管支架的基础和临床研究可以发现，生物可降解支架具有多项优势，能够避免置入后并发症的发生，扩大食管支架的临床应用范围。将生物可降解食管支架与3D打印技术相结合，会为新型支架带来治疗上的个体化和精准化，制造上的高效率和低成本等诸多新优势，进一步促进生物可降解食管支架的研究发展和临床应用。

------------------------------ **参 考 文 献** ------------------------------

[1] ASGE Technology Committee, Tokar J L, Banerjee S, et al. Drug-eluting/biodegradable stents[J]. Gastrointest Endosc, 2011, 74(5): 954-958.

[2] Balazs A, Kupcsulik P K, Galambos Z, et al. Esophagorespiratory fistulas of tumorous origin. Non-operative management of 264 cases in a 20-year period[J]. Eur J Cardiothorac Surg, 2008, 34(5): 1103-1107.

[3] Broto J, Asensio M, Vernet J M. Results of a new technique in the treatment of severe

esophageal stenosis in children: poliflex stents[J]. J Pediatr Gastroenterol Nutr, 2003, 37(2): 203−206.

[4] Buscaglia J M, Ho S, Sethi A, et al. Fully covered self-expandable metal stents for benign esophageal disease: a multicenter retrospective case series of 31 patients[J]. Gastrointest Endosc, 2011 74(1): 207−211.

[5] Canena J M, Liberato M J, Rio-Tinto R A, et al. A comparison of the temporary placement of 3 different self-expanding stents for the treatment of refractory benign esophageal strictures: a prospective multicentre study[J]. BMC Gastroenterol, 2012, 12: 70.

[6] Chen H L, Shen W Q, Liu K. Radioactive self-expanding stents for palliative management of unresectable esophageal cancer: a systematic review and meta-analysis[J]. Dis Esophagus, 2017, 30(5): 1−16.

[7] Chen Y H, Li S H, Chiu Y C, et al. Comparative study of esophageal stent and feeding gastrostomy/jejunostomy for tracheoesophageal fistula caused by esophageal squamous cell carcinoma[J]. PLoS One, 2012, 7(8): e42766.

[8] DaVee T, Irani S, Leggett C L, et al. Stent-in-stent technique for removal of embedded partially covered self-expanding metal stents[J]. Surg Endosc, 2016, 30(6): 2332−2341.

[9] Dua K S, Vleggaar F P, Santharam R, et al. Removable self-expanding plastic esophageal stent as a continuous, non-permanent dilator in treating refractory benign esophageal strictures: a prospective two-center study[J]. Am J Gastroenterol, 2008, 103(12): 2988−2994.

[10] Dumonceau J M, Devière J. Treatment of Boerhaave's syndrome using the Ultraflex self-expandable stent[J]. Gastrointest Endosc, 2000, 51(6): 773−774.

[11] D'Cunha J, Rueth N M, Groth S S, et al. Esophageal stents for anastomotic leaks and perforations[J]. J Thorac Cardiovasc Surg, 2011, 142(1): 39−46.

[12] Eloubeidi M A, Lopes T L. Novel removable internally fully covered self-expanding metal esophageal stent: feasibility, technique of removal, and tissue response in humans[J]. Am J Gastroenterol, 2009, 104(6): 1374−1381.

[13] Evrard S, Le Moine O, Lazaraki G, et al. Self-expanding plastic stents for benign esophageal lesions[J]. Gastrointest Endosc, 2004, 60(6): 894−900.

[14] Feng Y, Jiao C, Cao Y, et al. A comparison of a fully covered and an uncovered segmented biodegradable esophageal stent in a porcine model: preclinical evaluation of degradation, complications, and tissue reactions[J]. Gastroenterol Res Pract, 2016, 2016: 1−7.

[15] Frimberger E. Expanding spiral — a new type of prosthesis for the palliative treatment of malignant esophageal stenoses[J]. Endoscopy, 1983, 15 (Suppl 1): S213−S214.

［16］ Gore E, Currey A, Choong N. Tracheoesophageal Fistula Associated with Bevacizumab 21 Months after Completion of Radiation Therapy. J Thorac Oncol, 2009, 4(12): 1590−1591.

［17］ Guo Q, Guo S, Wang Z, et al. A type of esophageal stent coating composed of one 5-fluorouracil-containing EVA layer and one drug-free protective layer: In vitro release, permeation and mechanical properties［J］. J Control Release, 2007, 118(3): 318−324.

［18］ Ham Y H, Kim G H. Plastic and biodegradable stents for complex and refractory benign esophageal strictures［J］. Clin Endosc, 2014, 47(4): 295.

［19］ Herth F J, Peter S, Baty F, et al. Combined airway and oesophageal stenting in malignant airway-oesophageal fistulas: a prospective study［J］. Eur Respir J, 2010, 36(6): 1370.

［20］ Hirdes M M, Vleggaar F P, Van der Linde K, et al. Esophageal perforation due to removal of partially covered self-expanding metal stents placed for a benign perforation or leak［J］. Endoscopy, 2010, 43(02): 156−159.

［21］ Holm A N, de la Mora Levy J G, Gostout CJ, et al. Self-expanding plastic stents in treatment of benign esophageal conditions［J］. Gastrointest Endosc, 2008, 67(1): 20−25.

［22］ Homann N, Noftz M R, Klingenberg-Noftz R D, et al. Delayed complications after placement of self-expanding stents in malignant esophageal obstruction: treatment strategies and survival rate［J］. Dig Dis Sci, 2008, 53(2): 334−340.

［23］ Homs M Y, Siersema P D. Stents in the GI tract［J］. Expert Rev Med Devices, 2007, 4(5): 741.

［24］ Hürtgen M, Herber S C. Herber, Treatment of malignant tracheoesophageal fistula ［J］. Thorac Surg Clin, 2014, 24(1): 117−127.

［25］ Hu Y, Zhao Y F, Chen L Q, et al. Comparative study of different treatments for malignant tracheoesophageal/bronchoesophageal fistulae［J］. Dis Esophagus, 2010, 22(6): 526−531.

［26］ Imaz-Iglesia I, García-Pérez S, Nachtnebel A, et al. Biodegradable stents for the treatment of refractory or recurrent benign esophageal stenosis［J］. Expert Rev Med Devices, 2016, 13(6): 1−17.

［27］ Jacobson B C, Hirota W, Baron T H, et al., The role of endoscopy in the assessment and treatment of esophageal cancer［J］. Gastrointest Endosc, 2003, 57(7): 817−822.

［28］ Karbowski M, Schembre D, Kozarek R, et al. Polyflex self-expanding, removable plastic stents: assessment of treatment efficacy and safety in a variety of benign and malignant conditions of the esophagus［J］. Surg Endosc, 2008, 22(5): 1326−1333.

[29] Katsanos K, Sabharwal T, Adam A. Stenting of the upper gastrointestinal tract: current status[J]. Ardiovasc Intervent Radiol, 2010, 33(4): 690−705.

[30] Kim J H, Song H Y, Choi E K, et al. Temporary metallic stent placement in the treatment of refractory benign esophageal strictures: results and factors associated with outcome in 55 patients[J]. Eur Radiol, 2009, 19(2): 384−390.

[31] Leers J M, Vivaldi C, Schäfer H, et al. Endoscopic therapy for esophageal perforation or anastomotic leak with a self-expandable metallic stent[J]. Surg Endosc, 2009, 23(10): 2258−2262.

[32] Li H, Chang J. Chang, pH-compensation effect of bioactive inorganic fillers on the degradation of PLGA[J]. Compos Sci Technol, 2005, 65(14): 2226−2232.

[33] Lin E W, Karakasheva T A, Hicks P D, et al. The tumor microenvironment in esophageal cancer[J]. Oncogene, 2016, 35(41): 5337−5349.

[34] Liu J, Shang L, Liu J, et al. A novel biodegradable esophageal stent: results from mechanical and animal experiments[J]. Am J Transl Res, 2016, 8(2): 1108.

[35] Liu L, Jin P, Cheng M, et al. 5-fluorouracil-loaded self-assembled pH-sensitive nanoparticles as novel drug carrier for treatment of malignant tumors[J]. Chinese J Chem Eng, 2006, 14(3): 377−382.

[36] Łochowski M P, Brzeziński D, Rębowski M, et al. Complications after treating esophageal strictures with prostheses and stents — 20 years' experience[J]. Wideochir Inne Tech Maloinwazyjne, 2016, 11(4): 295−299.

[37] Lua G W, Tang J, Liu F, et al. Prevention of esophageal strictures after endoscopic submucosal dissection: a promising therapy using carboxymethyl cellulose sheets [J]. Dig Dis Sci, 2016, 61(6): 1763−1769.

[38] Ma X, Oyamada S, Wu T, et al. *In vitro* and *in vivo* degradation of poly(D, L-lactide-co-glycolide)/amorphous calcium phosphate copolymer coated on metal stents[J]. J Biomed Mater Res A, 2011, 96A(4): 632−638.

[39] Morgan R A, Ellul J P, Denton E R, et al. Malignant esophageal fistulas and perforations: management with plastic-covered metallic endoprostheses[J]. Radiology, 1997, 204(2): 527.

[40] Murthy S, Gonzalez-Stawinski G V, Rozas M S, et al. Palliation of malignant aerodigestive fistulae with self-expanding metallic stents[J]. Dis Esophagus, 2010, 20(5): 386−389.

[41] Na H K, Song H Y, Kim J H, et al. How to design the optimal self-expandable oesophageal metallic stents: 22 years of experience in 645 patients with malignant strictures[J]. Eur Radiol, 2013, 23(3): 786−796.

[42] Novotny L, Crha M, Rauser P, et al. Novel biodegradable polydioxanone stents in a

rabbit airway model [J]. J Thorac Cardiovasc Surg, 2012, 143(2): 437-444.

[43] Oh Y S, Kochman M L, Ahmad N A, et al. Clinical outcomes after self-expanding plastic stent placement for refractory benign esophageal strictures [J]. Dig Dis Sci, 2010, 55(5): 1344-1348.

[44] Park C G, Kim M H, Park M, et al. Polymeric nanofiber coated esophageal stent for sustained delivery of an anticancer drug [J]. Macromol Res, 2011, 19(11): 1210-1216.

[45] Park J G, Jung G S, Oh K S, et al. Double-layered PTFE-covered nitinol stents: experience in 32 patients with malignant esophageal strictures [J]. Cardiovasc Intervent Radiol, 2010, 33(4): 772-779.

[46] Park J H, Song H Y, Hoon Shin J H, et al. Polydioxanone biodegradable stent placement in a canine urethral model: analysis of inflammatory reaction and biodegradation [J]. J Vasc Interv Radiol, 2014, 25(8): 1257-1264.

[47] Repici A, Conio M, De Angelis C, et al. Temporary placement of an expandable polyester silicone-covered stent for treatment of refractory benign esophageal strictures [J]. Gastrointest Endosc, 2004, 60(4): 513-519.

[48] Repici A, Vleggaar F P, Hassan C, et al. Efficacy and safety of biodegradable stents for refractory benign esophageal strictures: the BEST (Biodegradable Esophageal Stent) study [J]. Gastrointest Endosc, 2010, 72(5): 927-934.

[49] Richman D M, Tirumani S H, Hornick J L, et al. Beyond gastric adenocarcinoma: Multimodality assessment of common and uncommon gastric neoplasms [J]. Abdom Radiol, 2017, 42(1): 124-140.

[50] Ross W A, Alkassab F, Lynch P M, et al. Evolving role of self-expanding metal stents in the treatment of malignant dysphagia and fistulas. Gastrointest Endosc, 2007, 65(1): 70-76.

[51] Saxon R R, Barton R E, Katon R M, et al. Treatment of malignant esophagorespiratory fistulas with silicone-covered metallic Z stents. J Vasc Interv Radiol, 1995, 6(2): 237-242.

[52] Seven G, Irani S, Ross A S, et al. Partially versus fully covered self-expanding metal stents for benign and malignant esophageal conditions: a single center experience [J]. Surg Endosc, 2013, 27(6): 2185-2192.

[53] Sharma P, Kozarek R, Practice Parameters Committee of American College of Gastroenterology. Role of esophageal stents in benign and malignant diseases [J]. Am J Gastroenterol, 2010, 105(2): 258-273.

[54] Shin J H, Song H Y, Ko G Y, et al. Esophagorespiratory fistula: long-term results of palliative treatment with covered expandable metallic stents in 61 patients [J].

Radiology, 2004, 232(1): 252.

[55] Shin J H, Sung K B, Kim E Y, et al. A rat tracheal model to investigate stent-induced tissue hyperplasia: a pilot study[J]. J Vasc Interv Radiol, 2010, 21(12): 1878–1883.

[56] Siersema P D, Hop W C, van Blankenstein M, et al. A comparison of 3 types of covered metal stents for the palliation of patients with dysphagia caused by esophagogastric carcinoma: A prospective, randomized study [J]. Gastrointest Endosc, 2001, 54(2): 145–153.

[57] Siersema P D, Schrauwen S L, van Blankenstein M, et al. Self-expanding metal stents for complicated and recurrent esophagogastric cancer[J]. Gastrointest Endosc, 2001, 54(5): 579–586.

[58] Song H Y, Choi K C, Cho B H, et al. Esophagogastric neoplasms: palliation with a modified gianturco stent[J]. Radiology, 1991, 180(2): 349–354.

[59] Song H Y, Jung H Y, Park S I, et al. Covered retrievable expandable nitinol stents in patients with benign esophageal strictures: initial experience [J]. Radiology, 2000, 217(2): 551–557.

[60] Spaander M C W, Baron T H, Siersema P D, et al. Esophageal stenting for benign and malignant disease: European Society of Gastrointestinal Endoscopy (ESGE) Clinical Guideline[J]. Endoscopy, 2016, 48(10): 939–948.

[61] van Boeckel P G, Siersema P D. Refractory esophageal strictures: what to do when dilation fails[J]. Curr Treat Options Gastroenterol, 2015, 13(1): 47.

[62] van Heel N C, Haringsma J, Spaander MC, et al. Esophageal stents for the palliation of malignant dysphagia and fistula recurrence after esophagectomy [J]. Gastrointest Endosc, 2010, 72(2): 249–254.

[63] van Heel N C, Haringsma J, Spaander M C, et al. Short-term esophageal stenting in the management of benign perforations [J]. Am J Gastroenterol, 2010, 105(7): 1515–1520.

[64] van Vilsteren F G, Pouw R E, Seewald S, et al. Stepwise radical endoscopic resection versus radiofrequency ablation for Barrett's oesophagus with high-grade dysplasia or early cancer: a multicentre randomised trial[J]. Gut, 2011, 60(6): 765–773.

[65] Varghese Jr T K, Hofstetter W L, Rizk N P, et al. The society of thoracic surgeons guidelines on the diagnosis and staging of patients with esophageal cancer[J]. Ann Thorac Surg, 2013, 96(1): 346–356.

[66] Wadhwa R P, Kozarek R A, France R E, et al. Use of self-expandable metallic stents in benign GI diseases[J]. Gastrointest Endosc, 2003, 58(2): 207–212.

[67] Yoon C J, Shin J H, Song H Y, et al. Removal of retrievable esophageal and gastrointestinal stents: experience in 113 patients [J]. AJR Am J Roentgenol, 2004,

183(5): 1437−1444.

［68］ Zori A G, Jantz M A, Forsmark C E, et al. Simultaneous dual scope endotherapy of esophago-airway fistulas and obstructions［J］. Dis Esophagus, 2014, 27(5): 428−434.

［69］ 富宏, 魏虹. 食管支架腔内放射治疗的临床应用［J］. 中国组织工程研究, 2009, 13 (17): 3296−3299.

［70］ 郭金和, 滕皋军, 朱光宇, 等. 食管内照射支架的研制及动物实验研究［J］. 中华放射学杂志, 2006, 40(5): 550−555.

［71］ 佚名. 美国西北大学开发出3D打印可定制血管支架［J］. 电子世界, 2016, (19): 11.

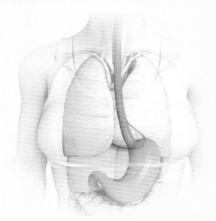

第十四章

干细胞治疗在食管修复与外科重建中的应用

薛 祥

食管癌在我国发病率高、预后较差，手术为现阶段最主要的治疗策略，但常易发生严重的并发症，影响手术成功率。因此，如何减少围手术期并发症，实施精准诊疗，以提高患者的存活率，改善患者的生活质量是食管癌外科治疗亟待解决的关键问题。干细胞具有自我更新和多向分化的潜能，可通过多种机制参与对食管的修复，在外科重建过程中具有重要的应用价值。本章分别从干细胞分类、多学科综合应用、食管修复和外科重建、干细胞治疗的问题和展望四个方面进行阐述。

[通信作者]　薛祥，Email: dr.xuexiang@foxmail.com

第一节　干细胞分类及多学科综合应用

　　干细胞具有自我更新和多向分化的潜能，可通过归巢与多向分化潜能直接修复或再生损伤的组织器官；通过内分泌、远程分泌和旁分泌功能参与组织器官修复替代；通过免疫反应和炎症反应调节功能参与组织器官修复；通过介导自噬作用、趋化作用、抗氧化应激功能参与疾病治疗；通过血管、神经再生等作用参与对与食管的修复和外科重建，对于食管的修复和外科重建具有重要的应用价值。多项研究表明，应用干细胞移植治疗食管的修复和再生，取得了良好的治疗效果。

一、干细胞分类

1. 胚胎干细胞

　　胚胎干细胞（ESC）是指在胚胎发育过程中早期囊胚（受精后5～7 d）的内细胞团中具有多项分化潜能，可以分化为3个胚层中的任意一种细胞。ESC具有其他来源干细胞不可比拟的优势，是各种组织修复和外科重建中重要的种子来源之一。1981年，英国Evans、Kaufman和美国Martin建立了最早的小鼠胚胎干细胞系。此后，其他动物的胚胎干细胞系也相继建立。随着体外分离获取胚胎，培养"巢状"生长的ESC技术的成熟，定向诱导分化ESC组织修复和外科重建已成为新的研究方向和热点。

　　现阶段对于ESC向血管内皮细胞、平滑肌细胞和肌细胞等的体外分化已取得了突破性的研究成果。已确认和阐明特异性诱导分化过程中关键分子，建立了ESC体外诱导分化的技术和体系。ESC体外特异性诱导分化常见的3种策略分别是类胚体（embryoid body, EB）分化方式、成熟细胞或成纤维共培养方式和添加诱导剂方式。采用EB方法，可促进ESC向血管内皮细胞分化；已有研究证实，通过共培养技术可以诱导ESC分化为包括心房肌、心室肌、窦房结样细胞等多种心肌细胞；ESC可在胶原蛋白Ⅳ和角膜缘成纤维细胞的作用下，诱导出类角膜缘上皮细胞；视黄酸能够诱导ESC向多种神经细胞分化；胎牛血清可促进ESC向造血干细胞分化；在BMP2和BMP4刺激作用下，ESC也可分化为软骨细胞。ESC可向多种心肌、神经、骨骼等多种组织结构的分化。上述一系列研究成果充分证明了ESC可作为食管修复与外科重建中种子细胞的可能性，但是仍然有许多亟待解决的问题限制了ESC临床使用。首先，临床应用面临着法律、伦理和道德等问题；其次，体外培养定向分化技术难度高；再次，ESC作为异体细胞也存在免疫原性；最后，如体内使用ESC易导致肿瘤生成不良并发症等。

2. 间充质干细胞

间充质干细胞（MSC）是指具有高度自我更新能力和多向分化潜能的成体干细胞，因能分化为间质组织而得名。与ESC相比，MSC有着自己独特的优势。首先，MSC来源广泛，不仅可从骨髓、脂肪、滑膜、骨骼、肌肉、肺、肝、胰腺等组织获取，而且可从羊水、脐带血中提取；其次，MSC可以抑制免疫应答，减少异体移植引起的排斥反应，移植成功率高；再次，MSC具有造血支持、免疫调控等作用；最后，多次传代培养和液氮冷冻保存后不影响MSC多向分化潜能。目前，MSC的提取和鉴定的方法主要包括贴壁培养法、密度梯度离心法、流式细胞仪分选法和免疫磁珠负筛选法等。

近年来的研究表明，MSC虽来源于中胚层，但可分化出多种内胚层和外胚层组织细胞，如食管、脂肪、肌肉、血管内皮、神经等细胞。在食管损伤修复和外科重建中，由于食管黏膜损伤如对MSC具有招募和趋化性，Tan利用种植了MSC的小肠黏膜下层支架原位移植至犬食管，术后4周发现缝合处上皮层形成，且有成束的骨骼肌细胞分布和毛细血管生成。Punescu等利用上皮生长因子、角质细胞生长因子、干细胞生长因子、胰岛素样生长因子-Ⅱ成功地诱导MSC分化为食管上皮细胞。但目前将MSC应用于临床也存在尚待解决的问题：MSC因其来源不同，其细胞的增殖、分化能力也大相径庭；并且多次连续传代后，细胞的增殖、分化能力也随之改变，差异显著增加。

3. 诱导多能干细胞

诱导多能干细胞（induced pluripotent stem cell, iPSC）是近年来人类细胞遗传研究的一项重大突破。iPSC是一类性质与ESC相似的细胞，利用特定的转录因子诱导体细胞获得无限的自我更新，具有分化成3个胚层的能力。2006年，

Takahashi等通过过表达4种干细胞多能性相关转录因子OCT4、KLF4、SOX2和c-myc，成功地使小鼠和人的体细胞重新获得多向分化潜能，因其类似于ESC被称为iPSC。此后，多个研究团队将其他诸如肺成纤维细胞、骨髓间质细胞、血液B淋巴细胞等重编程后都成功地获得了iPSC。多个研究聚焦于选择合适的转录因子、改进载体提高重编程效率、更新基因编辑方法等，对iPSC的获取进行了技术体系的优化。由于iPSC的生物学特性、增殖特点及分化潜能类似ESC，且不存在ESC和MSC的伦理道德问题，具有巨大的临床应用价值，已成为现阶段干细胞研究的重点和热点。Margariti等从iPSC培育出血管细胞，并注入肢体缺血的模型中，发现iPSC可形成新生血管。Lippmann等将人iPSC和神经细胞、内皮细胞共培养于人工基膜包被的培养板上诱导分化出内皮细胞。美国Herron等利用iPSC构建了大量的类似大多数人的静息心率心肌细胞。Bilousova等联同成骨诱导液培养与iPSC接种到明胶海绵上，后移植至动物体内诱导生成具有功能性的成骨细胞。此外，iPSC还可以分化出其他功能性细胞，如造血细胞、神经胶质细胞和骨骼肌细胞等。上述研究成果充分证明iPSC具有多向分化潜能，可作为食管修复和外科重建的种子细胞，但是iPSC需要配合慢病毒或反转录病毒等基因编辑技术，可能存在临床应用的安全性，其生物安全性仍有待长期随访。另外，由于细胞来源多样性，其与宿主的相容性还未确定等。

4. 外泌体

外泌体（exosome）是指利用干细胞活性成分（细胞因子等）或亚单位（囊泡或外泌体）进行治疗，是今后干细胞治疗发展的另一个方向。利用干细胞的亚细胞结构——外泌体进行疾病的临床治疗，与干细胞移植相比，其优点为使进行活性成分移植，操作，冻存、复苏和运输相对简单。外泌体最初发现于网织红细胞分化过程中，是胞质内的多囊泡体与细胞膜融合后，释放到胞外基质的直径40~100 nm的膜性囊泡。随着研究的深入，发现几乎所有细胞都可分泌外泌体，在唾液、尿液、血液、精液、羊膜液、腹水、肺泡灌洗液、乳汁、关节滑液及脑脊液等多种体液中均有分布。干细胞中外泌体的作用涉及细胞生长、增殖和分化的多个过程。首先，外泌体治疗可避免细胞突变或损伤遗传物质的细胞核转移风险；其次，外泌体是脂质结合的纳米级囊泡，可自由透过血管壁穿过血脑屏障；再次，外泌体可被修饰用来加载分子药物；最后，由于外泌体与传统的干细胞移植相比，具有较少不良反应和免疫原性，且能在长久的储存过程中维持其活性。上述优点为食管损伤修复和外科重建提供了新策略和新方法。

二、干细胞治疗与多学科结合应用于食管修复与外科重建

食管癌根治术常需要行消化道重建手术。临床上应用的食管替代物主要为其他自身消化道的组织器官,如胃、结肠、空肠及游离空肠等在临床上都有应用,各有优缺点。然而其手术方法创伤大,术后并发症多,如吻合口瘘、狭窄、坏死、反流等,且都以牺牲部分消化道组织为代价,常导致消化功能紊乱和营养吸收障碍,对患有胃肠道疾病或既往有胃、肠切除手术史的患者,则严重影响了其应用,干细胞由于具有高度自我更新能力和多向分化潜能,能够化生血管、肌肉、上皮细胞参与食管的损伤和外科重建过程;并且可以通过归巢作用和内分泌、旁分泌功能参与组织、器官修复和替代;同时,干细胞能够调控组织的免疫和炎症反应,介导自噬作用、趋化作用、抗氧化应激,可减轻食管损伤和修复中炎症反应。因此,在食管损伤修复和外科重建中得到越来越多的关注和应用。现阶段,干细胞移植在食管损伤和外科重建中主要采用原位移植,根据临床需要,在组织或器官的病变部位定向移植干细胞。干细胞在患病组织局部微环境和多种细胞因子诱导下定向增殖分化,修复或重建具有正常生理功能的组织或器官,从而达到治疗疾病的目的。但单次注射细胞数量有限,难以定位,注射后细胞易流失,无法实现均匀分布。为了满足细胞移植的要求,常需反复多次注射。还有,干细胞移植常缺乏体内生物力学环境,不能正确地重建正常的组织器官结构,修复的组织器官移植后往往无法发挥正常的生理功能,影响临床治疗效果。另外,干细胞移植是否会增加食管肿瘤生长的风险仍存在争议,限制了干细胞在食管损伤和外科重建中的应用。近年来,随着组织工程学、材料学、纳米科学的发展,人们一直在不断努力地尝试利用多学科交叉的方式实施精准治疗,减少手术期并发症,提高患者存活率,改善生活质量。在体外构建准备好移植所需的干细胞及其成分,通过纳米材料学、细胞生物学及生物工程学的原理在体外构建具有生物活性的组织类似物修复或替代食管、减少瘢痕和狭窄的形成,为食管损伤修复和外科重建开辟了开创性、革命性的新方法和新技术。

1. 干细胞治疗联合组织工程

组织工程(tissue engineering)即应用组织工程学和生命科学的原理和方

法来解释正常和病理的哺乳动物组织器官的结构功能关系，并且发展具有生物活性的人工替代物来恢复、维持或提高组织器官的功能。组织工程两要素为种子细胞和支架材料。种子细胞的选择由于干细胞具有自我更新和分化的潜能，可作为组织工程理想的种子细胞，在食管修复和外科重建中具有巨大的应用前景。近年来，诱导人ESC向表皮细胞分化的成功，证实了ESC作为组织工程食管种子细胞的可行性。然而，ESC的应用仍存在法律、伦理及道德等问题，且ESC体内移植可能导致恶性肿瘤的产生。ESC作为异体细胞也存在免疫原性，上述问题均限制了ESC作为种子细胞在组织工程应用于食管修复和外科重建中的研究及应用。现阶段应用最广的是MSC，它具有取材方便、扩增迅速、可自体移植等特点，已成为重要的组织工程种子细胞。近年来，由于iPSC是一类性质与ESC相似的细胞，利用特定的转录因子诱导体细胞获得无限的自我更新，iPSC中的基因组编辑自体移植被誉为再生医学的未来。一方面，iPSC技术成功地开辟了一种体外培养患者特异性多能干细胞的新方法，这在很大程度上减少了使用ESC带来的伦理问题。将iPSC与组织工程技术相结合，可提高iPSC可塑性，广泛应用于食管组织器官的修复与再生。另一方面，近些年由于组织工程的快速发展，支架复合细胞技术广泛应用于组织损伤修复和再生，将干细胞与组织工程材料相结合用于组织器官的修复与再生，都将成为干细胞主要的临床应用方向，现阶段其主要分为细胞膜片移植和支架移植等。

（1）细胞膜片移植：所谓细胞膜片技术，即采用一种特制的温度敏感性培养皿培养细胞，在细胞扩增融合后将局部温度降低，皿底形成水化层，使细胞呈膜片状结构分离。目前，细胞膜片已在多种预防食管的修复、外科重建、预防狭窄等方面得到了应用。Ohki等研究发现将比格犬口腔黏膜上皮细胞在37℃常规条件下培养，增殖形成细胞膜片，然后移植到ESD术后的食管黏膜溃疡面处，4周后发现伤口黏膜愈合完好，无食管狭窄形成，表明细胞膜片移植在ESD术后食管狭窄的防治中具有重要作用。

Maeda等利用常规自体细胞移植的方法将细胞膜片移植于黏膜切除处，并结合一种新型设备，制作猪的食管溃疡模型。对照组通过内镜钳直接将膜片黏附于溃疡表面，实验组则结合新型设备将细胞膜片放入载体中，利用3D打印机技术将细胞膜片与溃疡表面吻合。结果显示，细胞膜片移植对防治ESD术后狭窄有效，并且通过3D打印机技术可提高细胞膜片的治疗效果。由于细胞膜片技术无须支架材料和酶消化,通过自身分泌的细胞外基质形成内源性支架,利于细胞与细胞、细胞与胞外基质间的交互作用和信息传递,重建有利于复杂组织再生的微环境,有效地修复组织缺损和改善器官功能。

Ohki等进一步选择9例浅表食管癌患者作为研究对象,将他们的口腔黏膜作为标本,放入对温度敏感的培养基中进行体外培养,16 d后培养成上皮细胞膜片,待温度降低后经内镜将细胞膜片直接移植到自身的食管溃疡面处,结果显示3.5周后溃疡面上均有上皮再生,其中1例在食管胃交界处出现狭窄,其他8例患者均未出现吞咽困难或其他并发症。

上述研究已取得一定进展,但目前对于细胞膜片移植研究仍处于实验阶段,尚未大规模应用于临床,仍有较多问题亟待解决:如何减少食管蠕动和进食对于细胞膜片固定的影响;如何促进术后黏膜、黏膜下血管肌肉等再生,明确促进细胞膜片促进食管修复及外科重建的主要因素;探索重建后食管黏膜对肿瘤微环境的影响;如何制备并保存细胞膜并通过微创方式,实施精准递送细胞膜片等问题都需要开展进一步的深入研究。

(2)支架移植:组织工程食管的支架材料需要具有良好的组织工程材料、良好的生物相容性、三维的立体多孔结构、可降解性、无抗原性、能诱导组织再生、良好的可塑性及机械性能、良好的细胞—材料界面以及易于消毒等性质。

近年来,由于细胞外基质支架具有三维立体多孔结构,能够模拟体内食管的三维环境,促进移植细胞的增殖、生长,具有良好的生物相容性;另外,细胞外基质降解产物不具有抗原性,可以招募相关祖细胞,诱导组织再生,重塑组织结构,从而得到了广泛的应用。Badylak等运用内镜技术,即利用胃造瘘术结合内镜对食管黏膜层和黏膜下层做切除,随后放置细胞外基质生物支架材料。实验组均生长出正常的鳞状上皮,且恢复了正常的饮食,未出现明显的吞咽困难。上述实验有效地证明,细胞外基质支架促进食管组织功能恢复并且可预防食管的狭窄。

在临床试验中,Hochberger等发表了1例食管癌患者的相关报道。经ESD术后将剥离出的自身胃窦黏膜应用支架黏附固定于术后食管黏膜溃疡面处,5个月后发现黏膜移植处的上皮能够再生,而且出现狭窄的范围极小。此后对该患者进行了32个月的随访过程中也未出现其他不适症状,提示自体移植能有效防止ESD术后的食管狭窄。

细胞膜片和支架复合细胞移植两种技术各有优势及缺陷：细胞膜片将干细胞注射进行原位治疗，可以精准地修复或再生功能障碍的组织器官单次注射细胞数量有限，注射后细胞易流失，无法实现均匀分布。为了满足细胞数目要求，常需反复多次注射。支架材料复合细胞负载细胞数目相对较高，也可将细胞移植至特定部位，但支架材料复合细胞需经胰酶消化，胰酶会破坏细胞的表面蛋白、胞间连接及细胞外基质，对细胞损伤较大，且支架材料在移植至组织修复部位后会因自身降解而产生炎症反应，从而不利于细胞的存活和生长。

2. 干细胞治疗联合基因编辑技术

基因编辑技术是指用可编程的核酸酶识别基因组特定位点并介导DNA双链断裂（DNA double-strand breaks, DSBs），随后诱发DNA非同源末端连接（non-homology end-joining, NHEJ）或同源重组修复（homology directed repair, HDR）等机制，从而实现对DNA序列的定点修饰，包括靶向敲除或敲入基因。基因编辑工具主要包括Meganuclease、锌指核酸酶（zinc-finger nucleases, ZFN）、转录激活因子样效应物核酸酶（transcription activator-like effector nucleases, TALEN）、成簇规律间隔短回文重复序列（clustered regularly interspaced shortpalindromic repeat, CRISPR）-Cas9系统等。由于ZFN和TALEN技术对每一个基因位点的编辑都需要经过重新设计、合成并组装具有特异性DNA识别能力蛋白模块的烦琐步骤，载体构建复杂、周期长，难于用来开展大规模基因编辑的筛选。CRISPR-Cas9系统由于其效率高、操作简单、易于改造优化等优势，目前已经成为最重要的基因编辑工具，并被广泛应用于基因表达调控、细胞成像、核酸标记、表观遗传修饰、疾病治疗和功能基因筛选等领域。

由于干细胞是一类具有自我更新和多向分化潜能的未分化细胞，在体外对干细胞进行基因编辑或修饰可以极大地拓宽干细胞的应用领域，利用CRISPR-Cas9系统活化干细胞中的特定基因不仅可以提高干细胞的定向分化效率，而且可促使干细胞定向分化为不可再生的细胞类型如神经元、心肌细胞、汗腺细胞等。荷兰Hubrecht研究所的Hans Clevers实验室利用CRISPR-Cas9技术，在人类肠干细胞中纠正了与囊肿性纤维化相关的基因缺陷。他们从囊肿性纤维化患者的体内分离出肠干细胞，然后利用CRISPR-Cas9技术修复了致病基因囊性纤维化跨膜传导调节因子（cystic fibrosis transmembrane conductance regulator,

CFTR），使得细胞得到了功能性修复。这是CRISPR-Cas9系统在人体中最早的成功应用。

基因编辑治疗面临的最大障碍即脱靶现象。脱靶效应会导致基因组中其他序列发生突变以及癌基因被激活等不良后果，给基因编辑技术的临床应用带来较大的风险。要确保作用位点的特异性和高效性，必须慎重地选择靶标位点，并在全基因组中搜寻可能存在的脱靶位点，以及在此基础上对gRNA进行精妙的设计，如何通过有效的手段将基因组编辑质粒准确地靶向导入特定的细胞、组织或器官中，从而实现精确导向的基因编辑，是目前基因编辑干细胞领域面临的难题。

3. 干细胞构建类器官

类器官（organoids）是指利用体外用3D培养技术对干细胞或器官祖细胞进行诱导分化形成的在结构和功能上都类似目标器官或组织的三维细胞复合体，其具有稳定的表型和遗传学特征，能够在体外长期培养。近年来，随着3D培养技术的成熟，使构建复杂的三维结构类器官成为可能。体外类器官的构建最重要原则是体外培养体系中精准模拟体内微环境，诱导干细胞分化、增殖，从而构建特定的器官或组织。体内微环境主要由两部分构成，一部分是与供给干细胞自我更新和增殖分化有关的细胞生长调节因子（细胞因子或某些小分子）。比如，Wnt通路激活因子（Wnt-3A and R-spondin）、酪氨酸激酶受体腺体（receptor tyrosine kinase ligands）表皮生长因子（EGF）、成纤维细胞生长因子（FGF）和转化生长因子β（TGF-β）。另一部分是模拟干细胞生长微环境所需要的细胞外基质。比如将细胞培养在基质胶（matrigel）形成的立体空间中，基质胶可以取代传统培养体系中的饲养层细胞（feeder cells），为干细胞增殖、分化提供三维力学环境，促进细胞聚集以及细胞排列等。2011年，McCracken等建立了基于诱导型多能干细胞的类肠培养体系。该培养体系按照肠道形成过程中每个过程生长需要的生长因子及培养条件设计。类肠为器官替代治疗及一些潜在领域提供了一个全新的平台。

类器官技术使研究人员能利用患者获得组织培养出相同基因型或与患者淋巴细胞抗原相匹配的类器官，修复和再生损伤组织和器官，并且避免了异体移植导致的免疫排异反应。类器官培养生产的简便性以及与人体器官的相似性，对于转化研究在未来具有极大的吸引力，如能应用于人工代食管消化道重建,可为特殊患者的个体化精准治疗提供依据,为食管癌的外科治疗带来革命性的改变。

4. 干细胞治疗联合水凝胶技术

水凝胶是一种由亲水性聚合物链交联所形成的3D网络结构,不仅为干细胞提供适宜的微环境,而且可构建合适的3D培养体系,为干细胞的生长提供物理空间,为细胞的黏附提供力学支撑并传递化学、力学以及生物学信号,诱导细胞生长,调控细胞表型,从而调控干细胞的自我更新和分化能力,促进组织再生、结构和功能恢复。如将特殊功能性多肽基团设计构建水凝胶中,可赋予水凝胶其他生理特性,如细胞黏附、酶降解、抗菌等。水凝胶按来源可分为天然水凝胶和合成水凝胶。天然水凝胶与细胞外基质的成分相似,主要为胶原蛋白、透明质酸等。而合成水凝胶具有良好的机械性,其结构及降解速度可控,主要为聚乳酸、聚丙烯酰胺等合成材料。水凝胶的降解性、纳米表面地貌、孔隙微观结构、硬度等均影响干细胞的分化与增殖。当修复损伤和外科重建组织时,水凝胶自身被逐渐降解;但是水凝胶不同的降解速率会影响干细胞的生物学活性。因此,人们设计构建了不同刺激响应降解的水凝胶,通过感知和识别体内微环境的变化,改变其性状,控制降解速率,成为组织再生、修复重要的研究方向。根据环境刺激源不同,刺激响应降解型水凝胶可分为pH值响应型、光响应型、氧化还原响应型及其他理化刺激响应型等。并且运用3D生物打印技术能够精准控制生长因子在水凝胶中的分布,从而在时间和空间上控制相关生长因子的释放。水凝胶的3D网状结构利于干细胞黏附,且能够促进干细胞的增殖、分化。

5. 干细胞治疗联合3D打印技术

3D打印又叫累积制造技术,是一种以计算机的数字模型为基础,使用粉末状金属、塑料或其他可黏合材料,通过逐层堆叠累积的方式来构造物体的技术,打印的产品模型可基于计算机辅助设计(computer aided design, CAD),也可以通过CT成像技术来实现。其主要优点包括打印精度高,可以同时打印细胞及其支撑材料;构建速度快,生产周期短按需制作,实现医学个体化精准治疗;解决移植排斥的问题。

在CT扫描影像学摄片后,可根据食管等成像的解剖学位置,在计算机辅助设计下,将不同组织结构标记为不同的颜色。突出表现病变的食管,将其与周围组织分离。通过3D重建模型,可以辅助制订术前手术方案,尤其是对于复杂的病例,可提供个体化治疗的可靠依据。美国梅奥医疗中心曾报道应用3D打印技术重建有食管变异的患者的胸腔食管,帮助该患者完成内镜黏膜切除术,得到了很满意的效果。

另外,3D打印技术仿生制造的器官、组织具有较好的生物力学特性和较高的细胞相容性,弥补了组织工程的缺点与不足,在食管损伤修复和外科重建中具有巨大的应用潜力。有研究报道使用3D打印技术制作黏附有干细胞的食管覆膜支架,并将其应用于修补食管缺损的动物实验。Park等以新西兰兔为实验对象,将食管切开一个0.5 cm×1 cm的伤口,用种植BM-MSC的3D PCL补片修补兔食管。术后1周兔子开始进食,第3周行CT扫描后处死解剖,观察兔的食管修补处并行免疫组织化学检查。研究结果显示,被修补的食管周围未见明显感染、瘘、狭窄等情况,免疫组织化学结蛋白(desmin)染色显示平滑肌细胞再生。3D打印技术在临床医学中的应用不断扩展,部分打印结构如食管已在大动物模型上实现了应用,进展令人瞩目。但迄今尚无3D打印修复产品在开展临床试验的研究报道。3D打印可以构建个性化支架结构,提供组织再生的3D结构支撑,促进受损组织的结构与功能恢复。随着干细胞移植和3D打印技术的不断进步,将来3D打印在食管损伤修复和外科重建中的优势将日益显著。

第二节　干细胞治疗与食管修复及外科重建

一、干细胞治疗在巴雷特食管中的应用

巴雷特食管内镜下可见食管鳞状上皮与胃柱状上皮的交界线齿状线,又称Z线、鳞柱交界(squamous-columnar junction, SCJ)相对于胃食管结合部上移≥1 cm,病理学证实食管下段的正常复层鳞状上皮被化生的柱状上皮所取代,其化生可为胃底上皮样化生、贲门上皮样化生以及特殊肠型化生(specific intestinal metaplasia, SIM)是目前食管腺癌唯一被公认的癌前病变,巴雷特食管—肠上皮化生—不典型增生—低度异型增生—重度异型增生—食管腺癌是目前已知的癌变路径,故对其进行早期干预及监测是预防食管腺癌的最重要的

手段之一。

巴雷特食管通常发生在慢性的反流性食管炎条件下，反流性食管炎可致巴雷特食管，最终引发食管腺癌而危及生命。由于干细胞具有分泌细胞因子、调节免疫、多向分化以及增殖等潜能，Mazzanti 等采用胃食管肌切开术（esophagogastric myotomy）建立反流性食管炎大鼠模型，并于切开处局部注射 BM-MSC，采用组织学和功能分析评估肌肉再生、收缩能力及不同移植时间点受损处绿色荧光蛋白（green fluorescent protein, GFP）阳性 BM-MSC（BM-MSC-GFP$^+$）的表达情况。结果显示：BM-MSC 促进肌肉再生、增加食管下括约肌的收缩功能。移植的 BM-MSC-GFP$^+$ 于受损处滞留达 30 d，免疫组织化学分析显示：BM-MSC 任何时间点均未显示趋向平滑肌或横纹肌等分化。更为重要的是，此研究表明，自体干细胞移植可促进食管下括约肌再生，控制胃食管反流。上述研究成果为干细胞移植治疗巴雷特食管提供了临床治疗的理论依据。

二、干细胞治疗在食管吻合口瘘中的应用

食管吻合口瘘是食管癌术后严重的并发症之一。有文献报道其发生率占所有食管癌术后并发症的 20%～30%，可导致颈部、纵隔的严重感染，甚至发生胸骨后脓肿。如果不及时处理，甚至可导致死亡。目前，保守治疗是食管吻合口瘘的首选治疗方法，但治疗的失败率仍较高。二次手术治疗在一些文献中也有报道，但疗效并不令人满意。近些年，内镜治疗方法被应用于治疗食管吻合口瘘。例如，使用内镜释放血管夹闭合瘘口、注射纤维蛋白胶，或者使用自膨胀覆膜支架（SEMS）等，但相关回顾性研究提示，内镜治疗方法存在食管狭窄、支架移位、出血及肿瘤复发等风险。目前，食管吻合口瘘仍缺乏有效的治疗手段，迫切需要一种安全、有效的治疗方法。

Kantarcioglu 等对腐蚀性食管损伤的大鼠模型采用 MSC 原位移植治疗，并通过正电子发射断层成像（positron emission tomography, PET）观察标记 MSC 的生物学分布情况。结果显示，食管损伤部位存在 MSC 归巢行为，Dil 标记的上皮细胞和肌肉细胞均源于移植的 MSC。此研究表明，MSC 移植可减少食管损伤，促进创面愈合，是一种有效的治疗方式。Xue 等利用新西兰大白兔通过切开吻合置管造瘘法构建食管瘘模型，提取自体骨髓干细胞结合纤维蛋白胶封闭

瘘口,MRI检测发现使用自体骨髓干细胞、纤维蛋白胶联合移植组瘘口部位仅表现为炎性机化,而对照组多存在化脓性感染。对瘘口的组织学研究再次证明了上述发现。利用免疫荧光检测提示,自体移植的MSC在瘘口部位定植,且向成肌细胞分化。机制研究提示自体干细胞与纤维蛋白胶联合移植可通过MSC的免疫调控效应、细胞外基质重构以及纤维蛋白胶对MSC的抗迁移效应等机制,提高颈部食管吻合口瘘的闭合率,为食管吻合口瘘的治疗提供了新的方法。

三、干细胞治疗在食管术后狭窄中的应用

食管狭窄是食管癌手术治疗的术后常见并发症。随着食管内镜治疗的发展,内镜黏膜切除术(EMR)、内镜黏膜下剥离术(ESD)广泛应用,食管狭窄问题日益突出。由于手术切除食管时,组织损伤会引起免疫炎症反应,局部黏膜下纤维结缔组织增生,胶原纤维沉积,食管黏膜下层产生严重的炎症及细胞外基质过度纤维化,固有肌层发生萎缩,进而形成食管狭窄。目前,预防狭窄的方式主要有4种,包括球囊或探条扩张、支架植入、口服或注射激素以及细胞移植。其中球囊扩张常需反复进行,增加患者的痛苦和经济负担;食管支架虽暂时性发挥扩张作用,但狭窄易复发,且同时存在支架移位和嵌入穿孔等弊端。糖皮质激素可抑制局部炎症反应,减少纤维结缔组织生成,软化瘢痕,但增加了迟发性穿孔和全身不良反应的风险。近年来,有学者将相关干细胞移植应用于小样本动物术后预防食管狭窄,其结果令人鼓舞。Honda等将狗的自体脂肪组织分离出培养成脂肪干细胞,进而制成细胞悬液注射到EMR术后食管黏膜溃疡面处,结果发现对照组与脂肪干细胞组的吞咽困难指数分别为4和1,黏膜收缩率分别为75.7%和45.3%;单位面积黏膜下层新生微血管数分别为7.4和16.2支,提示吞咽困难症状和食管黏膜发生挛缩的情况较对照组明显减轻,证明食管创面局部注射MSC可有效预防食管狭窄形成。应用移植细胞可缩短上皮化时间、预防狭窄形成、减轻患者痛苦,不良反应小,显著提高患者的生活质量。

四、干细胞治疗在食管人工代食管中的应用

目前,食管癌的治疗主要依靠手术切除并行食管重建。重建所需的替代

组织主要来自其他组织或器官，如胃、空肠、结肠等是临床应用最多的重建方式。然而其手术创伤大、并发症多、病死率高，从而使人们积极寻找人工食管的替代材料。良好的食管替代物需具有以下特性：有完整的解剖层次及功能，良好的生物相容性，管腔密闭、结构完整，无毒性，无免疫排斥反应，对于菌群有一定抵抗力。人工代食管现研究热点主要集中于种子细胞、支架材料及构建方法等方面。由于干细胞具有多向分化潜能，能诱导分化为中胚层细胞，并且来源广泛，存在于胚胎、骨髓、血液、脂肪组织、毛囊、皮下组织、脐血等组织中，是组织工程种子细胞的理想选择。有国外研究者利用小鼠自体BMSC体外诱导为成肌细胞及成上皮细胞，种植于食管全层脱细胞外基质支架上，成功构建出组织工程全层食管后，再原位移植至食管切除的具有免疫活性的小鼠体内可存活14 d；取出小鼠体内的组织工程食管经组织学检测发现，该移植食管具有肌肉、上皮、血管及神经等结构。Tan等利用BM-MSC修复犬长约5 cm的食管半径缺损，术后12周同样发现缺损修复处肌肉、上皮及血管生成。近年来，随着细胞工程学和组织工程学的发展，利用iPSC的多向分化性及其可在体外表达多种外源性目的基因的特性，将其作为种子细胞用于细胞治疗和基因治疗已成为研究热点。但由于食管毗邻重要器官，其内部结构复杂，存在吻合后食管狭窄、吻合口瘘等可能，新生食管蠕动功能差，人工代食管的细胞与合成材料黏附力差，如何构建解剖层次及生理功能与正常人体相同的人工代食管，如何构建血管化及神经化的人工代食管等诸多方面问题。随着人工代食管研究深入，关键的科学问题解决，干细胞复合人工代食管如获成功，不仅具有广阔的市场应用前景，而且可对食管癌手术方式产生革命性的变化，极大地提高患者的生活质量。

第三节　干细胞治疗面临的问题和展望

大量研究表明，干细胞在食管修复和外科重建中具有重要的应用价值，对于某些传统治疗手段无效或治疗效果不佳的食管癌围术期严重并发症具有较好的治疗效果；干细胞可以促进食管下括约肌再生，控制胃食管反流，为干细胞移植治疗巴雷特食管提供了理论依据；干细胞移植还可以提高颈部食管吻合口瘘的闭合率,为食管吻合口瘘的治疗提供了新的方法;移植干细胞可缩短上皮化时间、预防狭窄形成、减轻患者痛苦,不良反应作用小,显著提高生活质量。干细胞结合组织工程为人工代食管提供了新的研究方向和思路,对食管癌手术根治奠定了革命性的理论基础。但在干细胞应用于食管修复与外科重建之前尚需解决或完善诸多关键问题,包括缺乏统一的干细胞分类和鉴定方法,移植细胞的移植途径和数量等,干细胞移植具有适应证和禁忌证,干细胞治疗需要筛选患者,并需要进行长期随访等。

一、干细胞来源和类型的选择

目前为止,已有多种来源的干细胞用于临床试验,包括外周血、骨髓、脐带血和脂肪组织、胚胎。其中,ESC在食管修复和外科重建中的应用作用明显,但涉及伦理、致畸及取材困难,限制其发展;MSC由于其易于从人体组织中分离且具有多向分化潜力和低免疫原性等特点而获得了较多的关注,但体外长期培养可能会导致细胞衰老,产生遗传变异;分化能力受年龄限制,存在遗传错误等。近年来,由于iPSC取材方便,没有免疫排斥和道德问题,代表了新的研究方向,但由于其需要转基因技术导入相关基因,存在致畸和癌变等可能,其安全性还需要多方临床试验确定;另外,现阶段,iPSC重编程效率低,尚未建立高效安全的重编程技术。利用干细胞活性成分(细胞因子等)或亚单位(囊泡或外泌体)进行治疗,是今后干细胞治疗发展的另一个方向。干细胞源性外泌体能够借助所携带的蛋白、noncoding-RNA、micro-RNA等生物活性物质在食管损伤和重建中发挥重要作用,可促进细胞间的信息传递和抗原呈递、调节机体免疫应答、促进细胞增殖、预防细胞凋亡、诱导血管生成、修复损伤和重建的组织,可减少细胞凋亡和纤维化,促进血管生成和组织修复,发挥更甚于干细胞移植的治疗作用。所以,对不同种类干细胞和细胞成分的移植作用进行比较和评估,选择适用于临床的干细胞类型,是干细胞应用亟待解决的重要问题。

二、干细胞移植的活性和数量

干细胞的细胞活性与其增殖分化能力、纯度、活细胞数、体外培养扩增代数、衰老程度等因素密切有关。干细胞的活性直接影响干细胞临床治疗的效果和安全性。其中干细胞增殖分化能力与干细胞在食管修复与外科重建中的治疗效果密切相关。但是，不同来源的干细胞增殖分化能力差异很大，即干细胞具有很强的异质性。这种异质性导致不同来源的干细胞增殖分化能力不稳定，影响临床治疗效果。干细胞的临床治疗效果还与移植的干细胞数量有关。通常，需要足够多的干细胞才能获得较为理想的治疗作用，一次移植的干细胞数量需要达到 $1 \times 10^6 \sim 1 \times 10^8$ 个。制备足够数量符合要求的干细胞是干细胞临床应用的前提。但是组织中成体干细胞的数目很少，分离纯化复杂且无统一的标准；干细胞也不能无限扩增，因为随着扩增次数的增加，基因突变会逐渐积累，这增加了遗传风险。

三、干细胞表型改变和成瘤性

由于干细胞移植常需要大量的扩增以达到移植需求，但长时间扩增可导致干细胞的表观遗传改变，形态和生物特性变异；另外，大量增殖可能导致细胞聚集体，从而诱发肿瘤的可能。干细胞治疗引发肿瘤已有少量报道。干细胞治疗可能导致如动脉粥样硬化症、胃癌、骨肉瘤、儿童白血病等多种疾病的发生。并且，由于体外培养或移植后，干细胞常处于特定微环境中，易诱发恶变，如低氧、化学物质诱导、生物因素等。为了适应上述生理或病理环境，干细胞需要不断变化并作转变，通常这种转变常伴随着 $p53$、RB 等抑癌基因的失活和相关癌基因的激活及过表达等，从而诱发干细胞成瘤形成。

四、干细胞的提取和鉴别方法

到目前为止，干细胞的主要分离方法有贴壁培养法、免疫磁珠法、密度梯度离心和流式细胞仪分选法等多种，但每个方法都有一定的不足之处。如贴壁培养法获得的干细胞纯度不够高；免疫磁珠法和流式细胞仪分选法价格昂贵，且会损伤细胞，影响存活率，因此常需要多种方法结合起来。另外，培养过程中添加物的理化特性如浓度过高或过低、一些仪器设备不恰当的操作（如离心机转速过快）等，都可导致细胞受损，降低存活率。目前，对于获取纯度高、添加物干扰少、存活率高、活性好的干细胞,尚缺乏安全、可靠、简单易操作的提取方法,临床应用之前仍需要建立统一的细胞提取和鉴别方案。

五、干细胞移植的方法

干细胞治疗已经应用于食管修复和外科重建中,但不同的移植途径可能是影响干细胞疗效的因素之一。理想的干细胞治疗是:细胞被植入体内后,通过增殖分化替代或修复功能障碍的组织细胞,融合为正常组织器官的一部分,从而达到治疗疾病的目的。然而,目前常规移植治疗方法对实体组织器官的治疗具有明显缺陷,即移植的干细胞大部分没有到达患病的靶组织器官,且到达靶组织器官的干细胞中只有少量干细胞能够长期停留在损伤部位,导致治疗效果难以持久,常需要多次移植。有研究表明在移植后24 h,只有不到10%的细胞留存下来,大部分细胞可能被血液循环冲洗或从注射部位溢出以及发生细胞死亡。在组织、器官的病变部位定向移植干细胞,提高干细胞移植后的存活率,一直是困扰干细胞临床应用的难题。但随着新技术的不断出现,干细胞移植出现新方法,如水凝胶、细胞膜片、支架、3D打印技术的应用,可协助在组织器官的病变部位定向移植干细胞,并且提供干细胞组织器官的病变部位局部微环境和多种细胞因子,诱导干细胞定向增殖分化,修复或再生组织器官,使其恢复正常的生理功能,从而达到治疗疾病的目的。

六、干细胞伦理和监管问题

干细胞的研究与应用在伦理道德方面的难点仍然难以解决。干细胞移植受到不同宗教、不同文化背景、不同阶层的质疑和争论。干细胞来源于胚胎、胎盘、脐带、血液、骨髓等器官或组织,需要征得供体的同意,且要对供体进行检查,以保障干细胞的活性,并尽可能地减少对受体的不良作用;干细胞移植的适应证需要严格控制,干细胞使用前后要充分地向患者解释病情及干细胞的好处和不良作用,充分征得患者的同意。另外,干细胞治疗的监管程序十分复杂,涉及采集、建库、制备、检测、保存、运输等多个流程,每个流程需要审核专业人员资质和严格环境要求,监督各个环节和流程,完善追溯机制。由于目前我国尚未形成一套行之有效的方法，因此亟须出台相关法律、法规，规范干细胞的使用，形成一套成熟、统一的监管体系，使干细胞治疗标准化、规范化。

目前，临床实践中，干细胞移植在食管修复和外科重建中的应用非常局限，仍需要进行随机、双盲、大样本临床试验。如何在组织水平上对修复和重建的食管进行结构和功能的恢复，是现阶段干细胞移植应用于食管修复与重建外科的关键问题。功能重建是指移植至患者体内的干细胞以内分泌、外分泌等形式释放各种生物活性因子发挥治疗作用，这种方法见效快，但需要重复用药，且次数越来越多，间隔越来越短。而进行结构重建，不仅需要进行功能重建，还需要正确地再生人体天然组织器官的结构；现阶段的结构重建，往往由于缺乏体内的生物力学环境，导致再生的组织器官移植后无正常的生理功能，见效相对慢。但随着新技术的不断涌现，如水凝胶、细胞膜片、支架复合细胞技术、3D打印技术等的应用，采用融合方案，相信在不远的将来，干细胞移植会广泛应用在食管损伤和外科重建中去。

-------------------------------- 参 考 文 献 --------------------------------

[1] Amirruddin N S, Low B S J, Lee K O, et al. New insights into human beta cell biology using human pluripotent stem cells [J]. Semin Cell Dev Biol, 2019 Nov 19 [Online ahead of print].

[2] Bailey D D, Zhang Y, van Soldt B J, et al. Use of hPSC-derived 3D organoids and mouse genetics to define the roles of YAP in the development of the esophagus [J]. Development, 2019, 146 (23).

[3] Bilousova G, Roop D R. Induced pluripotent stem cells in dermatology: potentials, advances, and limitations [J]. Cold Spring Harb Perspect Med, 2014, 4 (11): a015164.

[4] Bosworth A M, Faley S L, Bellan L M, et al. Modeling neurovascular disorders and therapeutic outcomes with human-induced pluripotent stem cells [J]. Front Bioeng Biotechnol, 2017, 5: 87.

[5] Bozdağ S C, Yüksel M K, Demirer T. Adult stem cells and medicine [J]. Adv Exp Med Biol, 2018, 1079: 17−36.

[6] Choi M Y, Kim J T, Lee W J, et al. Engineered extracellular microenvironment with a

tunable mechanical property for controlling cell behavior and cardiomyogenic fate of cardiac stem cells[J]. Acta Biomater, 2017, 50: 234−248.

[7] Chung I M, Rajakumar G, Venkidasamy B, et al. Exosomes: current use and future applications[J]. Clin Chim Acta, 2020, 500: 226−232.

[8] Clevers H. Modeling development and disease with organoids [J]. Cell, 2016, 165 (7): 1586−1597.

[9] Domper Arnal M J, Ferrández Arenas Á, Lanas Arbeloa Á. Esophageal cancer: Risk factors, screening and endoscopic treatment in Western and Eastern countries [J]. World J Gastroenterol, 2015, 21 (26): 7933−7943.

[10] Erik H Koritzinsky E H, Street J M, Star R A, et al. Quantification of exosomes[J]. J Cell Physiol, 2017, 232 (7): 1587−1590.

[11] Hochberger J, Köhler P, Kruse E, et al. [Endoscopic submucosal dissection][J]. Internist(Berl), 2013, 54 (3): 287−301.

[12] Honda M, Hori Y, Nakada A, et al. Use of adipose tissue-derived stromal cells for prevention of esophageal stricture after circumferential EMR in a canine model[J]. Gastrointest Endosc, 2011, 73 (4): 777−784.

[13] Hu J, Wang J. From embryonic stem cells to induced pluripotent stem cells-Ready for clinical therapy[J]. Clin Transplant, 2019, 33 (6): e13573.

[14] Jin J. Stem cell treatments[J]. JAMA, 2017, 317 (3): 330.

[15] Kanji S, Das H. Advances of stem cell therapeutics in cutaneous wound healing and regeneration[J]. Mediators Inflamm, 2017, 2017: 5217967.

[16] Kantarcioglu M, Caliskan B, Demirci H, et al. The efficacy of mesenchymal stem cell transplantation in caustic esophagus injury: an experimental study [J]. Stem Cells int, 2014, 2014: 939674.

[17] Kumar H, Ha D H, Lee E J, et al. Safety and tolerability of intradiscal implantation of combined autologous adipose-derived mesenchymal stem cells and hyaluronic acid in patients with chronic discogenic low back pain: 1-year follow-up of a phase I study [J]. Stem Cell Res Ther, 2017, 8 (1): 262.

[18] Lerou P H, Daley G Q. Therapeutic potential of embryonic stem cells[J]. Blood Rev, 2005, 19 (6): 321−331.

[19] Lin M, Firoozi N, Tsai C T, et al. 3D-printed flexible polymer stents for potential applications in inoperable esophageal malignancies [J]. Acta Biomater, 2019, 83: 119−129.

[20] Lin Y, Totsuka Y, He Y, et al. Epidemiology of esophageal cancer in Japan and China [J]. J Epidemiol, 2013, 23 (4): 233−242.

[21] Liu G, David B T, Trawczynski M, et al. Advances in pluripotent stem cells: History,

mechanisms, technologies, and applications[J]. Stem Cell Rev Rep, 2019, 16 (1): 3−32.

[22] Li Z, Fan Z, Xu Y, et al. pH-sensitive and thermosensitive hydrogels as stem-cell carriers for cardiac therapy[J]. ACS Appl mater interfaces, 2016, 8 (17): 10752−10760.

[23] Lo A T, Mori H, Mott J, et al. Constructing three-dimensional models to study mammary gland branching morphogenesis and functional differentiation[J]. J Mammary Gland Biol Neoplasia, 2012, 17 (2): 103−110.

[24] Lu X L, Xue H Y, Ke Z P, et al. CRISPR-Cas9: a new and promising player in gene therapy[J]. J Med Genet, 2015, 52 (5): 289−296.

[25] Masanori Maeda M, Kanai N, Kobayashi S, et al. Endoscopic cell sheet transplantation device developed by using a 3-dimensional printer and its feasibility evaluation in a porcine model[J]. Gastrointest Endosc, 2015, 82 (1): 147−152.

[26] Matai I, Kaur G, Seyedsalehi A, et al. Progress in 3D bioprinting technology for tissue/organ regenerative engineering[J]. Biomaterials, 2020, 226: 119536.

[27] Mazzanti B, Lorenzi B, Lorenzoni P, et al. Treatment of experimental esophagogastric myotomy with bone marrow mesenchymal stem cells in a rat model[J]. Neurogastroenterol Motil, 2013, 25 (10): e669−e679.

[28] McCracken K W, Howell J C, Wells J M, et al. Generating human intestinal tissue from pluripotent stem cells *in vitro*[J]. Nat Protoc, 2011, 6 (12): 1920−1928.

[29] Menasché P. Cell therapy trials for heart regeneration — lessons learned and future directions[J]. Nat Rev Cardiol, 2018, 15 (11): 659−671.

[30] Müller P, Lemcke H, David R. Stem cell therapy in heart diseases — cell types, mechanisms and improvement strategies[J]. Cell Physiol Biochem, 2018, 48 (6): 2607−2655.

[31] Nawab K, Bhere D, Bommarito A, et al. Stem cell therapies: a way to promising cures [J]. Cureus, 2019, 11 (9): e5712.

[32] Nieponice A, Gilbert T W, Badylak S F, et al. Reinforcement of esophageal anastomoses with an extracellular matrix scaffold in a canine model[J]. Ann thorac Surg, 2006, 82 (6): 2050−2058.

[33] Ohki T, Yamato M, Murakami D, et al. Treatment of oesophageal ulcerations using endoscopic transplantation of tissue-engineered autologous oral mucosal epithelial cell sheets in a canine model[J]. Gut, 2006, 55 (12): 1704−1710.

[34] Ohki T, Yamato M, Ota M, et al. Application of regenerative medical technology using tissue-engineered cell sheets for endoscopic submucosal dissection of esophageal neoplasms[J]. Dig endosc, 2015, 27 (2), 182−188.

［35］ Ohnuki M, Takahashi K. Present and future challenges of induced pluripotent stem cells［J］. Philos Trans R Soc Lond B Biol Sci, 2015, 370 (1680): 20140367.

［36］ Park S Y, Choi J W, Park J K, et al. Tissue-engineered artificial oesophagus patch using three-dimensionally printed polycaprolactone with mesenchymal stem cells: a preliminary report［J］. Interact Cardiovasc Thorac Surg, 2016, 22 (6): 712−717.

［37］ Paschos N K, Brown W E, Eswaramoorthy R, et al. Advances in tissue engineering through stem cell-based co-culture［J］. J Tissue Eng Regen Medicine, 2015, 9(5): 488−503.

［38］ Qiu H, Liu S, Wu K, et al. Prospective application of exosomes derived from adipose-derived stem cells in skin wound healing: A review［J］. J Cosmet Dermatol, 2020, 19 (3): 574−581.

［39］ Qiu M L, Lin J B, Li X, et al. Current state of esophageal cancer surgery in China: a national database analysis［J］. BMC Cancer, 2019, 19 (1): 1064.

［40］ Rhee H, Wang D H. Cellular origins of Barrett's esophagus: the search continues［J］. Curr Gastroenterol Rep, 2018, 20 (11): 51.

［41］ Salsman J, Dellaire G. Precision genome editing in the CRISPR era［J］. Biochem Cell Biol, 2017, 95 (2): 187−201.

［42］ Schwank G, Koo B K, Sasselli V, et al. Functional repair of CFTR by CRISPR/Cas9 in intestinal stem cell organoids of cystic fibrosis patients［J］. Cell Stem Cell, 2013, 13 (6): 653−658.

［43］ Siggia E D, Warmflash A. Modeling mammalian gastrulation with embryonic stem cells［J］. Curr Top Dev Biol, 2018, 129: 1−23.

［44］ Takeo M, Tsuji T. Organ regeneration based on developmental biology: past and future［J］. Curr Opin Genet Dev, 2018, 52: 42−47.

［45］ Tan B, Wei R Q, Tan M Y, et al. Tissue engineered esophagus by mesenchymal stem cell seeding for esophageal repair in a canine model［J］. J Surg Res, 2013, 182 (1): 40−48.

［46］ Trounson A, McDonald C. Stem cell therapies in clinical trials: progress and challenges［J］. Cell Stem Cell, 2015, 17 (1): 11−22.

［47］ Tsifaki M, Kelaini S, Caines R, et al. Regenerating the cardiovascular system through cell reprogramming; current approaches and a look into the future［J］. Front Cardiovasc Med, 2018, 5: 109.

［48］ Valverde M, Lozano-Salgado J, Fortini P, et al. Hydrogen peroxide-induced DNA damage and repair through the differentiation of human adipose-derived mesenchymal stem cells［J］. Stem Cells Int, 2018, 2018: 1615497.

［49］ Villate-Beitia I, Zarate J, Puras G, et al. Gene delivery to the lungs: pulmonary gene therapy for cystic fibrosis[J]. Drug Dev Ind Pharm, 2017, 43 (7): 1071-1081.

[50] Vizoso F J, Eiro N, Cid S, et al. Mesenchymal stem cell secretome: toward cell-free therapeutic strategies in regenerative medicine[J]. Int J Mol Sci, 2017, 18 (9).

[51] Wang F, Wang Z, Wang F, et al. Comparative strategies for stem cell biodistribution in a preclinical study[J]. Acta Pharmacol Sin, 2020, 41(4): 572-580.

[52] Xue X, Yan Y, Ma Y, et al. Stem-cell therapy for esophageal anastomotic leakage by autografting stromal cells in fibrin scaffold[J]. Stem Cells Transl Med, 2019, 8 (6): 548-556.

[53] Yu M, Tan Y, Liu D. Strategies to prevent stricture after esophageal endoscopic submucosal dissection[J]. Ann Transl Med, 2019, 7 (12): 271.

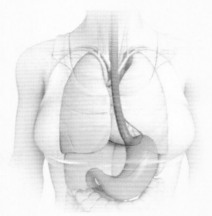

第十五章

食管癌影像组学研究

叶晓丹

影像组学是通过高通量从CT、MRI等影像中提取并分析大量影像学特征,对肿瘤进行全面分析的一种非侵入性图像分析方法。作为精准医学的重要组成部分,影像组学在肿瘤的诊断、分期、疗效评价、分子分型和预后预测等方面具有良好的应用价值和前景,已成为肿瘤影像评价的重要组成部分。食管癌的大量影像组学研究结果已证实其在基线影像和随访影像分析中的重要价值。本章从影像组学的研究背景出发,从食管癌影像组学的概念和研究方法、影像组学在食管癌中的临床应用以及影像组学面临的挑战和展望三个方面对食管癌影像组学进行阐述。

[通信作者]　叶晓丹,Email: yuanyxd@163.com

第一节　影像组学研究概况

随着医学图像信息学的发展，从医学图像中挖掘图像特征、解析临床信息，逐渐引起医学领域专家的重视。2012年，荷兰学者Lambin等首次提出影像组学（radiomics）的概念，同年，美国国家癌症研究所（National Cancer Institute, NCI）旗下的量化研究网络（quantitative research network, QIN）就明确定义了影像组学的组成，分为图像采集和重建、图像分割及重组、图像特征的提取和量化、数据库的建立及共享、个体数据的解析共5个部分。

一、图像采集

图像采集是影像组学研究的第一步。基于平扫、增强、灌注等扫描序列和方案获得高质量、标准化的影像（MRI、CT和PET等），用于疾病的诊断和评估。采集影像的扫描参数和后处理技术应采用标准化方案，扫描设备尽量保持一致。

二、图像分割

图像分割有手动、半自动、自动三种。常用的医学分割算法有区域增长法（region-growing methods）、水平设置法、图像切割法、动态轮廓算法（active contours algorithms）及半自动分割法（semiautomatic segmentations）、基于容积CT的分割法（volumetric CT based segmentation）等。现阶段多用手动及半自动分割方法，尽管存在主观性及观察者间的差异，人工追踪分割方法仍被作为分割的"金标准"。目前，全自动算法仍存在准确性和可重复性方面的问题，临床应用的可行性有待提高。

三、图像特征提取和量化

图像特征的提取和量化是影像组学的核心步骤。其中，形态特征（包括肿瘤的三维大小、形状、硬度和偏心率)和语义特征(包括位置、尺寸、血管分布、毛刺及坏死等)为定性的传统影像术语。纹理特征则是指从图像中导出、用各种数学方法提供图像的不同灰度的相对位置信息,从而量化肿瘤的异质性。纹理提取常用的获取量化参数的方法包括统计法、模型法和基于变换的方法。

1. 统计法

统计法是最常用的纹理提取方法,基于统计方法的纹理分析已应用于食管癌,包括不同的秩序统计参数(一阶特征、二阶特征和高阶特征)。一阶特征统计描述的是感兴趣区(ROI单个像素值的灰度分布情况),是一种基于直方图分析的方法,与ROI中的灰度级频率分布有关,依赖于单个体素值,包括能量、平均绝对偏差、熵、偏度、峰度、像素值的百分位数、均值、最大值、中值、最小值、一致性、标准差、范围、均方根方差等,不包含空间位置信息;二阶特征,是基于特定的像素对的联合概率分布,描述局部纹理特征如灰度共生矩阵(grey-level co-occurrence matrices, GLCM)、灰度游程步长矩阵(grey-level run length matrices, GLRLM)。前者描述体素间的两两排列,包括熵、同质性、能源/角二阶矩、相关度和不同度,根据具体任务还可使用如下测度:角二阶矩/能量、惯量(inertia)、熵、同质性(homogeneity)、差异性(dissimilarity)和一致性(uniformity)。GLRLM描述具有相同强度的体素排列,包括长游程强调、短游程强调、游程长度非均匀性、灰度非均匀性,这些矩阵描述像素与像素之间的强度关系。高阶特征是应用相邻像素灰度差分矩阵描述图像局部特征,反映区域内强度的变化或同质区域的分布情况如灰度区域大小矩阵(gray-level size zone matrix, GLSZM)、邻域灰度差值矩阵(neighborhood gray-tone difference matrix, NGTDM)。GLSZM描述同质性区域的特征;NGTDM描述单个体素与相邻体素之间的差异性。

2. 模型法

模型法通过数学方法建立预测/分类模型来解释纹理。常用数学方法包括分型分析(fractal analysis)、自举法(bootstrap approach)、反向传播法(back-propagation algorithm)、逻辑回归分析(logistic regression)、支持向量机(support vector machine)、空间频率算法(spatial-frequency measurements)、随机森林算法(random-forest method)、自动识别算法(auto-detection algorithms)等。

3. 基于变换的方法

基于变换的方法包括傅立叶变换、Gabor变换和小波变换等。

根据图像特征的可重复性、与其他特征的相关性，以及与分期、预后、基因表达的关系等对其进行筛选，可通过序贯筛选等机器学习或统计学方法实现高效选取，也可通过主成分分析等降维方法将源特征转化为新的特征集合，再将筛选的特征纳入相应预测模型中，最后整合临床、影像常规和影像组学特征数据，建立数据库，用于分析和共享。

2014年，Aerts等在《自然通讯》(*Nature Communications*)杂志上发表了关于非小细胞肺癌和头颈癌的影像组学研究结果，表明影像组学可用于解析肿瘤的基因表达和预后，该研究是影像组学概念提出后在该领域的第一个标志性研究成果，积极推动了国际影像组学研究的发展。Doroshow等提出，影像组学是多学科交叉、多影像相互结合的一种技术，是转化医学未来发展方向之一。

第二节　影像组学在食管癌评估中的应用

大量研究证实了影像组学在辅助食管癌的病理亚型、分化程度、临床分期、治疗方案选择、疗效预测、预后评估和治疗不良反应监测等方面的临床应用价值。

一、病理亚型的预测

食管癌的病理亚型和分化程度与患者的治疗决策和预后判断关系密切，治疗前准确和全面的评估可以更精准地分析病灶的组织特点并选择治疗方案，从而使患者获益。影像组学充分挖掘影像信息，量化处理数据，能够更好地描述肿瘤本身的异质性和生物学特征。程蕾舒等通过提取肿瘤的影像特征、影像组学特征降维、建立多变量logistic模型对训练集和验证集的食管鳞状细胞癌的病理分化程度进行预测，证实了影像组学模型能够对食管鳞状细胞癌术前病理分化程度的预测提供帮助。刘月华等通过能谱CT对食管鳞状细胞癌的定性及定量研究表明，不同分化程度的食管鳞状细胞癌的能谱特征参数和能谱曲线存在差异，标准化碘浓度相对其他因素在食管癌分化程度的预测方面具有较好的预测效能。冯瑞等针对PET-CT的食管癌影像组学研究表明标准摄取值（standard uptake value, SUV）与食管鳞状细胞癌分化程度呈正相关，从而得出SUV值可以反映肿瘤的分化程度。

二、肿瘤分期的预测

在肿瘤分期方面，传统的CT评价食管癌价值有限，对T分期的临床应用价值低于超声内镜（EUS），但传统CT和EUS在食管癌的N分期评价的敏感度和准确率均低于PET-CT。然而，直径较小或轻度浸润的淋巴结肿瘤负荷较低，示踪剂摄取低下，也可能导致假阴性。一项针对食管癌分析的影像组学研究结果显示，一阶特征峰度对食管癌的T分期具有预测价值。一阶统计特征熵值对食管癌的T分期、N分期均有预测作用。熵有助于预测T分期和N分期，偏态和峰态可预测N分期。Shen等的研究结果表明，GLCM、GLRLM等CT影像组学特征可以预测食管癌淋巴结转移情况。

在MRI影像组学方面，Qu等通过T2W-Blade序列和对比增强Star-Vibe序列的MRI影像进行组学特征的提取和特征空间的降维和选择，通过ROC曲线下面积评估其识别淋巴结转移的性能。研究表明，MRI组学特征在食管癌术前评估中具有预测淋巴结转移的潜在能力。

PET-CT不但反映病变的形态，也能够反映组织的代谢。王思云等基于PET-CT纹理分析对食管癌分期、新辅助化疗效果进行了分析，研究结果表明，病灶长度、SUV最大值、SUV平均值、代谢肿瘤体积（metabolic tumor volume, MTV）、TLG、熵值、Busyness、同质性、LRE等与T分期呈正相关，对比度、相异性、SRE、Coarseness、Complexity、SZE、SNE与病理T分期呈负相关。这些因素与食管癌患者的N分期均不相关。研究还提示，病灶长度、总病变糖酵解（total lesion glycolysis, TLG）、SUV平均值、熵值、同质性、Coarseness、Busyness在早期食管癌与局部晚期食管癌之间的差异具有统计学意义。Dong等针对食管癌患者的^{18}F-FDG PET影像研究表明，T分期、N分期与熵呈正相关，与能量呈负相关，与SUV呈正相关。熵对高于Ⅱb期的中晚期食管癌具有一定的预测价值。

总之，多项研究结果一致认为，临床分期较高的肿瘤具有较高的熵值。

三、放化疗效果预测

局部晚期食管癌患者行新辅助同期放化疗联合根治性手术可改善生存率。新辅助同期放化疗后病理完全缓解是食管癌获得长期生存的一个独立预后因素。pCR或主要缓解对新辅助同期放化疗的预测被指南推荐作为局部晚期食管癌的标准治疗。传统影像学能够发现肿瘤形态的改变，但对瘤床内残留有活性的肿瘤数量评估存在局限性。影像组学能够非侵入性地在体内全面反映整个肿瘤时间和空间的异质性，从而有助于精准诊疗。

1. CT组学特征预测放化疗效果

针对CT影像，研究者提取不同滤过值（0～2.5）CT纹理，发现新辅助化疗后熵和均匀性减低。Hou 等回顾性分析的食管鳞状细胞癌患者同期放化疗前增强CT的扫描结果，采用支持向量机（support vector machine, SVM）和人工神经网络（artificial neural network, ANN）算法对肿瘤区域提取的214个特征建立治疗反应预测模型，并发现筛选出的3个纹理特征和2个直方图特征可用于区分治疗无效（无变化＋进展）和有效（完全缓解＋部分缓解）。

2. MRI组学特征预测放化疗效果

在MRI对肿瘤治疗的疗效评价和预后预测应用方面，DWI至关重要。DWI对食管癌放化疗效果评价的应用被认为是迄今唯一无创的成像方法。通过水分子弥散程度的不同反映组织的细胞密度，从而间接判断肿瘤组织的变化。与常规MRI相比，DWI能更早提供人体病理和生理改变等信息，并从细胞水平对肿瘤进行早期诊断及疗效评价。表面弥散系数（apparent diffusion coefficient, ADC）是分析恶性肿瘤的重要参数。对于食管癌新辅助放化疗效果评价，美国安德森癌症中心的前瞻性研究结果显示，新辅助放化疗联合根治性手术食管癌的病理完全缓解患者较未达到病理完全缓解的患者治疗开始后第2周末与治疗前相比的ADC值变化率拥有更高的ΔADC during。治疗反应良好（肿瘤消退分级1～2级）的患者△ADC during高于治疗反应不佳（肿瘤消退分级3～5级）的患者。Fang等发现治疗开始后2周末和治疗前ADC平均值和ADC值的第10、25百分位数的相对变化率可以完全区分病理完全缓解和非病理完全缓解，ΔADC的平均值≥28%时敏感度及特异度均为100%。在食管癌同步放化疗效果评价方面，前瞻性研究表明，食管鳞状细胞癌患者在治疗期间多次检测cCR患者相较于临床部分缓解者均有较高的ADC值,治疗第3周末ADC值是肿瘤反应的预测因子,在第2、3周末ADC值对治疗反应均有较好的预测价值,并且治疗后ADC值持续不升高预示较高的复发倾向。

　　另外,一项针对放化疗前的基线T2W和SPAIR T2W-MRI影像组学特征提取和筛选发现多个组学特征可以对应区分完全缓解与无变化、部分缓解与无变化、有反应者与无反应者。结果显示:基于SPAIR T2W序列的预测模型比基于T2W序列的预测模型具有更高的预测精度。

3. ^{18}F-FDG PET组学特征预测放化疗疗效

　　[18]F-FDG-PET通过肿瘤细胞对脱氧葡萄糖(fluorodeoxyglucose,FDG)的代谢,可以在组织器官解剖结构发生变化之前发现高代谢的病变,SUV是最常用的半定量指标,体积特征包括MTV和TLG可作为补充。目前,[18]F-FDG-PET在影像组学预测食管癌放化疗效果方面成果卓著。

　　Ypsilanti等利用卷积神经网络提取对新辅助化疗有高度预测价值组学特征,并发现三层卷积神经网络(three-slices convolutional neural network,3S-CNN)预测放化疗无效的重要价值。Tan等也发现具有时间性和空间性的[18]F-FDG-PET密度特征(SUV平均值和偏度)和纹理特征(惯性、相关性和特征集)可以很好地预测放化疗后食管癌病理改变。Nakajo等发现除了纹理特征,容积参数包MTV、TLG等也可以预测疗效。Yip等比较了PET-CT纹理和SUV的最大值、平均值,发现前者能更好地反应疗效变化;同时发现熵值中位数和RLM纹理能很好地判断患者的预后。食管鳞状细胞癌新辅助化疗前SUV最大值、SUL峰值和新辅助化疗前后的ΔSUV最大值、ΔSUV平均值、ΔTLG、ΔMTV、Δ熵值在新辅助化疗有反应组和无反应组之间的差异有统计学意义,表明纹理特征对食管癌患者新辅助化疗效果预测方面有一定的临床意义。在新辅助放化疗后病理完全缓解的研究中,Fang等发现在治疗开始后2周末和治疗前的ΔTLG有显著差异。

四、预后评估

　　预后分析有助于医患了解疾病的生物学行为,也是评价临床干预是否有效的重要依据。早期全面的评估有助于临床决策的制订。Yip等对接受三维适形放疗前后的增强CT进行分析，发现治疗后CT影像的纹理参数熵中位数＜7.356、熵粗糙度＜7.116、均匀性中位数＞0.007提示患者预后较好，偏度特征偏态＜0.39提示生存期延长。Ganeshan等首次使用6个平滑尺度（fine to eoarse）对患者治疗前平扫CT进行滤波和计算，发现参数均匀性可以作为生存预后的预测因子。同时，该团队通过将图像重采样作为特定的灰度级来降低噪声和加速特征的提取，以此显示出其与肿瘤分期和生存的相关性。Hart等对治疗前PET的影像组学特征进行分析，发现局部差异性参数预测整体生存期的效能较高。

五、不良反应预测

食管癌治疗的不良反应包括放射性损伤、胃肠道反应、骨髓抑制、食管气管瘘和黏膜炎等。不良反应及其程度的预测对患者的生活质量和预后具有重要意义。

由于放射性肺炎具有不可逆性，治疗前预测对临床决策的制订至关重要。研究发现放射性肺炎的CT组学特征与放射性肺炎以及放疗剂量的相关性，指出影像组学可以量化图像并预测放射性肺炎的发生。Cunliffe等对接受放疗的食管癌患者治疗前后CT影像参数动态变化分析发现，在发生放射性肺炎的患者中有显著变化的特征参数，并发现多个特征变量比单个特征变量具有更好的预测性能。治疗前病灶的18F-FDG摄取数据纳入模型后分析发现，SUV和单个特征值同时加入logistic回归模型相对于单个CT纹理特征的变化值，在不同剂量区的预测准确率进一步提高。

第三节　影像组学在食管癌应用中的展望

作为新兴学科，影像组学在精准医疗方面具有巨大的潜力，但是由于研究的可重复性，数据采集及重组参数的多样性，以及技术的复杂性等目前存在的诸多问题，阻碍了影像组学的迅速发展。

首先,研究的可重复性问题广受关注。解决该问题的前提是对影像组学研究以及结果的发表制订统一标准。在原始数据的标准化采集和后处理方面,目前数据检测的普适标准已经提出并被美国国立卫生研究院(NIH)采纳并开始着手推广。研究必须保证实验相关原始数据的获取途径。

其次,食管癌影像及相关数据缺乏。影像组学与传统临床影像研究不同,通常需要海量数据支撑,通过数百甚至数以千计的数据集的分析处理获得更具完整性和准确性的结果,以此获得较高的临床指导意义。因此,数据共享以及在此基础上引申而来的一系列诸如管理、制度、产权、隐私保护等多方面的问题也亟待解决。建立大型数据库并设立专门的机构对数据进行管理,数据获取需要通过向机构提出申请并审核;参与数据共享的机构享受数据使用的优先权益。

计算机技术的复杂性也可能影响结果的可信度。肿瘤的分割、特征的提取、模型的选择和建立等目前仍处于研究的初级阶段。在肿瘤的诊断、疗效评价和预后预测方面,有学者开始针对不同的分割方式、特征提取方式和不同的模型进行比较。

食管癌患者诊疗过程中形成的大量临床数据和多组 CT、MRI 和 PET-CT 影像资料,如果能够得到充分整合利用,对临床决策及改善预后可能有重大的意义。很多研究机构已经着手制订完备的临床研究的指导方案,前瞻性地收集数据。这些高质量的标准化影像资料将成为影像组学数据库的来源,科学家们可能通过对数据集的分析得到有意义的研究结果。

食管癌的影像组学评价尚有诸多研究方向有待深度探索。针对病灶区域的选择和感兴趣区勾画、多模态影像的融合、功能影像学序列在疾病的鉴别诊断、分期分级、疗效监测、预后评价和不良反应预测等方面的应用,影像组学参数联合剂量学参数、肺功能、血浆标志物(如 miR-187、ZNF750、CD44、SOX2、SHH、循环肿瘤细胞 + 游离肿瘤细胞 DNA 检测技术)和临床资料等建立联合模型。严重不良反应如气管食管瘘的预测也将成为影像组学研究的重要发展方向。多层面多维度的探索将进一步提高影像的利用率,有助于临床决策从而改善预后。

多模态影像技术前景广阔,与临床评价体系相结合用于食管癌的组学评估将弥补传统影像学检查数据利用率低的缺陷,更有利于早期全面准确评估并实现食管癌的个体化精准临床医疗。

-------------------------- 参 考 文 献 --------------------------

［ 1 ］ Aerts H J, Velazquez E R, Leijenaar R T, et al. Decoding tumour phenotype by noninvasive imaging using a quantitative radiomics approach［J］. Nat Commun, 2014, 5: 4006.

［ 2 ］ Castellano G, Bonilha L, Li L M, et al. Texture analysis of medical images［J］. Clin Radiol, 2004, 59: 1061−1069.

［ 3 ］ Creemers A, Krausz S, Strijker M, et al. Clinical value of ctDNA in upper-GI cancers: a systematic review and meta-analysis［J］. Biochim Biophys Acta BBA-Rev Cancer, 2017, 1868(2): 394−403.

［ 4 ］ Cunliffe A, Armato S G, Castillo R, et al. Lung texture in serial thoracic computed tomography scans: correlation of radiomics-based features with radiation therapy dose and radiation pneumonitis development［J］. Int J Radiat Oncol Biol Phys, 2015, 91 (5): 1048−1056.

［ 5 ］ Davnall F, Yip C S P, Ljungqvist G, et al. Assessment of tumor heterogeneity: an emerging imaging tool for clinical practice［J］. Insights Imaging, 2012, 3(6): 573−589.

［ 6 ］ Dong X, Xing L, Wu P, et al. Three-dimensional positron emission tomography image texture analysis of esophageal squamous cell carcinoma: relationship between tumor Fluorodeoxyglucose uptake heterogeneity, maximum standardized uptake value, and tumor stage［J］. Nucl Med Commun, 2013, 34(1): 40−46.

［ 7 ］ Doroshow J H, Kummar S. Translational research in oncology-10 years of progress and future prospects［J］. Nat Rev Clin Oncol, 2014, 11(11): 649−662.

［ 8 ］ Fang P, Musall B C, Son J B, et al. Multimodal imaging of pathologic response to chemoradiation in esophageal cancer［J］. Int J Radi at Oncol Biol Phys, 2018, 102(4): 996−1001.

［ 9 ］ Foy J P, Durdux C, Giraud P, et al. The rise of radiomics and implications for oncologic management［J］. J Natl Cancer Inst, 2018, 110(11): 1275−1276.

［10］ Ganeshan B, Skogen K, Pressney I, et al. Tumour heterogeneity in esophageal cancer assessed by CT texture analysis: preliminary evidence of an association with tumour metabolism, stage, and survival［J］. Clin Radiol, 2012, 67(2): 157−164.

［11］ Hatt M, Majdoub M, Vallieres M, et al. 18F-FDG PET uptake characterization through texture analysis: investigating the complementary nature of heterogeneity and functional tumor volume in a multi-cancer site patient cohort［J］. J Nucl Med, 2015, 56(1): 38−44.

［12］ Honing J, Pavlov K V, Mui V E M, et al. CD44. SHH and SOX2 as novel biomarkers in esophageal cancer patients treated with neoadjuvant chemoradiotherapy [J]. Radiother Oncol, 2015, 17 (1): 152−158.

[13] Hou Z, Li S, Ren W, et al. Radiomic analysis in T_2W and SPAIR T_2W MRI: predict treatment response to chemoradiotherapy in esophageal squamous cell carcinoma [J]. J Thorac Dis, 2018, 10(4): 2256−2267.

[14] Hou Z, Ren W, Li S, et al. Radiomic analysis in contrast-enhanced CT: predict treatment response to chemoradiotherapy in esophageal carcinoma [J]. Oncotarget, 2017, 8(61): 104444−104454.

[15] Jaffray D A, Das S, Jacobs P M, et al. How advances in imaging will affect precision radiation oncology [J]. Int J Radiat Oncol Biol Phys, 2018, 101(2): 292−298.

[16] Joel T, Krasna M J, Niedzwiecki D, et al. Phase Ⅲ trial of trimodality therapy with cisplatin, flurouracil, radiotherapy, and surgery compared with surgery alone for esophageal cancer: GALGB 9781 [J]. J Clin Oncol, 2008, 26(7): 1086−1092.

[17] Keek S A, Leijenaar R T, Jochems A, et al. A review on radiomics and the future of the ranostics for patient selection in precision medicine [J]. Br J Radiol, 2018, 91(1091): 20170926.

[18] Lambin P, Leijenaar R T H, Deist T M, et al. Radiomics: the bridge between medical imaging and personalized medicine [J]. Nat Rev Clin Oncol, 2017, 14(12): 749−762.

[19] Lambin P, Rios-Velazquez E, Leijenaar R, et al. Radiomics: extracting more information from medical images using advanced feature analysis [J]. Eur J Cancer, 2012, 48(4): 441−446.

[20] Levy M A, Freymann J B, Kirby J S, et al. Informatics methods to enable sharing of quantitative imaging research data [J]. Magn Reson Imaging, 2012, 30(9): 1249−1256.

[21] Limkin E J, Sun R, Dercle L, et al. Promises and challenges for the implementation of computational medical imaging (radiomics) in oncology [J]. Ann Oncol, 2017, 28(6): 1191−1206.

[22] Liu S, Zheng H, Pan X, et al. Texture analysis of CT imaging for assessment of esophageal squamous cancer aggressiveness [J]. J Thorac Dis, 2017, 9: 4724−4732.

[23] Loh H H, Ieu J G, Luo R C. The analysis of natural textures using run length features [J]. IEEE T Ind Electron, 1988, 35: 323−328.

[24] Lynam-Lennon N, Bibby B A, Mongan A M, et al. Low *miR*-187 expression promotes resistance to chemoradiation therapy *in vitro* and correlates with treatment failure in patients with esophageal adenocarcinoma [J]. Mol Med Camb Mass, 2016, 22: 388−397.

[25] Nakajo M, Jinguji M, Nakabeppu Y, et al. Texture analysis of 18F-FDG PET/CT to

predict tumour response and prognosis of patients with esophageal cancer treated by chemoradiotherapy[J]. Eur J Nucl Med Mol Imaging, 2017, 44(2): 206-214.

[26] Otsuka R. Akutsu Y, Sakata H. et al. ZNF750 expression as a novel candidate biomarker of chemoradiosensitivity in esophageal squamous cell carcinoma[J]. Oncology, 2017, 93 (1) : 197-203.

[27] Pull S R, Reddy J B, Bechtold M L, et al. Staging accuracy of esophageal cancer by endoscopic ultrasound: a meta-analysis and systematic review[J]. World J Gastroenterol, 2008, 14 (10): 1479-1490.

[28] Qu J R, Shen C, Qin J J, et al. The MR radiomic signature can predict preoperative lymph node metastasis in patients with esophageal cancer[J]. Eur Radiol, 2019, 29(2): 906-914.

[29] Shen C, Liu Z Y, Wang Z Q, et al. Building CT radiomics based nomogram for preoperative esophageal cancer patients lymph node metastasis prediction[J]. Transl Oncol, 2018, 11(3): 815-824.

[30] Tan S, Kligerman S, Chen W, et al. Spatial-temporal FDG-PET features for predicting pathologic response of esophageal cancer to neoadjuvant chemoradiotherapy[J]. Int J Radiat Oncol Biol Phys, 2013, 85(5): 1375-1382.

[31] Vallières M, Freeman C R, Skamene S R, et al. A radiomics model from joint FDG-PET and MRI texture features for the prediction of lung metastases in soft-tissue sarcomas of the extremities[J]. Phys Med Biol, 2015, 60: 5471-5496.

[32] van Westreenen H L, Westerterp M, Bossuyt P M, et al. Systematic review of the staging performance of 18F-flurodeoxyglucose positron emission tomography in esophageal cancer[J]. J Clin Oncol, 2004, 22(18); 3805-3812.

[33] Velazquez E R, Parmar C, Jermoumi M, et al. Volumetric CT-based segmentation of NSCLC using 3D-Slicer[J]. Sci Rep, 2013, 3 (12): 3529-3535.

[34] Yip C, Davnall F, Kozarski R, et al. Assessment of changes in tumor heterogeneity following neoadjuvant chemotherapy in primary esophageal cancer[J]. Dis Esophagus, 2015, 28 (2): 172-179.

[35] Yip S S, Coroller T P, Sanford N N, et al. Relationship between the temporal changes in positron emission tomography imaging based textural features and pathologic response and survival in esophageal cancer patients[J]. Front Oncol, 2016, 6: 72.

[36] Ypsilantis P P, Siddique M, Sohn H M, et al. Predicting response to neoadjuvant chemotherapy with PET imaging using convolutional neural Networks[J]. PLoS One, 2015, 10 (9): e0137036.

[37] 程蕾舒,吴磊,陈舒婷,等.基于CT影像组学对食管鳞状细胞癌病理分化程度的预测[J].中南大学学报: 医学版,2019,44(3): 251-256.

[38] 冯瑞,李明焕,孔莉,等.食管癌原发灶PET-CT氟代脱氧葡萄糖摄取及其与临床病理参数的相关性[J].中华肿瘤杂志,2009,31(6):452-454.

[39] 刘月华,朱绍成,史大鹏,等.CT能谱成像术前评估食管鳞状细胞癌病理分级的临床价值[J].中华医学杂志,2017,97(43):3406-3411.

[40] 苏会芳,周国锋,谢传淼,等.放射组学的兴起和研究进展[J].中华医学杂志,2015,95(7):553-556.

[41] 王思云.[18]F-FDG PET-CT纹理分析在评价食管癌分期和评估新辅助化疗疗效中的应用研究[D].广州:南方医科大学,2014.

中英文对照索引